天下文化
BELIEVE IN READING

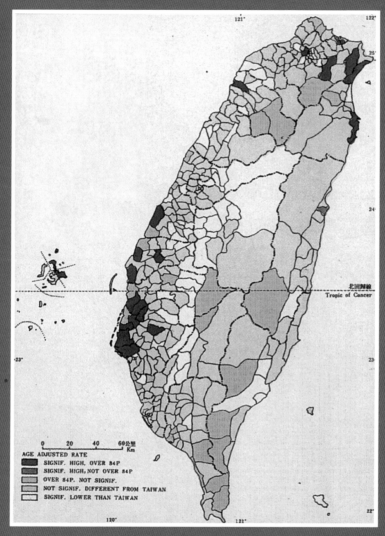

陳拱北教授繪製的台灣肝癌死亡率地圖

過去幾年，肝癌一直名列台灣的十大死因之一，更經常登上癌症死因的榜首，令人聞之色變（上圖顏色愈深的區域，代表該地區的肝癌死亡率愈高）。可怕的肝癌，究竟是怎麼引起的？

（台大公共衛生學院陳建仁院長 提供）

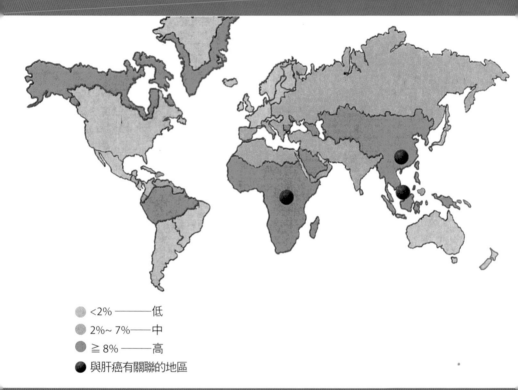

- ● <2% ——— 低
- ● 2%~ 7%——中
- ● ≧ 8% ——— 高
- ● 與肝癌有關聯的地區

全球 B 型肝炎流行區域圖 ————————

在台灣,肝硬化、肝癌約有 80%左右,都是因為感染了 B 型肝炎病毒所造成的。華南地區、台灣及東南亞,是 B 型肝炎的高流行區域,也是肝癌高發生率的地區。1980 年代初期的台灣,平均每五個人就有一人是 B 型肝炎病毒的帶原者。B 型肝炎可謂「華人的魔咒」。

(取材自 Patrick R. Murray, *Medical Microbiology*, 1998,江儀玲改繪)

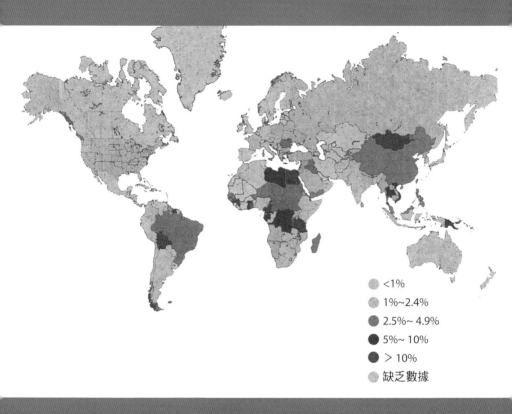

●　<1%
●　1%~2.4%
●　2.5%~ 4.9%
●　5%~ 10%
●　> 10%
●　缺乏數據

全球 C 型肝炎流行區域圖

　　C 型肝炎和 B 型肝炎一樣，都是血清性肝炎，也都能導致肝癌。在台灣，C 型肝炎主要是透過打針、針灸或穿耳洞等方式傳播，不像 B 型肝炎會透過母親和嬰兒之間的垂直感染途徑，所以台灣 1990 年代的 C 型肝炎帶原人口，只及 B 型肝炎帶原人口（約三百萬人）的十分之一。然而，在 B 型肝炎逐漸控制後，近年 C 型肝炎在台灣卻有逐漸上升的趨勢，值得警惕。

（取材自 *Science*, Vol. 285, No. 5424，江儀玲改繪）

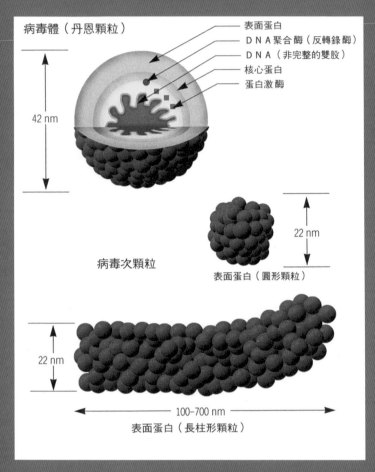

病毒體（丹恩顆粒）

- 表面蛋白
- ＤＮＡ聚合酶（反轉錄酶）
- ＤＮＡ（非完整的雙股）
- 核心蛋白
- 蛋白激酶

42 nm

病毒次顆粒

22 nm

表面蛋白（圓形顆粒）

22 nm

100–700 nm

表面蛋白（長柱形顆粒）

B 型肝炎病毒體與次顆粒的圖解

要打擊 B 型肝炎，必須先了解 B 型肝炎病毒的構造。B 型肝炎的病毒體又稱丹恩顆粒，最裡面含有環狀的 DNA 分子，全長約 3,200 個核苷酸，以非完整的雙股方式呈現；稍外層則有 DNA 聚合酶及蛋白激酶，被核心蛋白包覆；最外一層則是表面蛋白。病毒次顆粒（圓形顆粒及長柱形顆粒）也會在 B 型肝炎病毒患者的血清中發現，它們是由表面蛋白所構成的，是血漿疫苗的主要成分，因它不含 DNA，不具感染力。

（取材自 Patrick R. Murray, *Medical Microbiology*, 1998，江儀玲改繪）

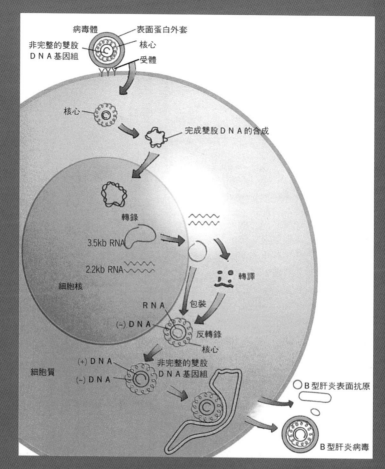

B 型肝炎病毒感染肝細胞的過程及複製過程

病毒體利用表面蛋白與受體結合、進入肝細胞後,會脫去核心蛋白,露出 DNA,同時將不完整的 DNA 補齊成雙股 DNA。然後進入細胞核,以 DNA 為模板轉錄成二種主要的傳訊 RNA,其中一種長約 3.5kb(1kb 等於 1,000 個核苷酸長度),另一種長約 2.2kb;前者可轉譯成核心蛋白與聚合酶,後者可轉譯成表面蛋白。3.5kb 的 RNA 又稱作前基因組 RNA,被核心蛋白包覆後進行反轉錄,合成 (-)DNA,之後進行第二股 DNA 複製,形成非完整的雙股 DNA,再與表面蛋白組裝成病毒體顆粒,而分泌到細胞外。

(取材自 Patrick R. Murray, *Medical Microbiology*, 1998,江儀玲改繪)

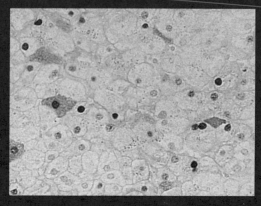

慢性 B 型肝炎的病理切片：以免疫組織化學雙染色，可
看到肝細胞質內呈現褐色的 B 型肝炎表面抗原，而核內
則有藍色的核心抗原。

（台大醫學院病理部許輝吉教授 提供）

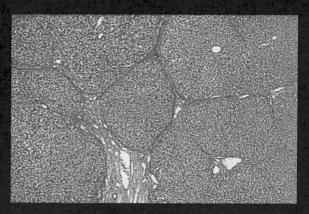

肝硬化的病理切片：顯微鏡下可見到被纖維組織隔板分
割形成的小結節。 （許輝吉 提供）

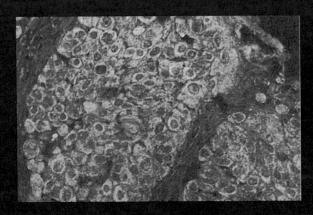

肝細胞癌的病理切片：以免疫染色，在顯微鏡下可見到
癌細胞質內充滿呈現綠色螢光的 B 型肝炎表面抗原。

（許輝吉 提供）

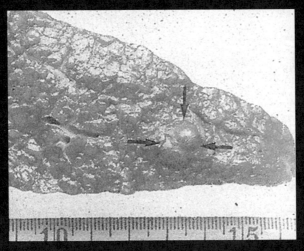

肝癌照片，箭頭所指處為一公分大小的肝癌，其餘則為
正常組織，肝臟病變有所謂「慢性肝炎→肝硬化→肝
癌」三部曲。對於三百萬 B 型肝炎帶原者來說，要防範
可怕的肝癌、肝硬化，唯有定期健康檢查，以掌握制敵
先機。　　　　　　　　　　（肝病防治學術基金會 提供）

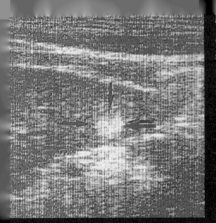

腹部超音波檢查發現的小型肝癌，如箭頭所示。抽血檢驗結果顯示胎兒蛋白正常，並不表示一定沒有肝癌，最好再配合做腹部超音波掃描。

（肝病防治學術基金會 提供）

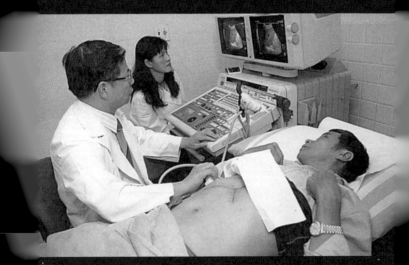

要診斷肝癌，以超音波檢查最為理想。超音波檢查無痛、簡單、迅速，如果由有經驗的醫師做檢查，甚至小到一公分的肝癌都可以診斷出

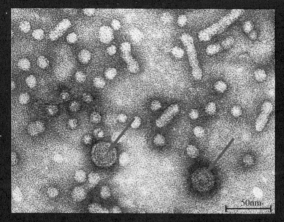

從 B 型肝炎病毒患者血漿中純化出來的病毒體及病毒次顆粒電子顯微
鏡照片。箭頭所指的較大顆粒就是病毒體,又稱作丹恩顆粒,其餘長
柱形、圓形的小顆粒是只含表面蛋白的病毒次顆粒。 (Dr. P. Tiollais 提供)

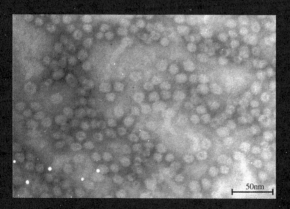

美國醫師畢思理證明,在台灣,B 型肝炎最主要的感染途徑是由產婦於
生產過程中傳給新生兒(見第 4 章〈畢思理旋風〉),所以如果想降低
未來的帶原者人口,解除「華人的魔咒」,為新生兒施打疫苗是肝炎聖
戰中極其重要的一役。B 型肝炎病毒血漿疫苗,是由帶原者血漿所純化
出來的表面蛋白次顆粒。 (電子顯微鏡照片,羅時成 提供)

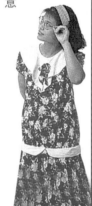

準媽媽注意

你要肝炎寶寶嗎？

肝炎→肝硬化→肝癌

請於懷孕第八個月前應作
B型肝炎血清檢查

高傳染性產婦的寶寶出生
二十四小時內
注射B型肝炎免疫球蛋白

行政院衛生署製

民國 73 年 7 月，行政院衛生署開始執行 B 型肝炎預防注射計畫。這是全世界第一個國家級執行的 B 型肝炎預防注射計畫，初期預定要以十年時間，逐步讓尚未感染 B 型肝炎的年輕人得到免疫力。左圖為當年肝炎防治宣導活動的宣傳海報，下圖是車廂廣告。　　　　（許須美 提供）

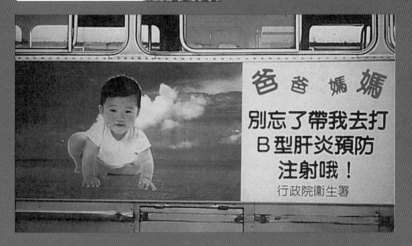

爸爸媽媽

別忘了帶我去打
B型肝炎預防
注射哦！

行政院衛生署

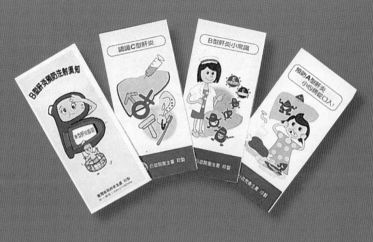

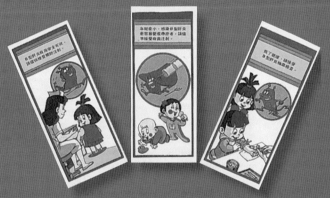

上圖是一些宣導簡章，下圖是送給小朋友的書籤。宣導活動只是肝炎聖戰中，旗鼓大張的亮麗表象；在這表象底下，濺灑的是臨床醫學界、基礎醫學界、公共衛生學界、科技官僚、基層衛生人員，以及生物技術產業從業人員的血、淚與汗水。　　　　　　　　　　　　　　（許須美 提供）

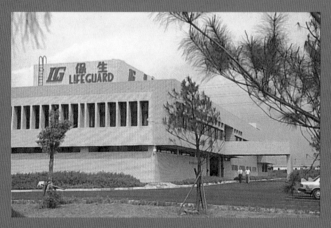

台灣第一家高科技疫苗工廠「保生」廠房外觀。保生雖然只
有短短的十年生命，但卻在台灣這場肝炎聖戰中，扮演過吃
重的角色。前後十年，保生共提供了一千六百多萬劑安全有
效且價廉的疫苗，保護數百萬名台灣新生兒，免受 B 型肝炎
的肆虐。　　　　　　　　　　　　　　　　（張大為 提供）

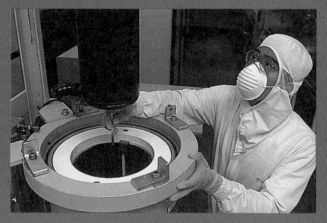

保生公司整廠由法國巴斯德疫苗廠技術轉移而來，擁有許
多台灣藥廠首見的設備，例如圖中這具梯度超高速離心機，
便是首次引進台灣，精密度可用來進行高能物理研究，是
保生疫苗製程中最重要的純化設備。　　　　（張大為 提供）

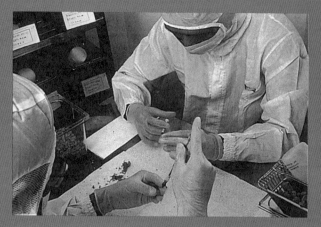

保生疫苗所進行的昂貴動物試驗除了黑猩猩外，還包括乳
鼠。 （張大為 提供）

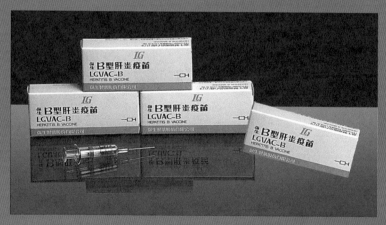

全台灣藥品市場首見的以針筒當成裝藥容器的產品，整個改變了消費者
的觀念。事實上，早在 1985 年，保生就已經在所有製程中，使用電腦
輔助製造系統，為台灣藥廠所僅見。 （張大為 提供）

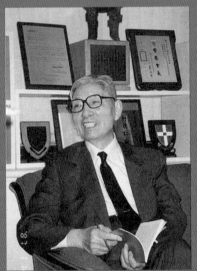

有「科技教父」之稱的李國鼎，對台
灣科技發展厥功至偉。國人耳熟能詳
的，是他在推動半導體科技、產業方
面的貢獻。其實，李國鼎在肝炎防治
政策的推動上，從疫苗臨床試驗、新
生兒全面注射、提升為八大重點科技
之一，到創立保生，都扮演關鍵的決
策角色。　　　　　　　　（楊玉齡 攝）

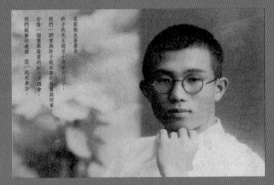

1998 年 3 月，一張邀請卡上面寫著：「在前衛生署長許子秋先生逝世十週
年的日子，我們一群曾與許子秋共事的舊屬與同事，安排一個簡單隆重的
紀念演講會，我們誠摯的邀請您一起來參加。」勾起了許多昔日同僚的溫
馨回憶。貫徹執行肝炎防治計畫的許子秋，是官場上異類中的異類。

　　　　　　　　　　　　　　　　　　　　　　　　　　（許須美 提供）

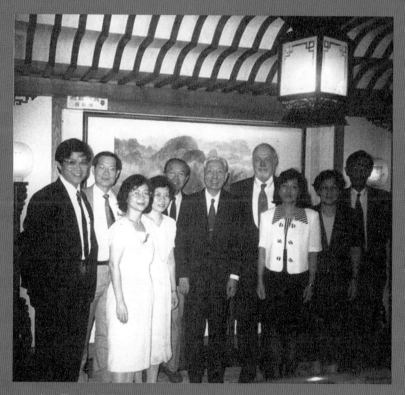

1996 年 8 月 15 日中午，打過肝炎聖戰的一群老戰友在台北馥園餐廳重聚（見第 15 章〈肝炎聖戰〉），舉杯祝賀：「所有參與肝炎疫苗注射的小孩以及他們的父母！」餐後合影，右起依序是張仲明、胡承波、黃綠玉、畢思理、李國鼎、羅光瑞、許須美、張美惠、陳定信和羅時成。台灣肝炎泰斗宋瑞樓、長庚廖運範當時人在國外，沒法參與這場由李國鼎臨時邀約的 B 型肝炎防治十年有成迷你慶功宴。　　　　　　　　　　　　　　　　　（羅時成 提供）

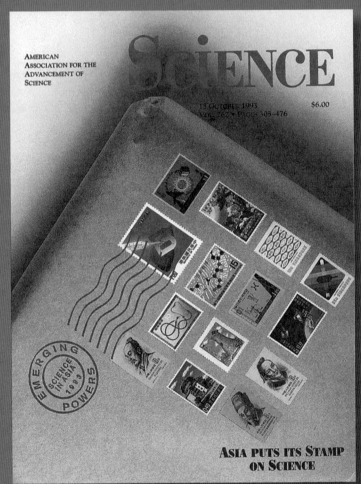
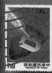

肝炎聖戰的里程碑

全球頂尖的《科學》期刊，在 1993 年 10 月 15 日以「亞洲的科學」為封面故事，把「肝炎科技」郵票印在封面上。這一期的第 369 頁，有台大醫學院陳定信教授所寫的一篇台灣肝炎研究的回顧論文，為肝炎聖戰立下一座里程碑。

（陳定信 提供）

科學文化　A10

Hepatitis B Combat in Taiwan

肝炎聖戰

臺灣公共衛生史上的大勝利

楊玉齡、羅時成——著

肝炎聖戰

台灣公共衛生史上的大勝利　　　　　　　　　目錄

醫療衛生改進了，
傳染病也降低了，
但是肝病為何還是一直在增加？

1965年，神祕的B肝病毒終於現身，
但這場現形記並不是肝炎學者或病毒學家
孜孜努力的結果。

再版導讀
台灣引以為榮的公衛之光
陳建仁

　　如果有人問我，醫藥衛生的「台灣之光」是什麼呢？我會先回憶在這塊美麗的島嶼上，所有重要的公共衛生與健康照護工作者的豐功偉業，再評估他們的善行義舉如何造福台灣人民，甚至帶給全人類福祉。更重要的是，這些努力是否能夠啟發新的醫藥衛生的發展，引領研究創新的更上層樓而歷久彌新？像是蛇毒研究與醫治、傳染病防治、環境衛生改善、地方性甲狀腺腫大控制、烏腳病與慢性砷中毒防治、全民健保的實施與改進，都是值得新一代年輕人去認識的台灣先賢足跡。就我個人的淺見，如果只能選一項台灣在全球醫藥衛生發光發熱的典範，我會選擇開始發生在 1970 年代，直到現在仍然受到國際重視，由政府與民間攜手對抗 B 型肝炎的聖戰，它是真正璀璨的台灣之光。

　　《肝炎聖戰》一書娓娓訴說著 1970 年到 2000 年的光輝歲月，透過楊玉齡小姐與羅時成教授的訪談與記錄，把這一段台灣人不能不知道的公衛史，深入淺出的寫成了這本科普書界的經典。本書於 1999 年出版，並於 2002 年獲得第一屆吳大猷科學普及著作獎

「創作類金籤獎」；十七年後的今天再度翻開書頁，依然字字引人入勝，值得細讀。

　　肝硬化與肝癌，曾經是台灣最重要的本土疾病，堪稱「國病」，就當時全世界的肝病發生率來看，台灣這種肝病高發生率、高死亡率的現象，並不是一件尋常的事，引起了台灣肝病之父宋瑞樓教授的注意，也連帶開啟華盛頓大學（美國海軍第二醫學研究所）、台大、榮總及長庚等研究團隊，針對肝炎所展開的既競爭又合作的研究競賽。

　　1970 年代，美國流行病學家畢思理教授來到台灣，研究 B 型肝炎的傳染機制，發現以往認為 B 型肝炎源自遺傳的假說是錯誤的，並且進一步指出母子間的垂直感染，才是台灣 B 型肝炎盛行的原因；後來更以兩萬多名公保保險人為調查目標，展開大型的 B 型肝炎與肝癌的世代追蹤研究，並與黃綠玉、林家青、陳家襄共同在《刺胳針》期刊，發表了台灣臨床醫學研究被引用次數最多的論文（Google Scholar 統計至 2016 年 8 月，累積引用 2,877 次），這篇論文第一次證實 B 型肝炎病毒的慢性感染會引發肝癌，也是第一篇確認病毒引起人類癌症的論文。

　　在捷報頻傳後，畢思理與台灣的團隊，更大膽提出進一步的臨床實驗計畫，要為台灣的小朋友注射 B 型肝炎疫苗。消息一出，當然引起軒然大波，畢竟有誰願意讓一位外國人，用自己的心肝寶貝當白老鼠呢？這是出於民眾不夠了解流行病學與公共衛生而產生的偏見，當時會有這樣的輿論並不奇怪，其實臨床實驗受試者往往會是最早受益的一群人。所幸當時的行政院李國鼎政務委員，非常了解這項計畫對台灣有多重要，說服了行政院孫運璿院長，在 1980 年成立肝炎防治委員會，讓政府正式投入這場肝炎聖戰，不讓學界

孤軍奮戰，也成功催生了 B 型肝炎疫苗的臨床試驗，研究結果證明疫苗接種有很好的成效。

　　台灣在 1984 年展開高危險群新生兒的 B 型肝炎疫苗接種，緊接著在 1986 年開始了所有新生兒的全面接種，這是全世界最早實施的全國性 B 型肝炎疫苗接種計畫。這個疫苗接種計畫的成果，經過張美惠教授帶領的台灣小兒肝癌研究團隊的深入分析，證實 B 型肝炎疫苗接種有效降低七成的肝癌發生率，該研究結果發表在《新英格蘭醫學期刊》（Google Scholar 統計至 2016 年 8 月，累積引用 1,785 次）。這是全球首篇以疫苗成功預防癌症的論文，是人類醫學史上的重大里程碑。

嘉惠數億幼兒

　　1986 年後出生的台灣囝仔，應該感謝當年這一群人的奮鬥與決心，得以擁有比父執輩更健康的人生。世界衛生大會在 1992 年，將 B 型肝炎接種指定為第七種全球性疫苗，畢思理也成為世界衛生組織 B 型肝炎接種政策的撰寫者。目前全球有一百七十九個國家的全國疫苗接種計畫納入了 B 型肝炎疫苗，台灣過去領先推動的 B 型肝炎研究與接種計畫，嘉惠了全世界數以億計的新生兒。

　　當時 B 型肝炎疫苗的全面接種，也帶動台灣早期生物技術的發展。由於當時進口國外藥廠的疫苗成本太高，完整注射療程至少需要一百到一百二十美元，折合當時的台幣約四千到五千元，對於當時國人的經濟情況，實屬艱難。成立於 1984 年的台灣第一家疫苗製作公司「保生」，承接了非常重大的任務，要取得法國巴斯德藥廠的技術轉移，來製造國人使用的 B 型肝炎血清疫苗。就在保生公

司開始穩定提供平價的血清疫苗時，基因工程疫苗開始嶄露頭角，雖然技術尚未如血清疫苗般成熟。由於當時愛滋病在世界上引起恐慌，而血清疫苗因為有被愛滋病毒汙染的風險（儘管風險非常非常低），在各方民代與反對學者的夾殺之下，專供血清疫苗的保生公司，終於不敵基因工程疫苗浪潮的衝擊，於 1994 年關廠，成為台灣早期生技發展史的一大缺憾。

疫苗可以大幅降低新生兒感染 B 型肝炎的風險，卻無法保護全球三億五千萬慢性 B 型肝炎病毒帶原者，免於發生肝癌的風險。2000 年以後的研究，轉而聚焦在慢性 B 型肝炎患者罹患肝硬化與肝癌的風險評估，以及抗病毒藥物的療效評估。我的研究團隊在台灣七鄉鎮展開社區世代追蹤研究，在 1991 年至 1992 年展開慢性 B 型肝炎病毒帶原者的收案，再以腹部超音波掃描檢查，以及全國癌症登記檔與死亡檔資料連結來確認肝癌發生狀況。我們發現血清 HBeAg 陽性以及病毒量偏高，都是慢性 B 型肝炎帶原者發生肝癌的重要風險因子，這些研究成果分別發表在《新英格蘭醫學期刊》（Google Scholar 統計至 2016 年 8 月，累積引用 1,262 次）以及《美國醫學會期刊》（Google Scholar 統計至 2016 年 8 月，累積引用 2,606 次），已成為全球重要肝臟學會訂定〈B 型肝炎臨床處理指引〉的重要參考。

廖運範院士帶領的臨床實驗研究團隊，發現抗病毒藥物的治療，可以有效降低慢性 B 型肝炎患者罹患肝癌的風險，該研究成果發表在《新英格蘭醫學期刊》（Google Scholar 統計至 2016 年 8 月，累積引用 2,237 次），給 B 型肝炎患者帶來無限希望。

台灣在 2003 年底開始，全民健保開始實施 B 型肝炎藥物治療計畫，最近的研究指出，台灣的肝硬化及肝癌死亡率，已經下降將

近四分之一。

　　回想當初，從宋瑞樓與畢思理教授種下探索 B 型肝炎的好奇種子之後，延續數十年的開枝散葉，串連了國內外菁英研究者攜手合作，庇蔭了全世界上億人口不再受 B 型肝炎之苦。我很榮幸曾參與這群公衛界、醫藥界與行政單位共同合作的肝炎聖戰。

　　今年是 B 型肝炎疫苗全面接種 30 週年，天下文化也把《肝炎聖戰》以科學文化經典十書的身分，改版推出，實在具有歷史意義。本書作者楊玉齡小姐，為專業譯者與著者，文筆流暢、扣人心弦，生物系畢業的她，本身就具有相關學養，能將肝病的機轉清楚解釋，更將肝病防治史中的人、事、物，交織成一幕幕生動的畫面；本書另一位作者羅時成教授，本身即是研究肝炎致病機轉的學者，也是台灣肝炎分子生物學的專家，更增添本書在學識上的重量。

　　歷史的共同記憶，一直都是國家無形的財產，二十世紀台灣人成就了打敗 B 型肝炎的聖戰，《肝炎聖戰》一書則將這場戰役的歷史與共同記憶，化作雋永的文字，進入新一代讀者的心中。《肝炎聖戰》是一本必讀的好書、是台灣人引以為榮的公衛大勝利，我鄭重推薦給各位讀者。

（本文作者為中研院院士，曾任台灣大學公共衛生學院院長、
　行政院衛生署署長。曾任中華民國第 14 任副總統）

序
挑戰生命科學新世紀

吳成文

　　每次出國演講，提到台灣醫藥衛生發展，我最常舉的例子就是
肝炎。因為肝炎的研究與防治早已得到全世界科學界的讚譽，這是
台灣的驕傲。講多了，自認為對於肝炎故事的來龍去脈應該是很清
楚的，沒想到，在受邀為《肝炎聖戰》寫序之後，才猛然發現，我
對肝炎故事的了解，其實大多局限在科學的層面。

　　科學本身是單純的，但是人卻是複雜的，因此科學研究若加入
人的因素後，往往會產生出許多難以預料以及有趣的故事。

　　書中的人物幾乎都是舊識。多年來，雖然知道他們在做哪些研
究，也欽佩他們的重要研究成果；然而，最初為什麼要選擇這些主
題？研究過程中曾經遭遇什麼挫折？是用什麼方法解決的？以及
他們曾有過哪些獨特的人際互動？這些發生在科學研究背後、屬於
比較人性化的一面，我卻是從《肝炎聖戰》書中才一窺究竟，這幫
助我對台灣肝炎研究的故事，其體認又加深了一層。

　　《肝炎聖戰》最難得的是，一方面能把人與事處理得非常細膩
生動，另一方面，卻又能掌握精深的科學知識，把學理部分鋪陳得

條理分明，硬是把這架構龐雜、牽連眾多學門和機構的肝炎研究
與防治故事，處理得趣味盎然，讓內行人看了親切，外行人看了入
迷，真正是一部兼顧趣味與知識的科普佳作。在此，要先恭喜兩位
作者。

台灣的驕傲

　　肝炎是台灣很特殊的例子，更是威脅國人健康不容忽視的嚴重
疾病，尤其是 B 型肝炎。國人約百分之九十曾遭致感染，其中又有
百分之十五到二十的人因此而終身帶原。而且在為數多達三百萬的
帶原者中，又有約二分之一的男性以及七分之一的女性，可能罹患
肝硬化及肝癌，這是國人健康的一大殺手。

　　許多台灣學者如宋瑞樓、羅光瑞等人，很早就注意到這個問
題，開始研究肝炎。但是肝炎研究與防治，真正變成全國性重要議
題，且被列入重點科技，則是 1980 年代初的事。此後，台灣的肝
炎研究邁入一個新的時代，匯聚了更多的人力，在基礎、臨床，乃
至流行病學上，都有出色的表現。可以說，肝炎研究是台灣第一次
全面把研究做到國際水準，而受到國際的認可，這點值得一書。

　　另外，在肝炎防治方面，台灣最早提出預防注射模式，有效的
阻斷母子垂直感染，使國人幼童的 B 型肝炎帶原率由防治前的百
分之十，驟降為不到百分之一，這樣的佳績，被世界衛生組織讚譽
為全世界第一個成功消滅 B 型肝炎疫病的地區。此外，這項全面
預防注射更進一步證實，B 型肝炎疫苗能夠大幅降低幼兒的肝癌罹
患率，這項發現，成為人類醫學史上第一宗「疫苗防癌」的成功例
證。雖說 B 型肝炎疫苗並非台灣研發出來的，但是台灣在肝炎防治

的成果，不僅可以造福國人，還可以提供其他國家參考，用來防治
肝炎以及類似的疾病，這是台灣在醫學史上很令人驕傲的貢獻。

　　前述肝炎防治的歷史是一個很好的例子，讓我們了解，如何
利用醫學研究，來解決國家嚴重的醫藥衛生問題。它帶給我們最重
要、也最直接的啟示莫過於：唯有加強生命科學研究，才能解決我
們切身的健康問題，也才能真正提升國人的生命品質。

　　另外，肝炎的故事也忠實反映出今日生命科學的幾項發展特
性。生命科學和以往的理論物理或是數學最大的不同，在於它並非
一個人閉門造車，靠著靈光乍現的創見，來出人頭地。

　　其實一個學門要做得好，需要相當人力的投入，也就是超過所
謂的臨界量（critical mass），否則很難有突破性的進展。除了這項
基本人力的要求之外，今日生命科學還具有另外一項跨學門（inter-
discipline）的特性。因為任何一個生命科學上的問題，都絕非單一
學門能解決的。而這一點，也令我有些擔心。本書第 4 章中提到，
宋瑞樓教授曾經說過，要是早知道流行病學這麼重要，他早就主動
去找流行病學者合作了。足證跨學門的研究、互動，是生命科學發
展的基石。但是，對於一些國內人才極為缺乏的新興學門，例如最
新的生物資訊學（bioinformatics），甚而已經不那麼新的生物統計
學（biostatistics），學界卻尚未警覺到它們將來的重要性；這種情況
就好像早年醫學界忽略流行病學般，很值得大家警惕。如果國內還
是抱殘守缺，無法修正、補強，未來將很難跟他國競爭。

　　前面提到今日的生命科學研究，需要突破臨界人力，但是台
灣生命科學的研究人力只有四千名左右，反觀美國一所大學就有上
千名研究人員，我們要如何跟人家競爭？很顯然，台灣沒有辦法
樣樣都做，必須擇重點來發展；但是該如何選擇主題重點？記得

在十多年前參與籌劃中央研究院分子生物研究所時，這個問題就曾引發兩方學者的爭論。其中一方主張：應該與世界同步。另一個意見則是：應該做台灣特有的問題。兩造說法其實都有道理，可是，現在如果從肝炎這個例子觀察，在臨界人力以及有限財力等諸多限制下，台灣將來的科學研究發展，恐怕還是得以我們特有的問題為主。

是學術領導的時候了

最後，肝炎故事讓我感觸深切的是李國鼎。

書中，大家都說，當初如果沒有李國鼎，肝炎防治絕對做不成，所以他有很大的貢獻。我相信李國鼎先生洞見的貢獻，但是，現在台灣沒有李國鼎了，那麼，是否表示我們什麼事情都做不成了？

事實上，當年李國鼎呈現的是一個行政領導的範例，那是因應當時特殊政治環境下的權宜做法；但科學其實並不適合以行政領導，科學需要的是學術領導。也就是說，應該先由科學社群產生共識，來決議什麼是台灣重要的問題，然後再把我們的人力集中起來，尋求不同學門間的合作，大家協力共同解決問題。當然，要做到這一點，學術界必須自覺、必須合作，不能再像從前一樣，依賴強人用行政命令來領導科技發展。

我尊敬李國鼎先生在推動肝炎防治上的貢獻，但是，就學術領導這個議題，我以為，大家不要因此而產生一個錯覺，誤以為今天台灣的科技發展還需仰仗強人的行政領導，否則便沒有希望。時代不一樣了。二十年前，台灣的科學社群還沒有發展成熟，但是今天

台灣的科學社群，已比從前成熟很多，學術界應該要揚棄長久以來依靠強人行政領導的習慣，而以學術來領導科技發展。

許願新世紀

轉眼就是千禧年了，展望被喻為生命科學世紀的二十一世紀，台灣是否也有決心，像過去半世紀辛苦締造經濟奇蹟般，開創出衛生大國的奇蹟，讓國人不僅是活得富裕、活得長壽，還能活出健康和品質。

很可惜，過去十年，台灣沒能把握住當時人力和財力較充沛的階段，一鼓作氣，把生命科學發展起來。值得警惕的是，根據種種因素評估，未來五年，將會是台灣能否順利發展生命科學的最後契機。換句話說，下一個世紀國人的生命品質，就看這五年能不能放手一搏了。

肝炎防治的勝利故事只是起點，而非終點；這場聖戰之後，下一波規模更大的聖戰，才是挑戰的開端。

──1999 年 9 月於國家衛生研究院

（本文由國家衛生研究院院長吳成文口述，楊玉齡整理）

作者序一
再說一則我們自己的故事

羅時成

　　《肝炎聖戰》是在說台灣全民與肝炎病毒奮戰的故事，而這場戰果深信將會被記載於人類歷史上。

　　病毒是什麼？肝炎病毒和台灣人民又有什麼關係？

　　病毒是生物演化的產物，它構造極為簡單：主要含有核酸和蛋白質分子，在細胞外無法複製，一旦進入宿主細胞以後，就會利用細胞內現成的原料和工廠，大量複製成千上萬的病毒，所以生物分類學把它列為介於生物與非生物之間的東西。

　　至今，幾乎在所有不同的生物，都可發現到寄生在該種生物的特殊病毒，包括單細胞大腸菌的噬菌體、鳥類家禽的流行性感冒病毒、牛羊的口蹄疫病毒，還有感染人類的腸病毒和肝炎病毒。

　　感染人類的病毒種類繁多，致病過程、時間也不同，有的急性發作，致人於死，有的卻可以與人和平共存數十年。B型肝炎病毒可以引起急性肝炎，也可以造成慢性肝炎，當它感染人類時，有些人的免疫體系可以迅速將它清除乾淨，而有些人卻無法消滅它，於是它藏於肝細胞內，經年累月，造成肝細胞病變，進而肝硬化，最

後形成肝癌。

　　至今，科學家仍不明白台灣 B 型肝炎病毒感染率為什麼這麼高？全世界人口中，平均只有百分之五左右的人曾被 B 型肝炎病毒感染，而台灣人口中卻有百分之七十到八十曾被感染，其中百分之十五到二十左右的人因無法驅逐消滅病毒，變成了帶原者，這些帶原者不少人難以逃脫產生肝硬化和肝癌的厄運。所以肝硬化和肝癌在台灣人口死亡率中曾高居不下，一直占第一名。

　　人類歷史上曾有病毒大流行造成上萬至上百萬人口死亡的紀錄，引起天花的小痘病毒就是一個例子。

　　十六至十八世紀，小痘病毒不但橫行東方，也狂飆西方。為了預防這恐怖的流行病，中國早於宋朝期間就已經知道利用患者皮膚上的結痂磨成粉末，吹入未被感染的人的鼻孔。這是最原始的疫苗預防，可是世界醫學史把預防天花流行的功勞，給了十八世紀的英國醫生金納（Edward Jenner），他以接種牛痘來預防小痘病毒的感染，他詳細的科學紀錄，開啟了人類疫苗注射的典範。

　　人類長期進行牛痘疫苗的注射，以及世界衛生組織的努力，1979 年，感染人類的小痘病毒已完全絕跡。這是人類史上與病毒大戰的一大勝利，下一個目標是於 2005 年，把引起小兒麻痺的脊髓灰質炎病毒滅絕。

　　如何防止台灣人民繼續受害於 B 型肝炎病毒感染呢？疫苗注射是最有效的途徑。台灣社會經濟逐漸富裕，人民受教育普及，知識程度高，在政府公共衛生的宣導之下，很高比率的父母已了解到，接種 B 型肝炎疫苗可防止病毒感染和產生肝病，而願意讓他們的孩子接受疫苗注射。1984 年，帶原孕婦所生下的嬰兒開始全面注射疫苗；1986 年，所有新生嬰兒也開始注射疫苗，進而推廣到

學齡前小兒、幼稚園學童、小學生也接受疫苗注射。

　　十年後，科學研究數據顯示：台灣小孩 B 型肝炎帶原率已降到百分之一以下，小兒罹患肝癌也從十萬分之零點五二降到零點一三。這全民疫苗注射的成果，不但保障了台灣下一代的健康，而且由於台灣是全世界第一個全面實施 B 型肝炎疫苗注射的國家，我們的經驗可以提供給其他地區、國家參考；更重要的，這是人類醫學史第一次以疫苗預防肝癌的典範，台灣人民的貢獻將留名醫史。

參與聖戰的關鍵人物

　　在這場人與肝炎病毒的奮戰中，嬰兒、孩童的家長、護理師、醫師和公衛人員都是無名英雄。也許他們還尚未感受到這場戰鬥的驕傲，然而帶領全民打勝這場肝炎病毒戰爭的許多關鍵人物，不僅對初步的成效深感欣慰，也替這些無名英雄感到驕傲。

　　長住台灣，後來成為台灣人女婿的畢思理博士，他在台灣做了詳盡的流行病學研究，了解帶原孕婦傳染新生嬰兒是 B 型肝炎感染的主要途徑，也肯定了 B 型肝炎病毒感染與肝癌發生的相關性。他所領導的研究小組曾嘗試用 B 型肝炎免疫球蛋白，以被動免疫方式降低高危險群新生嬰兒被媽媽感染的機率，最後促成全面肝炎疫苗注射計畫的成功。過程雖有波折，他樂見台灣下一代人民擺脫 B 型肝炎帶來的苦痛，不遺餘力將台灣經驗推展到世界先進的國家。他曾說過：「若 B 型肝炎病毒最後能像天花病毒般，在人類中絕跡，我將死而無憾。」

　　台灣科技教父李國鼎先生，不但讓台灣經濟擺脫了貧困，也讓台灣下一代不再受肝炎病毒的肆虐。他明快睿智的決定，有效的組

織顧問團和肝炎防治小組，全面肝炎疫苗注射方能實行。

　　台灣肝癌肝病的泰斗宋瑞樓，和羅光瑞醫師都是病毒戰爭的靈魂人物，他們長期看到肝癌患者的苦痛和家屬的無奈，人溺己溺的感懷不由而生，去除肝癌魔咒是他們平生最大的心願。他們的慈悲為懷和高超人格，使得學生緊緊跟隨他們參與這場肝炎聖戰。

　　羅光瑞為了去除群眾對疫苗安全性的顧慮，身先士卒，自己和孩子先接受疫苗注射，做了實證科學最好的示範。宋瑞樓在完成這場聖戰之後，仍不斷的致力於全民醫療健保的合理化和醫療品質的提升，他那醫人醫國的情懷不因年齡的老去而有絲毫褪色。

　　台灣政府應該表揚上述四位先生在肝炎防治所做的貢獻。

　　肝炎聖戰中其他一些關鍵人物與宋先生和羅先生都有共同特色：就是在本土完成醫學訓練而未再赴國外取得更高學位，但他們的肝炎研究早已享譽國際，如廖運範、陳定信、賴明陽、許金川、張美惠、李壽東、吳肇卿等。

聖戰之後的感思

　　肝炎聖戰雖然贏了，但原先想利用病毒戰爭以建立的基因工程產業，卻失敗了！這既有人的因素，也有制度的問題（請見第10、14及16章）。

　　台灣醫療體系還不十分完善，有仁心仁術的醫師，但也有一些不肖醫師頂著高學位和高學歷，對最無奈和無助的病患與家人斂財，卻沒有制度去約束他們。

　　台灣社會比較民主自由了，但還得忍受那些霸占公家道路辦理喪事的惡習，還得承受每棟樓房裝設水塔的自我救濟。

　　台灣經濟富裕了，炒股票卻成了全民運動。大資本家慷慨回饋社會尚不多見，不像世界首富、電腦軟體神童比爾‧蓋茲，慷慨捐出了一百三十億美元，其中部分基金還指定做腸病毒和愛滋病毒研究，以減少世界上兒童和青年人被這兩種病毒奪去生命。

　　台灣也有像蓋茲的張忠謀先生，捐贈巨款給雲門舞集，讓台灣各個角落還可以看到他們的表演。但台灣還需要更多的張忠謀，贈款各種藝文團體，讓人民精神生活更充實，也捐款給醫學研究機構，讓台灣的醫學研究成果不僅造福台灣人民，也造福全人類。

　　《肝炎聖戰》在《台灣蛇毒傳奇》出書前就已經開始籌劃，楊玉齡和我共同或分別訪問了四十多位學者專家、教授。由於資料豐富，在取捨間花了不少時間，但最重要的是楊玉齡以譯書為生，創作既費時，收入又不及譯書，所以寫作中不得不停下來譯書，因而《肝炎聖戰》出書所花的時間比《台灣蛇毒傳奇》多了一倍。

　　《肝炎聖戰》能夠出書，楊玉齡占最大功勞，而我們也十分感謝所有受訪者提供寶貴的資料和相片，使得故事更加生動。此外還要感謝天下文化工作同仁的企劃與協助，尤其是林榮崧主編無眠無日的付出。

　　我出書最大的心願是讓更多人知道屬於我們自己的故事，也希望書中的故事能讓讀者有所思，也有所得。

　　《肝炎聖戰》提及的人物眾多，故事細節難免疏漏錯誤，還希望讀者不吝指正，使這本書再版時更正確完美，因為它到底是述說屬於我們大家的故事啊！

作者序二
失憶與失根

楊玉齡

　　大三暑假，我和班上兩名同學因緣湊巧的找上陽明醫學院（陽明大學前身）寄生蟲科范秉真教授，做畢業論文。我們的實驗題目是「血絲蟲在倉鼠中的每日活動週期」。

　　比較有趣的前半段工作，查資料、準備材料，以及倉鼠的二十四小時採血實驗，很快就完成了；比較單調累人的是後半段蒐集數據的部分。在這部分，不同倉鼠、不同時段，累積了上百片血液抹片，每張都要放到顯微鏡一千倍的油鏡下，仔細搜尋上頭的血絲蟲數目。實驗進入這個階段，我們三個菜鳥每天的工作就是，手握計數器看顯微鏡，每找到一隻蟲，就按一下計數器。日復一日，從早算到晚，眼痠，手更痠。

　　當時，班上還有些同學在陽明微免科、生化科做論文。閒聊之中，不由羨慕起來：他們的題目聽起來就滿像一回事，實驗用到的儀器又多麼先進；哪像我們，整天窩在顯微鏡前，計算玻片上有幾隻死蟲，這樣的實驗真是太原始了。

　　心裡有了這樣的想法後，才注意到，不只我們幾個暑假實習

生有此感覺，整個科裡似乎隱隱都有這種「技不如人」的落寞。這裡頭，只有一個人完全不受影響，依然聲如洪鐘，興致勃勃的在實驗室間穿梭指揮，他就是我們的老闆范秉真。根據科裡人的解釋，范老師在控制台灣寄生蟲流行上，曾有輝煌戰果，尤其是對付血絲蟲。聽說他還自己發明簡便的抗血絲蟲藥物，造福不知多少人。所以，咱們的范老師在學校也是大老級的人物。

失憶的台灣

然而，不知是我敏感還是怎的，我總覺得，高大微駝、帶著濃濃河北腔的范老師，夾在一群三十出頭、滿口生命科學新術語的歸國學人中，地位透著幾分尷尬。一方面，他的確擁有大老的尊崇，但另一方面，卻又散發出一股被遺忘的邊緣味道。讓人興起英雄白頭的感傷。

感傷歸感傷，這事的意義，以及范老師在台灣公共衛生史上的定位，我從來沒弄懂，也從來沒有盡力想弄懂。直到十多年後撰寫《肝炎聖戰》，這段陳年記憶才又開啟。

台灣肝炎防治的故事非常繁雜，牽扯的人事物又極多，打從採訪階段，時間就一直超支，不僅訪談的人物要增加，文獻資料也得加倍蒐集。累一點兒倒是無所謂，令人心驚的是：不過十來年工夫，報章上許多有關這個事件的回顧報導已經開始失真了。

台灣的記憶多麼短暫！

《肝炎聖戰》從採訪到定稿，總共歷經四十個月。在這一千多個日子裡，我經常深夜一個人，在成堆的錄音帶、學術論文以及一般文獻中，翻翻撿撿，對照求證，這種時候，我的角色扮演與其說

是作家，不如說是偵探，更貼切些。而肝炎防治的整個事件，也彷彿拼圖般，一點一滴的現出全貌。

拼圖過程常有驚喜，但更多時候覺得孤寂——眼前彷彿又看到陽明實驗大樓長廊底，范老師高大又有些蹣跚的背影，自信依舊、抱負依舊，只是年華尚未老盡，半生功績已被不耐的新浪潮淹沒。

每次聯想到這個畫面，心底就有不安；世代交替，是人間常理，但是淹沒歷史，就不是人間常理了。

在我這一輩，寄生蟲一點兒都不可怕，同輩當中，沒聽說誰死於寄生蟲感染，更沒有人會擔心自己因染上血絲蟲而罹患恐怖的象皮病。但是 B 型肝炎可就不同了，帶原者不乏其人，而且他們就算口上不說，肝癌光顧的陰影也總是揮之不去。反觀現在十六七歲以下的孩子，不但寄生蟲不可怕，B 型肝炎也變得遙遠。他們的帶原率已經下降到與歐美齊平的水準。B 型肝炎再也不是他們中間的大宗流行病了。

時間很快，轉眼這群不知 B 型肝炎為何物的孩子就將長大，接替社會中堅的角色。如果沒有完整的資料留存，這群人以及這群人的子孫將不會知道，他們的先輩曾經上演多麼慘烈的肝炎戰爭，不知道曾有一群人，以一己的青春或擔當做賭注，換來他們對 B 型肝炎的解脫；這情形就好比我們這一代，不知道范秉真以及其他學者曾經趕在我們出生前，替我們清除了健康道上的寄生蟲路障般。

新聞報導是片段的、短暫的，如果沒有經過時間的縱向凝集，新聞事件永遠沒法集結成有意義的歷史事件，進而內化為一塊土地上的共同記憶。

誰說蘭花一定要放洋才會失根？缺乏滋養，故鄉的蘭花一樣會失根。

第1章

華人的魔咒

　　病患仰起臉，用近乎哀求的眼光望著宋瑞樓，他在期待什麼？無非是「你的病一定會好起來」之類的保證。宋瑞樓也很清楚這一點，只是……看看眼前這幅熟悉的畫面：眼角泛黃、肚子又硬又突，多麼典型的肝硬化、肝癌末期病徵。宋瑞樓心裡明白，他的病情只會一天天加重沒得救了；但是，你要怎樣開口告訴眼前這名年僅四十多歲，育有一群兒女的父親？

　　宋瑞樓猶疑了一會兒，低聲囑咐一句「安心靜養」，便匆匆步出病房，心頭卻始終揮不去沉重的無力感。天天面對這種場面，真是太令人傷感了；然而，另一方面，卻也更加強化他迎戰肝病的決心。「究竟要怎樣才能早期發現肝硬化、肝癌？我腦筋裡始終沒停過這個難題，」宋瑞樓回憶。

懸壺之夢

　　宋瑞樓出生新竹，從小長在醫師世家，個性溫文，而且天生就帶有一些社會主義的傾向，看到班上家境差的同學下課後有忙不完的家事田工，他都會暗自難過，隱隱覺得大家應該平等才是。

　　家庭背景再加上心底自發的同胞愛，行醫一直是宋瑞樓的志向。進入台北帝國大學（台灣大學前身）醫學系，接觸到各門基礎醫學，他更加熱愛這條路，期待自己有朝一日也能利用先進的科學方法來為人治病。然而，進入臨床實習階段後，宋瑞樓很驚訝的發現：基礎醫學課堂上學來的那些實驗，其實很少能貼切應用到臨床診斷上；更令人沮喪的是，很多疾病，所謂的現代醫學根本沒有對策。簡單的說：1940 年代台灣的醫學根本不能算是科學。

　　外科是唯一的例外。

　　在那個年代，外科醫師最具有「把病人從死亡線上搶救回來」的本領；而醫學生心目中的英雄也一直是外科醫師。除了「外科具有救人本領」之外，宋瑞樓的羨慕也有部分源自家庭背景。「事實上，我父親原本希望我走外科。他是全科醫師，外科也去過一年半，也會開刀。但自從全身麻醉技術出來後（外科不能兼做麻醉），開刀他就沒有份了。他的病人送到新竹、台北開刀時，他常會跟在旁邊看，大概是很感興趣。所以很希望我當外科醫師。」

　　抱著這樣的期待，宋瑞樓在醫學生時代就很留意外科的動向，找時間就往外科跑。然而，幾次實際經驗卻令他斷了這個想法。「我身體不太好。開刀房裡面很熱，我一進去，才待了差不多十五分鐘，就受不了跑出來。那時候我就知道，自己當不成外科醫師。」

　　生化科也是不錯的選擇。因為那至少是很先進的學門，也就是

宋瑞樓眼中「很科學」的學門。但是，有位台籍前輩卻警告宋瑞樓不要去生化科，因為生化科裡有兩個第一屆台北帝大醫科的日籍畢業生，一方面把助手空缺都占滿了，另一方面他們又特別排斥台灣人，去了，恐怕會被欺壓得很慘。所以，外科不能去，生化科也不能去；怎麼辦呢？沒想到，由於一連串因緣際會，1941 年宋瑞樓畢業時，卻進入學生時代認為不科學的內科。

台北帝大醫學部第一任部長三田定則很強調內科的發展，因此設立了三個內科，三者在教學和看病方面沒有差別，但研究主題各不相同，分別是結核病、台灣特有的風土疾病（例如瘧疾）以及消化性疾病。其中，第三內科便是專攻消化性疾病，肝膽方面的毛病也包括在內。

早在日據時代，日本人就發現台灣的肝癌以及黃疸性肝炎特別多。黃疸性肝炎當時叫做加答爾性黃疸（Catarrhal jaundice）。那時

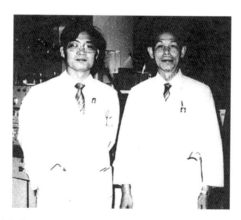

台大肝炎團隊的掌門人宋瑞樓（右），作育英才無數，左為弟子陳定信。
（攝於約 1984 年，陳定信 提供）

就有人懷疑，黃疸性肝炎可能是一種傳染病。例如，日本在中國大陸東北所蓋的奉天醫科大學裡，一名小兒科教授發現，當地學童會發生黃疸的流行。他認為應該是屬於某種傳染病，於是，便著手採集患者的血液、大小便……等等，進行細菌培養，卻都沒能找到任何相關細菌。但是，他注意到另一個現象，患者的白血球數目減少了。因此，他起了疑心：這種病原體會不會是某種病毒？不過很可惜，他日後針對黃疸所做的一連串動物試驗，如老鼠、兔子等都不成功，始終沒找著他心目中神祕的黃疸病毒*。日本肝病患者比起歐美，原本已經算是多了，但比起台灣卻又大大不如，真是滿奇特的地域差異。

主持日本帝大醫學部第三內科的日本教授澤田藤一郎來到台灣後，很驚訝的發現，台灣竟然有這麼多的肝病患者，特別是肝癌，這種盛況在日本是從沒見過的。澤田藤一郎原本專攻人體解毒作用，用生化學方法來研究身體如何化解毒物；這時看到這麼多肝病患者，就很感興趣，想看看有沒有什麼法子能加強肝功能檢驗。不過，當時肝功能檢驗方法不多，而且不夠權威，做起來又相當辛苦。當時沒有技術員，所有血液、大小便檢查以及抽胃液，都是醫師自己來。兩位前輩都中途開溜了，最後，發展肝功能檢驗這項大任終於落到第三屆畢業生宋瑞樓肩上。

在日本教授的鼓勵下，宋瑞樓做得雖然辛苦，但是也愈來愈有興趣。那時的做法是，把病人血清拿來，加上生汞，讓蛋白質沉澱，然後根據沉澱的情況，來判斷肝功能正不正常。為了證明這

---

* 注：現在知道，因為人類 B 型肝炎病毒只感染人類和黑猩猩等靈長類，不會感染其他小動物。

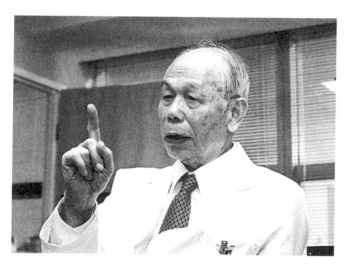

回顧五十多年醫學教學研究生涯，宋瑞樓無怨無悔：「如果有來世，願將
此生經驗做為參考，再次擔任同樣的工作。」　　　　　　（楊玉齡 攝）

種異常的原因，宋瑞樓還嘗試去測定血清裡白蛋白（albumin）和
球蛋白（globulin）各有多少，甚至也去測定非蛋白質的氮。因為
當時已經知道，食物中的蛋白質分解成胺基酸後，會經由門脈到肝
臟，然後在肝裡組成人的蛋白質；另外，體內陳舊的蛋白質則會在
肝臟分解，變成尿素，由腎臟排出。因此，肝功能如果不好，這個
代謝步驟就不理想。

　　「所以，我們就是做這些研究，來判斷肝功能好不好。但是，
我看到不少病人，來診時就已經是末期了。例如肝硬化，幾乎都已
經是大肚子、有腹水的，我都沒辦法治療。」

　　如何才能搶在病魔高奏凱歌之前，破解這道降臨在台灣百姓身
上的詛咒？宋瑞樓明白這不是一場能速戰速決的閃電戰，而是一場

需要堅韌意志的持久戰；時間方面，他很早就做好了心理準備。

　　然而，日後這場與肝炎的戰爭所動員到的學門和人力，牽連之廣，還是遠超過 1950 年代在台大醫院孤軍奮戰的宋瑞樓所能想像。

羅光瑞西方取經

　　羅光瑞耐著性子，一連打了十幾次火，老爺車才終於回心轉意，驚天動地的發動起來，轟隆、轟隆向前跑，沿途響得跟坦克似的。然而坐在車裡的羅光瑞還是心滿意足，畢竟多虧這輛二手車，他才能自由穿梭於西雅圖大學和醫院之間，善加利用赴美進修的分秒光陰。

　　這趟進修機會，真是得來不易。其實早在 1961 年，羅光瑞就已經通過各種考試，完成留美在職進修申請手續，但是每次公文送上去，就被駁回，一直拖了三年多。實在等不下去，羅光瑞託了好多關係去打聽，才發現原來多年前有一名大陸親戚在中共親情戰號令下，寫過一封信給他。結果，這封信羅光瑞連看都沒看到，就直接進入人事檔案，成為羅光瑞的汙點。

　　好不容易經過重重澄清、說明，年齡已達三十好幾的羅光瑞，終於以陸軍 801 總醫院胃腸科專科醫師身分，來到位在西雅圖的華盛頓大學醫學院進修，期望能習得最先進的肝病療法。

　　然而，太平洋彼岸的金元王國卻讓他失望了。初抵美國，羅光瑞以臨床研究員身分，觀摩看診。有一回看到某個病人，愈看愈不對勁，摸一摸，肝腫得很大，羅光瑞脫口便說，這恐怕是肝癌。沒想到，此話一出，滿屋子的大小醫師都哄笑起來。

　　原來，在美國，因肝硬化而導致肝腫大、腹水的病人雖然不

少，但是罹患肝癌的人卻少得可憐。這點和台灣的情形有很大出入。為什麼有這樣的差異呢？當時只知道是因為兩個地區的肝硬化形成病因不同。在台灣，許多肝硬化都是由於肝炎所引發的，但在美國，大部分肝硬化都是因為酗酒而造成；至於，為何台灣肝病導致的肝硬化，這麼容易轉變成肝癌，在 1960 年代還是一個謎，而且是一個西方國家並不很關心的謎。

其實，也難怪這些西方醫師對於「肝癌」這個字眼覺得這麼稀奇、這麼好笑，羅光瑞自己在親身接觸胃腸科臨床工作之前，也同樣不了解肝病在華人社會裡頭肆虐的嚴重程度。

說起來，羅光瑞對於肝病，原本也是一點兒興趣都沒有。

羅光瑞出生湖北棗陽鄉村殷實的農家，童年稱得上快樂無憂。

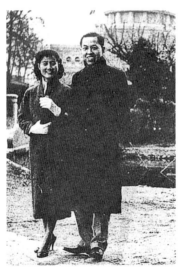

羅光瑞住院醫師時代與羅夫人的儷影。　（羅光瑞 提供）

十三歲那年，因為正逢抗日，羅光瑞離家遠赴後方山裡念中學。次年暑假返鄉才知道母親已經病逝半年了。父親因為怕影響他的課業，所以沒有及時通知他。

乍然得知這個噩耗，羅光瑞無法自己，跑到母親墳上放聲痛哭。他母親是因為氣喘宿疾發作，雖然緊急送醫，但是因為鄉裡一個醫師也沒有，最近的醫師遠在四十華里（二十公里）外的縣城，用牛車再怎麼趕送，都來不及，所以途中就斷氣了。年僅十四歲的羅光瑞，跪在母親墳前，涕泗縱橫，誓言將來一定要學醫，要回到家鄉，替無助的鄉民服務。

盡力達成誓言

接下來幾年，羅光瑞果然在兵荒馬亂中，隨著學校四處遷徙，堅定念完中學，然而局勢依然是亂糟糟的。民國35年，就在羅光瑞準備報考武漢大學前夕，李先念率領共軍打到大別山，拿下他的家鄉，把他家的糧倉貼上封條「人民之倉」。羅父託人輾轉送了封信給羅光瑞，信裡附上三十六個袁大頭，告訴他，這是家裡最後的餘錢，拿了去，時局不安定，不要再回家來，免遭不測。

沒有錢，羅光瑞只好轉到武漢報考軍醫學校，結果以優異成績考上國防醫學院。之後兩年，羅光瑞待在上海讀軍校，生活暫時不成問題。

民國37年，共產黨戰敗離開湖北，於是家裡又通信聯絡上。羅父來信說，好幾年沒見了，回家看看吧，旅費需要多少錢，我寄給你。羅光瑞去查了船票價錢，父親果然把錢寄來。沒想到，局勢又亂了，幣值狂跌，等錢寄到，早已買不起船票，只夠買一套卡其

服，而且還是拿到手後立刻買，再等半天，連卡其服都買不成了。
接下來，民國 38 年那場大動亂，又把羅光瑞由上海席捲到更遙遠
的台灣，變成一文不名的流亡醫學生，從此再沒機會返鄉，同時也
不得不揮別服務鄉梓的初衷。

意外結識終生敵手

　　在窮困苦學的習醫過程中，羅光瑞一度被大統艙宿舍上鋪同學
傳染到肺結核，而休學一年。這年，羅光瑞受到胸腔科陳耀漢醫師
的照顧，對他很是欽佩，因此也暗自希望畢業後能朝胸腔科發展。
然而，這次又再度事與願違。畢業時，正巧陸軍 801 總醫院胃腸科
缺人，主任就把羅光瑞叫到辦公室說，胃腸科現在沒有人，你很
不錯，讓你過去吧。在軍方系統，服從命令是天職，所以羅光瑞就
這樣有點莫名其妙的來到胃腸科，結識了這位凌厲的終生敵手「肝
病」。

　　「我剛畢業時，到病房去看，哇，都是肝硬化，」事隔四十多
年，那分震撼，那分氣餒，羅光瑞記憶猶新：「當年還沒有檢驗標
記，只知道肝脾大了、肚子有水了、眼睛黃了，哦，這就是肝硬
化。那時候我是住院醫師，直接碰到這些問題，但卻一點辦法都沒
有。」

　　1950 年代末期，也就是羅光瑞擔任住院醫師期間，許多肝病
都跟寄生蟲有關，例如中華肝吸蟲（*Clonorchis sinensis*）、日本住
血吸蟲（*Schistosoma japonicum*）以及引起黑熱病的利什曼原蟲
（*Leishmania donovani*）。當時很多人都認為，中國人之所以肝病特
別多，是因為寄生蟲盛行，再加上營養不良所造成的，例如二次大

戰期間，很多人都吃不飽。羅光瑞一直很懷疑這種說法，因為從戰後殘破的 1950 年代，直到漸漸溫飽的 1960 年代，「後來很多人都吃得很飽啊，醫療衛生也有改進，傳染病也在降低，但是肝病為何還是一直在增加？」

於是，羅光瑞就設法找到美國肝脾方面的權威沃爾維勒（Wide

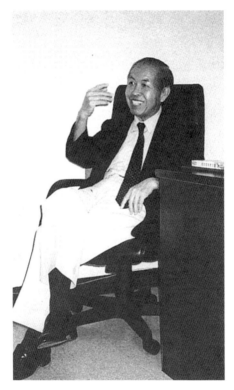

羅光瑞：「有次電台訪問我，談最感謝的人，我說是陳誠。因為抗日期間，他剛好擔任湖北省主席，特別照顧逃難學生，讓我們免費讀書，所以我才可以念完中學，後來也才有機會學醫。」　　　　　　　（楊玉齡 攝）

Volwiler）教授門下，打算好好的研習肝病。接到申請，沃爾維勒教授也很好奇：有一個東方人想來這裡學習肝病。

　　然而，安頓下來後，羅光瑞覺得很失望，沃爾維勒教授研究的是美國常見但台灣卻少見的酒精性肝炎。幾個月之後，羅光瑞終於決定，不要再浪費時間跟著沃爾維勒教授「餵小白鼠喝酒」了，因為「我對酒精性肝病沒有興趣，那是洋玩意兒，我們國家的人民想富裕到喝酒喝到病，還早著呢。」羅光瑞重新調整進修內容，把學習領域放寬、放彈性，不再堅持只研究肝病，凡是腸胃相關的新進儀器、技術都盡量學習。

　　這趟旅美進修雖然在肝炎方面沒有預期的進展，但至少讓羅光瑞體會到一件事：並不是每一個醫療問題，都有先進國家能幫你解決得好好的；有時候，自己的問題，只能靠自己解決。

第2章

B型肝炎病毒登場

　　1965年，神祕的B型肝炎病毒終於現形了。不過，有趣的是，這場現形記並不是肝炎學者或病毒學家孜孜努力的結果，而是一名美國人類血清研究者無心插柳造成的。

　　第二次世界大戰結束後，年輕的布倫柏格（Baruch S. Blumberg, 1925-2011）由美國海軍退伍，回到紐約的聯合學院（Union College）主修物理，接著又在1946年進入哥倫比亞大學研究所念數學。但是經過父親勸導，次年改讀醫學。

　　醫學院三、四年級期間，布倫柏格跟隨一位寄生蟲學教授前往南美洲蘇利南（Surinam）北方偏遠的礦區，從事醫療服務，順便做一些公共衛生調查，包括瘧疾原蟲的傳染。這個地方擠滿了外籍勞工，有來自亞洲的印度人、中國人、爪哇人，以及來自非洲不同種族的黑人；而這些人種對於各種傳染病的反應也不相同。最令布

倫柏格印象深刻的是：血絲蟲感染不同人種，所引發的象皮病程度
也會不同。於是，他就以這個為主題，寫出生平第一篇學術論文。

　　完成住院醫師訓練後，布倫柏格為了補強基礎醫學研究能力，
於 1955 年前往英國牛津大學生化研究所攻讀博士，師從歐格世敦
（A. G. Ogston），研究玻尿酸的物理及化學特性。在學術氣氛濃郁
的牛津，布倫柏格漸漸確立了未來的大方向：學術上，他愛上了人
類學以及生物的多形性（polymorphism）；研究和教學風格上，他
則深受當時生化系主任，也就是才拿到 1953 年諾貝爾生理醫學獎
的克利伯斯（Hans Adolf Krebs, 1900-1981）爵士的影響，以其做為
人生學習的標竿。

　　拿到博士學位後，布倫柏格返回美國，在美國國家衛生研究院

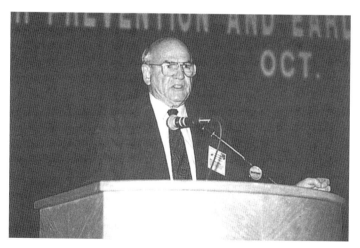

無心插柳發現 B 型肝炎病毒的美國人類血清研究者布倫柏格。圖為 1994
年，布倫柏格來台出席「Cancer Prevention and Early Detection in Asia: A
Call to Action」學術會議時留影。　　（和信治癌中心醫院院長黃達夫 提供）

建立了自己的實驗室，著手研究醫師經常面對的一個老問題：「為什麼感染同一種傳染病，有人不發病，有人卻發病得十分嚴重？」這裡頭，會不會是因為每個人的遺傳體質不同？而這些差異是否可以從人類血漿蛋白、乳汁蛋白、血紅蛋白的多形性中找到答案？

然而，就在分析世界各地人種血漿蛋白的多形性時，布倫柏格意外發現，某些澳洲土著的血清能夠和紐約捐血中心一名血友病病患的血清發生反應。由於血友病患經常需要輸血，因此體內很容易產生各式各樣的抗體；這次反應顯然也是針對澳洲土著血液中，某種不知名抗原而起的。所以，布倫柏格就把這種不知名抗原命名為「澳洲抗原」（Australia antigen），並於 1965 年正式發表。當時他還以為澳洲抗原和白血病的生成有密切關係。後來到了 1967 年，布倫柏格才根據一些實驗證據證實澳洲抗原與血清性肝炎有關。

「肝病的病原體為病毒」這種說法，雖然早在 1908 年就有病理學家提出，但是沒有受到重視，很多人都心裡存疑。直到 1940 年代，英、美、德、日等地陸續都有研究報告指出，至少有兩種肝炎是由病毒引起的，但是由於技術問題，始終無法分離培養這兩種肝炎病毒；只知道其中一種經由口腔傳染，稱為傳染性肝炎，另外一種則是藉由輸血傳染，稱為血清性肝炎。1947 年，英國的馬卡倫（F. O. MacCallum）率先為這兩種肝炎命名，他把傳染性肝炎稱做「A 型肝炎」，把血清性肝炎稱為「B 型肝炎」。

發現澳洲抗原的論文刊出後，引起很多醫師及科學家的興趣：這種被布倫柏格稱為「新抗原」的東西，可不可能其實是某種已知疾病的「老病原」？經過一番追獵後，另外兩個實驗室得出與布倫柏格類似的發現。美國紐約捐血中心的普林斯（A. M. Prince）於韓戰期間，採樣研究了很多罹患肝炎的韓國軍人，證實了上述假設；

另一位則是日本東京大學的大和內一夫。兩組人馬同時於 1968 年發表：血清性肝炎（B 型肝炎）患者體內可以找到澳洲抗原；換句話說，澳洲抗原可以做為血清性肝炎的標記。

　　事後證明，澳洲抗原其實只是 B 型肝炎病毒多種抗原之一，直到 1973 年，才由世界衛生組織統一訂名為「B 型肝炎表面抗原」（hepatitis B surface antigen，簡稱 HBsAg），但在當時，單單確定有一種抗原和 B 型肝炎有關，就足夠令人興奮的了。於是，凡是對 B 型肝炎有興趣的研究室，都紛紛朝這方面動了起來，並且還發展出篩檢 B 型肝炎病毒的方法，大大降低輸血傳染的機率。而布倫柏格也因為在 B 型肝炎病毒感染及預防方面的貢獻，於 1976 年獲頒諾貝爾生理醫學獎。

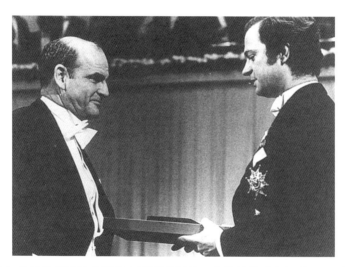

由於在 B 型肝炎感染及預防方面貢獻深遠，布倫柏格（左）於 1976 年獲頒諾貝爾生理醫學獎。　　　　　　　　　　　　　　　（布倫柏格 提供）

唐廷贊帶來好運

「1965 年，布倫柏格發現澳洲抗原時，雖然我在美國，但也不知道它和肝炎有關，」羅光瑞回憶：「一直到差不多 1966 年，我回台灣、進入榮民總醫院以後，才開始有人把澳洲抗原和 B 型肝炎放在一起。但起初還是有很多人不相信，直到 1968 年以後，大家慢慢都知道了。我們也是那個時候開始做肝炎，但還是沒辦法找到這種抗原，因為我們在基礎研究方面太差了。」

然而他們的運氣卻不差。

就在他們開始做肝炎實驗後不久，有一天，榮總羅光瑞辦公室裡來了一位不會說中文的華裔青年訪客。這名青年叫做唐廷贊（Myron. J. Tong），在美國出生長大，是病毒方面的醫學博士，這次奉派到駐台的美國海軍第二醫學研究所（NMRU2）工作。唐廷贊對於台灣一直很好奇，因為他父親保有一張與蔣中正的合照，所以他很嚮往來台灣看一看。至於到台灣之後要做些什麼，他自己分析一下，覺得醫師加上病毒學背景，肝炎研究應該很適合他。「他其實是先找台大，台大方面沒有理他，大概是看他剛畢業，也沒什麼經驗，所以他才找到我，」羅光瑞指出：「結果我們一談，就很有興趣。」

談完之後，羅光瑞就帶著唐廷贊參觀胃腸科病房。看到滿病房都是肝癌患者，唐廷贊非常驚訝，精神一振，提議道：我們要不要把肝癌病人檢查一下，看看是否和澳洲抗原有關？

當時雖然已經確定澳洲抗原與病毒性肝炎有關，但是它和肝癌的關係還不清楚，所以算得上是創新的研究。兩人都覺得很興奮，馬上敲定合作關係，開始工作起來。

　　當第一次實驗結果出爐，他們被潑了一盆冷水：肝癌患者體內沒有澳洲抗原。這樣的結果等於完全推翻了原先的構想，很難令人接受，兩人決定再試一次。這回，他們把採樣送到美國南加大病理學家彼得斯（R. L. Peters）的實驗室去。彼得斯的實驗室不只看病理組織切片，也擁有當時很先進的免疫擴散（immunodiffusion）技術。

　　「那是 1968 年至 1969 年間，他們的方法不一樣喔，已經改進過了。他把血清濃縮了十倍，做出來的結果，我們幾乎不敢相信。」榮總這邊送去的五十個樣本中，竟然有四十個為陽性，換句話說，百分之八十的肝癌病人與 B 型肝炎病毒有相關性。這樣的結果實在太驚人了。於是，他們很興奮的在台灣醫學會上提出報告。

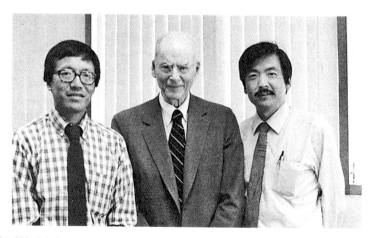

唐廷贊（左）自 1960 年代末結識羅光瑞後，兩家實驗室便往來密切。這張照片是榮總內科醫師李壽東（右）1982 年赴美進修時留下來的合影。中間一位是南加大醫學院病理教授愛德蒙森（Huge Edmondson, 1906-1986），全球肝癌病理分類的創始人。　　　　　（李壽東 提供）

　　但是反應並不如預期的好。大部分學者都持懷疑態度，其中以發明獨步全球「手指切肝」的台大名醫林天佑態度最坦白。他直接站起來說：「I don't believe it.」（我不信）。

　　在老一輩肝病學者心目中，肝癌不外是因為營養不良或是寄生蟲所引起的，怎麼可能有這麼高的比率都是由肝炎病毒所造成？這種疑問並非完全沒有道理。因為當時世界上還有很多其他實驗室也做了類似實驗，但是結果多半在百分之五十左右，超過百分之六十已經很高了，因此，羅光瑞和唐廷贊所得到的數據百分之八十，恐怕是裡頭最高的了。

　　這篇論文後來於 1971 年 11 月發表在《內科學年鑑》（*Annual Internal Medicine*）。說話爽直的羅光瑞坦承：「本來我們想投到比較好的雜誌，像是《刺胳針》（*Lancet*）之類的，但沒有被接受，所以最後找到《內科學年鑑》，大家覺得也不錯。」這是羅光瑞和唐廷贊第一篇合作發表的論文。

宋瑞樓與 e 抗原失之交臂

　　其實差不多就在同個時間，宋瑞樓實驗室也在進行相關研究，但是很可惜，他們的論文都刊登在《台灣醫學會雜誌》，名氣小，所以知道的人也少。

　　早在 1950 年代，澳洲抗原登場現身之前，宋瑞樓就已經開始懷疑肝炎和肝癌、肝硬化之間，可能都有某種關聯，只是苦於找不到精確的切入點。1968 年，宋瑞樓在期刊上看到澳洲抗原被證實與肝炎有關，「當時還沒被稱為 B 型肝炎表面抗原，而是叫做『肝炎相關抗原』（hepatitis associated antigen），我們就想：台灣會不會

也有這個，所以 1969 年，我們就開始調查。」當時役男入伍前要抽血檢查有沒有梅毒，因此宋瑞樓實驗室也搭便車，把血樣拿來順便檢查澳洲抗原，結果得到非常驚人的數字：16.5%。

看到這樣高的數據，當時感覺如何？

「那時嚇一跳，因為這麼高的比率，世界上是很少有的。不過我在臨床上的確是看到很多肝病的病人，知道一定有原因。所以就證明了這一點，」宋瑞樓回憶。除了阿兵哥之外，他們還篩檢了一般台大學生、實習醫師以及賣血者（也就是俗稱的血牛），分別得到 4%、8.5% 和 3.5%。平均起來大約是 8% 左右。這個數值雖然比起歐美地區不到 1% 的帶原率高出很多，但事實上還是低估太多了，主要原因在於，當時使用的檢驗方法是比較不靈敏的免疫擴散法。因此，日後隨著檢驗試劑的進步，台灣地區 B 型肝炎者帶抗原的陽性率還會再提高。

宋瑞樓這一組帶原者數據出來後，最常遇到的質疑是：血牛的帶原率怎麼可能這麼低？比役男還低？因為無論什麼地方，什麼傳染病，血牛的帶原率幾乎一定是很高的。

對於這一點，宋瑞樓到現在還是津津樂道：「我告訴他們，那時我們的血庫因為沒有檢驗標記可以依循，所以我提議應該篩檢 GPT，因為已經知道如果患有肝炎，肝功能不理想，GPT 數值一定會上升。所以血庫就用這個方法已經先篩檢過，凡是 GPT 不正常的，就不要了。」

所謂的 GPT 是「麩胺酸—丙酮酸轉胺基酶」（glutamic-pyruvic transaminase）的英文縮寫，又稱為 ALT（alanine aminotransferase）；另外還有一種酵素 GOT「麩胺酸—草醯乙酸轉胺酶」（glutamic-oxaloacetate transaminase），又稱 AST（aspartate aminotransferase）。

這兩種酵素都屬肝臟內的主要酵素，肝臟一旦受損，血清中的 GPT
和 GOT 濃度就會顯著增加，因此可做為肝功能指標。

肝指數篩檢建功

經過 GPT 檢驗，篩掉許多（但並非全部）肝炎患者，捐血者
的帶原率就不會那麼高，因此也救了不少輸血病人。現在回頭看，
更難得的是，當初這個提議不只是幫血庫過濾了 B 型肝炎，同時也
一併篩檢了晚近幾年才現身的 C 型肝炎，也就是俗稱的輸血性肝
炎。

宋瑞樓很欣慰的指出：「以輸血為主要傳染途徑的 C 型肝炎，
為何台灣可以比美國、日本都少？因為當年我們已經先篩檢過一次
了。」

另外，宋瑞樓實驗室還做了很多肝硬化的研究。在那個年代，
他們主要是從肝硬化患者的肝切片著手，研究組織病理變化。他們
觀察到兩種不同型態的肝硬化：酒精性肝硬化，以及壞死後（post
necrosis）肝硬化。如果是前者，由喝酒造成的肝硬化，肝小葉中
央靜脈附近的細胞會發生變化，出現脂肪肝，周圍細胞纖維化，
把肝小葉分隔成一塊、一塊的結節。但若是壞死後肝硬化則剛好
相反，它雖然也會形成結節，但通常你會看到在一個結節裡頭，包
含了二、三個中央靜脈，原來它是因為局部細胞先出現片段壞死
（piecemeal necrosis），然後才導致肝小葉纖維化、結疤，形成大結
節，最後演變成肝硬化。

在更早以前，宋瑞樓實驗室曾經做過肝硬化與傳染性肝炎關聯
的研究調查。不過當時是以詢問病史的方式，詢問肝硬化患者，過

去有沒有發生過黃疸。「因為當時我們只知道得肝炎就會黃疸，其
實沒有黃疸的肝病病人很多，那時不知道。所以得到的結果只有百
分之五，糟糕，這個在肝硬化裡行不通嘛！」後來知道大部分肝炎
病人沒有明顯病徵，黃疸只是冰山看到的那個尖頂。宋瑞樓非常高
興，又重新再進行這方面的實驗。

　　前面提過的 B 型肝炎表面抗原陽性率調查，在一系列研究
中，得到幾個有趣的數字：血清性肝炎（也就是 B 型肝炎）比率是
24.6%，其中慢性肝炎特別高，占了 50%；而慢性肝炎在世界其他
地方是很低的，因此，這個數字顯示台灣有很多的慢性 B 型肝炎。
然而，分析肝硬化病人時，B 型肝炎表面抗原陽性率卻只有 11%，
比整體平均還低。

　　怎麼辦？難道由肝炎發展成肝硬化、肝癌的推理錯了嗎？

　　巧的是，1971 年左右，台大微生物科楊照雄教授已經開始和
國外打交道。「他知道日本免疫方面的發展。那時他關心的是 EB
病毒，後來知道 EB 病毒與鼻咽癌的相關性很高，他就邀請日本專
家來，利用他們的技術。」透過這層關係，宋瑞樓他們也學到比
較靈敏的紅血球凝集抑制試驗（hemagglutination inhibition，簡稱為
HI）方法，這回測出來 B 型肝炎表面抗原，在肝細胞癌的陽性率
為 75.7%，而它在肝硬化的陽性率也有 65% 這麼高，總算印證了宋
瑞樓原先的推測。1976 年，以同位素檢查，更證實 B 型肝炎表面
抗原在肝細胞癌的陽性率為 91%。

　　1950、1960 年代，由於人力、物力有限，台灣學術界幾乎各
方面都和國際有一段落差。處在這個有一點封閉的狀況下，宋瑞樓
和幾個弟子組成的小團隊，很多研究都只能參照國外期刊，然後再
自己摸索。過程中，也曾出現漏失先機的遺憾插曲。B 型肝炎病毒

裡的 e 抗原就是一個例子。

　　篩檢澳洲抗原期間，有一天，大弟子施炳麟拿著一個雙向免疫
擴散分析的洋菜膠，匆匆跑來找宋瑞樓：「宋先生，你看，好奇怪
哦，還有另一條線跑出來。」免疫擴散法是利用同種抗原和抗體會
結合的免疫反應原理，因此在洋菜膠中，當受測者的血清遇上澳洲
抗原抗體，如果出現沉澱線，那麼便代表血清中帶有澳洲抗原。但
是這次施炳麟手上拿的洋菜膠，卻多出了一條沉澱線。宋瑞樓認為
可能有一種亞型。這件事就這樣過去了。

　　後來，施炳麟去了美國，由另一個弟子廖運範接管留下的研究
工作，當然也包括澳洲抗原的免疫擴散檢驗。「有一天，廖運範又
來了，對我說，宋先生，這裡怎麼會有一條線？我說，又來了一個
啊，這一定是有另個亞型。事實上，它不是亞型，這條線其實就是
e 抗原抗體沉澱線，瑞典的馬格尼爾斯（L. O. Magnius）小組就是
這樣子發現 e 抗原的，而我們卻停下來，沒有繼續追下去，」宋瑞
樓提起當年這椿憾事，滿臉惋惜：「所以我常常跟年輕人說，我們
身邊很多新發明的機會。我們不用而已。」

B 型肝炎病毒抗原陸續現身

　　的確，自從 1968 年，澳洲抗原獲證實為 B 型肝炎標誌後，之
前已停滯二三十年沒有大進展的 B 型肝炎領域，忽然在短短幾年
間，雨後春筍般，冒出一個個新發現。

　　1970 年，英國科學家丹恩（D. S. Dane）首先揭露神祕的 B 型
肝炎病毒的「長相」：一只大小約為 42 nm（1 nm = 10^{-9} m）的圓
球型顆粒，最外層是蛋白質外套，內層則為核心蛋白和 DNA 基因

組。由於是丹恩最先找到，因此該病毒顆粒又名為丹恩顆粒（Dane particle）。

1971 年，美國耶魯大學的拉布維亞（G. L. Le Bouvier）在分析表面抗原時，發現不同帶原者會出現抗原性不同的現象。原來 B 型肝炎表面抗原，除了共通的 *a* 抗原決定基（antigenic determinant）之外，還有 *d* 與 *y* 不同亞型的決定基。也就是說，B 型肝炎表面抗原可以按照抗原決定基，來區分為 *ad* 及 *ay* 兩種亞型。沒想到，第二年，另一位美國科學家班克羅夫特（W. H. Bancroft）又找出另一個有差異的決定基 *r* 和 *w*，於是 B 型肝炎表面抗原便有了四種可能出現的亞型：*adr*、*adw*、*ayr* 以及 *ayw*。

宋瑞樓等人研究觀察，這些表面抗原上不同的決定基與致病力或病程沒有太大關聯，但是對於臨床醫學以及流行病學研究卻具有非常直接的貢獻，因為公共衛生學者可以利用不同亞型，來判斷傳染源的出處，有助於 B 型肝炎的流行病學研究。後來除了 *d*、*y*、*r*、*w* 之外，世界各地學者又陸陸續續找到其他不同的抗原決定基，如 *x*、*n*、*t*、*q*、*g* 等，但是它們的重要性倒真的是比不過最早出現的 *d*、*y*、*r*、*w*，只能說是增加了對 B 型肝炎病毒結構的了解，醫學上的意義目前仍不清楚。

除了表面抗原的進展之外，B 型肝炎病毒的其他抗原也陸續現身。1971 年，澳洲的艾米達（J. O. Almeida）實驗室利用免疫電子顯微鏡技術，把 B 型肝炎病毒顆粒的外套脫去，發現 B 型肝炎病毒核心部位的表面還有一種抗原，於是命名為「B 型肝炎核心抗原」（hepatitis B core antigen，簡稱 HBcAg）。緊接著，台大醫學院畢業後，旅居加拿大的科學家黃少南（曾任和信致癌中心醫院病理科主任）也在同一年證明：在人體肝細胞內，可以找到 B 型肝炎病

毒的核心顆粒。

　　1972 年，兩位瑞典科學家馬格尼爾斯以及艾司普馬克（J. A. Espmark），發現不同 B 型肝炎患者的表面抗原陽性血清間，出現另一條新的免疫沉澱線——這正是宋瑞樓實驗室兩度看到，卻都沒有繼續追究下去的那條「洋菜膠上多出來的線」。然而，馬格尼爾斯和艾司普馬克卻把握住了這條線索，追究出它不屬於表面抗原抗體系統，因此另外命名為「B 型肝炎 e 抗原」（hepatitis e antigen，簡稱 HBeAg），日後成為 B 型肝炎臨床研究中相當重要的一個標記，因為當 e 抗原出現時，代表病毒在肝臟內大量複製。

瞎子摸象？師徒相爭？

　　回首三十年前和 e 抗體「擦肩而過」這樁憾事，宋瑞樓忍不住搖頭；不過，說話、行事講求精確的他，還是不忘加上一句解釋：「我並沒有說我們是第一個看見（e 抗原沉澱線）的人，因為別人可能也看到過，沒有去做而已。我只是可惜，我沒有早一點去做、去報告。」

　　至於這種抗原為什麼叫做 e 抗原？問起來，醫學界知道的人並不很多，因為單從字面上推不出頭緒，不像表面抗原（surface antigen）和核心抗原（core antigen），直接冠英文字首那般簡單明瞭。

　　對於 e 抗原命名由來，宋瑞樓指出，現在有兩個版本，第一個是由實驗室主持人馬格尼爾斯公開的官方說法，另一個則是科學界謠傳的小道消息。前者是這麼說的：由於這種抗原的很多特性都不清楚，就彷彿「瞎子摸象」般，你說它是這樣，我說它是那樣，因

B型肝炎篩檢標記所代表的意義

表面抗原	表面抗體	核心抗體	e抗原	e抗體	解讀
−	+	+	−	+	曾感染B型肝炎，但已經痊癒。
+	−	+	−	+	一般所稱帶原者。
+	−	+	+	−	帶原者，具高傳染性，病情可能惡化。
−	+	−	−	−	曾注射疫苗，已產生有保護力的抗體。
−	−	−	−	−	此人須注射疫苗。

＋號表示陽性，－號表示陰性

（取材自《肝病診療室》，林靜靜著，天下文化 1999 年出版）

此取大象（elephant）的字頭 e 來命名。後者則是另一段截然不同的故事：據說艾司普馬克在發現這個新抗原系統時，尚未徵得實驗室頭子馬格尼爾斯的同意，就擅自把自己姓氏（Espmark）的字首 E，拿來命名，對外公布，惹得馬格尼爾斯非常光火，結果很牽強的弄出一套「瞎子摸象」說辭，作為 e 抗原命名的正式解釋。

這段故事聽在一般世人耳裡，可能只換得莞爾一笑；然而它其實很傳神的點出了科學社群對於功勞歸屬有多麼重視，背後也相當程度反應出科學界時時刻刻存在的微妙競爭氣氛，不論是實驗室與實驗室之間，或是實驗室的團隊內部。

1970 年代早期，台灣肝炎研究做得較出色的，幾乎全集中在台大內科宋瑞樓的門下，而這股精神又是從日據時代就沿襲下來

的。相較之下，榮民總醫院雖然號稱大型教學醫院，由於制度、人才種種因素，研究風氣基本上還沒有建立起來。無論基礎或是臨床研究，整體來說，榮總和台大比起來，都屈居下風。

話說羅光瑞自從和唐廷贊合作，研究肝癌患者的澳洲抗原陽性率，1971 年首次成功在國外知名期刊發表論文後，接下來，便想繼續從事一些與肝癌臨床治療有關的藥物試驗。「那時我就想，好，我們知道肝癌的原因了，現在應該來找治療方法。我們找了好多藥來試，其中有一些現在大家還在試，其實二十年前我們榮總就試過了，」羅光瑞回憶：「但是很多嘗試，後來都沒什麼進展，我們很失望。」

1974 年的某一天，羅光瑞的同事、榮總內科部主任丁農傳來一則很不尋常的口信：台大醫院宋瑞樓教授的得意門生廖運範，想到榮總來，羅光瑞願不願意收人？

羅光瑞著實吃了一驚，廖運範想過來？當然歡迎哪，宋瑞樓調教出來的，怎麼會不收。羅光瑞馬上點頭：非常歡迎你過來，只有一點，你要先跟宋先生講好才行！

於是，1974 年 8 月，廖運範就破天荒的帶著恩師宋瑞樓的祝福，在同行錯愕的眼光中，和和氣氣的由台大醫院轉往榮民總醫院，加入羅光瑞陣營。

第3章

宋門雙傑

　　1970 年代初，潛心專研肝病三十年的台大名醫宋瑞樓，接連收到兩名傑出弟子：廖運範與陳定信。兩人的才情、作風乃至研究路線各自迥異，但日後在肝病研究領域都大放異彩，成為獨霸一方的明星。

廖運範意外踩到寶

　　廖運範來自以五育並重著稱的新竹中學，畢業時獲得保送台大醫科。「事實上，我對醫學並沒抱任何憧憬，」廖運範坦承：「我從小學起就喜歡看雜書，竹中圖書館裡藏書很多，我中學花很多時間在圖書館看書，尤其是唐詩宋詞之類的文學書，畢業後第一志願本來是中文系。但漢文高手的父親是中醫師，卻一直勸我念醫科。他

說，你如果念文學，將來一旦後悔，一輩子沒辦法再當醫師；如果當醫師，還是可以不把文學放掉。」

　　就這樣，廖運範不能免俗的踏進當時頂尖熱門的醫學系；然而只要回想到竹中那段活力四射的歲月，廖運範至今仍有依依之情，因為竹中不只引領他進入文學世界，也為他奠下運動不輟的習慣，這兩項都成為他終生的嗜好。中學住校，廖運範花了不少時間運動，最擅長的是需要團隊合作的排球，打的是不出鋒頭的後排。後來他參加台大排球校隊，而且還贏得大專杯冠軍，「沒分組的喔，和師大、體專一起打的。我覺得運動對我幫助很大，我一生都沒有中斷過。」

　　廖運範首次接觸實驗室是在大四暑假，「那時台大學生自我期許很高，寒暑假會想去實驗室，其實也不算是做什麼實驗，」回想起這段實驗室菜鳥經驗，廖運範忍不住好笑。當時他很想做組織培養（tissue culture），跑去找微生物科楊照雄教授。楊照雄強調，要做組織培養，頂重要的就是洗瓶子，因為瓶子如果沒洗乾淨，一切免談。所以他要廖運範做的第一件事就是洗瓶子，從早洗到晚，天天洗。「哇！我洗了快一整個暑假，還沒有教我做實驗。」

　　最後還是靠當時微生物科的助教，日後因找到C型肝炎病毒而聲名大噪的郭勁宏伸出援手，「他看我滿乖的，也滿可憐，瓶子洗了快一個暑假，所以他就偷偷教我。從這時候開始，我才知道實驗室工作大概是什麼樣子。」

　　大五寒假，廖運範又到美國海軍第二醫學研究所做病毒學實驗，這次做的東西雖然還是很不成熟，但至少學到如何撰寫醫學論文。

　　至於和宋瑞樓的關係，「應該這麼說，我在學生時代對宋教授

是敬而遠之的，」廖運範解釋，宋瑞樓的嚴格非常著名，學生如果找他寫畢業論文，他一定會很認真的指導，不是隨便應付一下；反觀很多老師差不多樣樣都替學生準備好，學生只要稍微整理一下就可以寫了，「也因此，學生大概都不敢找宋瑞樓寫畢業論文，我也一樣。」

　　1968年，廖運範服完兵役，開始第一年住院醫師生涯。當時台大有個傳統，每年要從第一年住院醫師中，找兩個人去病理科，各待半年。由於剛剛畢業進入臨床，大家都想多看病人，沒人願意去病理科看切片，所以必須用抽籤決定。沒想到，其中一名「中獎」者賴皮，不肯去，口裡嚷嚷：要我去，我就離開。總住院醫師沒轍，只好跑來央求廖運範代替，因為他帶過廖運範，私交不錯。看在和前輩交情分上，廖運範也就爽快的答應了。

　　塞翁失馬，焉知非福。廖運範發現自己好似意外踩到一座寶

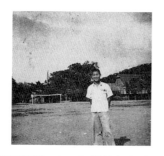 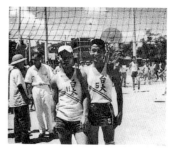

左圖是廖運範1959年攝於新竹中學操場上，後方典雅的房舍當年是圖書館。廖運範以第一名自竹中畢業，但他說這純屬意外：「我進了竹中之後，非常用功，其實是害怕留級，因為在我們家鄉那種地方，大家都知道你去念竹中，一旦留級，全鄉的人都會知道，沒想到卻莫名其妙的拿到第一名。」右圖是1961年廖運範穿台大五號球衣於成功大學大專杯比賽時留影。

（廖運範 提供）

藏。「我來到病理科，發現很不一樣：這裡是真的要追根究柢的地方，那半年給我的訓練非常好，讓我感覺，做醫學要弄清楚，什麼事都不能馬馬虎虎的過去。」

除了精神面收穫，還有許多實質收穫。半年期間，廖運範完成十例病體解剖，另外還看了無數肝臟切片，因為內科送來的病理標本最多的就是肝臟切片。而他們的任務是要回到內科會議上，報告在這些檢體裡觀察到的結果。所以去病理科的內科住院醫師必須去請教助教和老師，學習看病理切片，更重要的是，要去請教宋瑞樓，因為他的肝臟病理非常強。由於經常需要在會前事先討論，廖運範開始和宋瑞樓接觸。廖運範回憶，宋瑞樓帶學生，從來不會直接指導學生怎樣做，他只是和學生談一談，然後叫學生去查文獻，如果查不到，再回來跟你講。這是廖運範和宋瑞樓的第一波接觸。

在這種自發學習的氣氛下，再加上內科住院醫師在病理科的工作其實並不很重，廖運範便利用空閒時間，把現代肝臟病理學之父波帕（Hans Popper）的名著、整本厚厚的肝臟病理學聖經《肝臟的結構與功能》（*The Structure and Function of the Liver*），從第一頁念到最後一頁，「哇！自己覺得好像豁然開通了一樣。肝病原來就是這麼回事，沒有什麼大困難。我看完那本書回到臨床後，再看那些什麼肝生化檢驗，太簡單了，對我來說。」

兩年後，在台大醫院中央走廊上，廖運範和宋瑞樓迎面相遇，展開第二波接觸。

宋瑞樓開口問道：「廖醫師，你想不想做研究，寫寫論文？」

宋教授找我寫論文？廖運範幾乎不假思索的就回答：「當然想。」

宋瑞樓點點頭：「那好，你去過病理科嘛，所以可以把題目訂

在肝癌。你先看看我們這裡已經證明是肝癌的病人，把這些名單找出來，我們開始做吧。」

就這樣，宋瑞樓把廖運範引進肝病研究領域。

事後回想，廖運範相信，宋瑞樓之所以對他有印象，應該是因為病理科那半年經常一起討論的關係。由於宋瑞樓歷年找的學生都是最用功的，學生如果不認真，即使主動要跟他，他也不會收。「如果他找你，表示你大概還不錯。所以進去後，每個人都戰戰兢兢，」廖運範解釋：「他不會罵人，但是從學生時代，他給你的印象，他電你的樣子，那種追根究柢的認真，你自然就會非常敬畏他。所以，假使沒有覺悟是不能進他門下的，因為絕對不能混。」

在這之前，宋瑞樓實驗室裡很多研究工作都是由施炳麟負責。例如 1970 年，醫學生張振綱找宋瑞樓指導畢業論文，就是由施炳麟帶著，一塊進行當時剛發現不久的澳洲抗原研究。兩人一切自己來，從抗體的準備到設定雙向免疫擴散法的測試，弄得很辛苦，可惜方法還是不夠敏感，實驗結果不很理想。等到 1971 年廖運範加入時，正值台灣退出聯合國，小島上民心惶惶，刮起一陣移民出國風潮，把施炳麟也給刮走了。

孤燈與顯微鏡

臨走前，施炳麟把全套技術轉給了當時擔任總住院醫師的廖運範。因此，從廖運範當總住院醫師開始，醫院裡的澳洲抗原以及 α 胎兒蛋白（α-fetoprotein，簡稱 AFP，血清中若出現此蛋白質，即表示肝臟細胞可能癌化）的免疫擴散實驗，都是在他的實驗室裡完成的。不過所謂廖運範的實驗室，規模實在很可憐，「只是一個

實驗檯和兩個抽屜，抽屜裡放了一些吸管、燒杯、玻片之類，很簡單的實驗室。」

連續好多年，宋瑞樓團隊用自己發展的免疫擴散法所做出來的數據，始終不夠漂亮，澳洲抗原和肝癌、肝硬化的相關性並不顯著，不能證明宋瑞樓的原始想法：B 型肝炎導致肝硬化，再導致肝癌。這令宋瑞樓很納悶。後來，宋瑞樓聽說，日本國立癌症研究中心的西岡久壽彌教授，有一種比較敏感的技術，叫做「免疫吸附血球凝集試驗」（immune adherence hemagglutination，簡稱 IAHA）。於是，他就把廖運範找來，要他把肝癌、肝硬化和肝炎病人的血清整理出一百多份，混合編號但是不加注，然後送到日本，用 IAHA 去測試。

「結果那批做出來，肝癌病人的 B 型肝炎表面抗原陽性高達百分之八十左右。證實了他的想法，宋教授高興極了。」

總住院醫師訓練完之後，雖然內科沒有空缺，廖運範還是以兼任主治醫師的身分，在台大內科宋瑞樓門下，又待了兩年。期間除了臨床與研究工作外，廖運範還利用晚上時間加強肝臟病理方面的訓練與研究。

「宋教授把研究室鑰匙都交給我。因為他的研究室裡有一台上了鎖的寶貝顯微鏡，而且他還去病理科借了很多肝切片的片子，然後做了一張特表，告訴我：你在看片子的時候，要注意哪些、哪些……很多項目要勾起來，然後再跟臨床資料對照。」

無數個夜晚，廖運範在孤燈和顯微鏡相伴下，檢視著一張又一張的病人肝生檢切片，累積起細膩紮實的肝臟病理功力，同時也成為他日後專攻慢性肝炎病程與致病機制的前奏。「那樣的日子過了兩年。其實那兩年中，我幾乎每天都是在醫院待到十點多才回去。」

　　工作如此辛苦，報酬卻不成比例。總住院醫師結束後，廖運範以兼任主治醫師身分留在台大，做的工作雖然和主治醫師沒有兩樣，但每個月只能領取二千元的車馬費。在民國 61 年那個時代，新台幣二千元到底有多大？「那時我們房租就是兩千多塊。所以我的兩個孩子，奶粉都只能吃第二流的，」廖運範還清楚記得。

　　宋瑞樓當然也曉得這種情況，無奈台大醫院這個奇怪體制就是如此，不是他能更動的，他只好另外設法為愛徒開闢財源。第一個辦法是向國家科學委員會（簡稱國科會）申請一個講師級研究助理的缺，每個月才八百元；此外，宋瑞樓還替他找到每星期一次的中國石油公司醫務室兼差工作。當時這份兼差工作原本是副教授以上才有資格申請，但是宋瑞樓為了廖運範，特別跑去爭取來這個機會。「每個星期五去一次，每次看病約三小時可以拿七百五十元，所以，那時我非常怕國定假日碰到星期五。你看，我印象這麼深刻，都二三十年了。」

我覺得該走了

　　除了體制和待遇上的困擾，這段期間廖運範在台大還遇到另一樁不愉快的事件。

　　有一天，中國醫藥學院一名班代表跑來找廖運範，拜託他去兼課。當年台灣幾家私立醫學院師資都很缺乏，因此找台大老師去兼課也不算什麼新聞，但是令廖運範驚訝的是：怎麼會要班代表跑出來找老師呢？這不是教務主任的工作嗎？沒想到對方連忙回答說，現在情況已經改善了，所以才讓學生出來請；你如果讓校方請，他們就隨便在當地找一些人來教。

聽了這話，廖運範非常感慨，和幾名曾一起翻譯內科學教科書的朋友談起來，大夥都覺得「其實應該把台大內科的教學活動搬上雜誌，可以讓私立醫學院學生得到等同台大師資的教學內容。」大家愈談愈興奮，一致認為，如果真的辦成這本雜誌，它還會同時兼具另外兩個功能：開業醫師再教育，以及醫學中文化。

於是，十幾個年輕人，每人自掏腰包拿出二萬元，衝著前面提到那三個理想，開始創辦《當代醫學》月刊，由廖運範掛名發行人。為什麼要他掛名發行呢？因為廖運範的年紀最大，而且又是唯一沒有公務員身分的成員，所以很自然就當上發行人。這本月刊發行迄今已超過二十五年，從來不脫期*，還屢次獲得金鼎獎與教育部優良期刊獎。

廖運範做夢也沒想到，部分台大師長竟然會不諒解這件事。師長群裡，漸漸傳出這樣的批評：「廖運範才剛剛當完總醫師，就急著又想出名、又想賺錢。」評語傳回廖運範的耳中，他不禁沮喪萬分，「那個時候，完全是為了理想這樣做，出錢、出力，結果竟然被人家這樣子講，真是非常生氣，忍不住想到：奇怪，怎麼會有這種老師？這樣的環境我怎麼待？」

雖然宋瑞樓一直站在愛徒這一邊，甚至第一期就跳下來捧場，幫他們撰稿；然而其他師長的冷眼旁觀，廖運範始終沒法釋懷。

這時，同為台大醫科畢業、在台大內科已做完總醫師，任職民航局航醫中心新陳代謝科的廖夫人黃妙珠，某次與上司鄭主任聊起先生的困境，鄭主任一聽，脫口就問：廖醫師為什麼不去榮總呢？

去榮總？這真是想都沒想過的事。因為當時這兩大系統多少有

＊ 編注：《當代醫學》雜誌於2013年停刊，共發行482期。

一點兒對立競爭的味道，沒有人會想要從台大跑到榮總去的。可是鄭主任起了這個念頭後，馬上就很熱心的去找航醫中心顧問丁農，丁農又再傳訊息給羅光瑞。

「羅教授心胸寬大，很快就說沒問題，你可以過來，」廖運範回憶：「這件事把我打動後，其實我非常痛苦的想了半年。從榮總說 OK，到我真的離開台大，總共半年。在這半年當中，今天想要去，明天又不想去，整整瘦了五公斤。最傷腦筋的是：要怎樣跟宋教授開口？」

最後綜合起來考慮：薪水、制度等等，尤其是創辦《當代醫學》帶來的不快，終於令廖運範下定決心，鼓起勇氣跟宋瑞樓說他要離開。他給的理由是：我活不下去了，這裡錢太少，我沒辦法過這樣清苦的日子。宋瑞樓聽了，很覺得惋惜，連忙想辦法開導他：可是你還沒有成熟啊，你要學的東西還很多呀！……無奈廖運範心意已定，「這些我都曉得，但我還是覺得該走了。」

就這樣，廖運範把得自施炳麟的全套東西和新累積的結果，交給了師弟陳定信。

陳定信處境尷尬

廖運範萌生去意消息傳開，立場最尷尬的莫過於只小廖運範一屆的同門師弟陳定信。

在職缺有限的台大系統，同在宋瑞樓門下，同為沒有正式職缺的兼任主治醫師，年齡又這麼接近，兩人之間免不了帶有些許微妙的競爭色彩。這時候，廖運範有機會轉到薪水高三、四倍的榮總，擔任主治醫師，陳定信能說什麼呢？鼓勵他去，恐怕會有「希望滅

少職位競爭對手」之嫌；鼓勵他留，又怕招人「嫉妒師兄掙得正式高薪工作」的口實。總之，在這個節骨眼上，陳定信不論表達什麼意見，好像都不大妥當。事過境遷二十多年，廖運範回想起來還覺得好笑：「我看他很尷尬的樣子，贊成（我去）也不是，不贊成也不是。」

　　其實這種所謂微妙的競爭局面，並不如外人想像的「精采」；更不是任何人有意造成的。恰恰相反，宋瑞樓原本不願意接連招收年齡太接近的徒弟，原因就是擔心造成同門師兄弟爭職缺的局面。為此，陳定信還差點兒入不了宋瑞樓的大門。

　　當時，基於種種考量，即將任滿總住院醫師的陳定信，希望到內科消化系做研究。陳定信主動跑來找宋瑞樓，表明意願。誰知宋瑞樓卻面有難色的說：「喔，你要來？讓我考慮一下吧。」結果，這一考慮下去，就是一個月。一個月以後，兩人相遇，宋瑞樓才開口：「啊！陳醫師，你可以來！」

　　宋瑞樓當時為什麼要考慮這麼久？其實不是針對個人，而是那個時代對於師徒的傳統觀念。這種觀念延續自日本時代，為人師長的，不會隨意招收徒弟，一旦收了，就有那種「我必須好好照顧你」的責任感。前兩年，宋瑞樓才剛收了廖運範，沒有正式職缺，待遇又低，正頭痛不已，如今還要再收一個陳定信嗎？不止如此，兩人只差一屆，將來要是有空缺出來，應該給誰呢？總之，傷腦筋的問題很多。

　　事後回顧，還好宋瑞樓掙扎半天的答案是肯定的，否則日後台灣肝病研究領域要是少了陳定信這號人物，損失可大了。

啟蒙的歲月

陳定信出生在一個學習氣氛很濃厚的家庭。父親師範畢業，在台北市女中（現在的金華國中）教博物學，但是除了博物學專長之外，也精通文學、美術，是一個知識根基很廣博均衡的人。

「小時候，他常會帶著我去寫生。可是他那個油畫啊，一搞就是一個下午，小孩子哪有這個耐心。於是他就順便告訴我，這種植物叫什麼，那種植物又叫什麼，讓我在旁邊看植物。所以我後來植物學的分數非常高，」陳定信想起來忍不住面有得色：「我太太（許須美，曾任衛生署疾病管制局主任祕書）雖然大學是植物系的，但是她植物學上的常識，不見得比我豐富哦。」

也許是受到父親薰陶，陳定信也很喜歡涉獵不同領域的知識，而不局限學校的課業範圍。念了醫科後，陳定信對於醫學史更是興趣濃厚，尤其是讀到十九世紀微生物學的躍進，心裡真的很佩服，也很感動。

「我們班上幾個同學，其中包括賴明詔（南加大教授，中研院院士），大概七八人，合組了一個『Journal club』（期刊俱樂部），找助教林欽塘來指導。總之，我們花了不少時間練習怎樣讀論文。後來我讀著讀著，對免疫學讀出興趣。」

早年台大醫學院一向有個傳統，每個學生必須做畢業論文，不算學分，但是不做就不能畢業。念完大四，大夥紛紛面對畢業論文的壓力，開始傷腦筋：做什麼好呢？陳定信倒是沒什麼好猶疑的，他已經想好了：要跟張學賢教授做免疫研究。張學賢那時剛從加州大學洛杉磯分校進修歸來，不但具有紮實的血清學、病毒學背景，甚至還做過干擾素的研究；當時干擾素問世不過幾年（1957年才

被發現），在免疫學上可是當紅的題材哩！

　　巧合的是，陳定信在「期刊俱樂部」裡又剛好念到一篇由旅美學者何曼德（中研院院士，曾任國家衛生院傳染病小組主任）撰寫的有關於干擾素的回顧論文，覺得干擾素滿有意思的。於是，陳定信就跑去找張學賢，想以干擾素做為畢業論文的主題。同時還有另一個同學許信夫，也想做論文，兩人就同組一塊兒做。然而當時細胞培養技術還不夠純熟，再加上各種相關培養液都需要自己動手配製，不像 1990 年代，一切配備早已商品化，打個電話，貨品就送到。他們的干擾素實驗進行了一個多月，還是沒辦法突破實驗的第

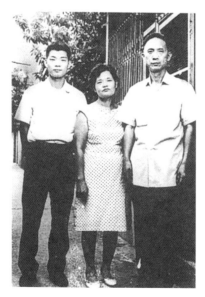

陳定信來自一個開朗的小家庭，父親是中學老師，天性樂觀，博學多聞，是標準的「慈父」；反觀母親，則是紀律嚴明，扮演著「嚴母」的角色。
（陳定信 提供）

一關：細胞培養。

張學賢看到苗頭不對，怕他們交不出論文，連忙幫他們換成另一個免疫學方面的題目：利用溶血斑試驗系統，比較黑色小鼠（C57 Black）與白色小鼠（AKR）的抗體生成作用的強弱。從現在眼光看，這是一個滿簡單的試驗，但是對於 1960 年代兩個醫學院五年級的小毛頭來說，可不容易。儘管老師交代了方法，而且有很多文獻可以參考，但是實際動手，才發現實驗本身有很多學問，很多難以言傳的竅門，需要自己摸索和感受。例如處理洋菜膠，太冷會結塊，太熱會把放在裡面的細胞弄死；所以必須精確掌握最適溫度。甚至連養那些小鼠也是不簡單哪！而這些看起來芝麻大小的點點滴滴，都會影響實驗的成果。

這場實驗室處女秀的結果還不錯，論文發表在《台灣醫學會雜誌》上，是陳定信生平第一篇論文。除了成果不錯之外，過程裡，張學賢的指導方式也很令陳定信感佩。張學賢不喜歡直接給學生標準答案，他鼓勵學生自己多方去查，更重要的是，他很知道怎樣鼓勵讚美學生：「哇！你這個做得真好！」「圖書館這方面的書都給你讀光了呀？好厲害，這個我都不知道呢！」

陳定信想起來還覺得窩心：「其實，我相信他是知道的，但是年輕人一聽，就很爽。所以就這樣慢慢有了興趣。」

兄弟情深

醫學生時代雖然生活忙碌，也開始接受臨床訓練，看很多病人，但是每個科輪流跑，陳定信並沒有對肝病留下特別感觸。說起來，陳定信與肝病的研究結緣，其實是從一篇論文起的頭。

　　陳定信排行老么，上面只有一兄一姊，哥哥學工程，成大畢業
後便赴美留學。那個年頭，台灣外匯管制嚴格，國人不只買舶來品
困難，訂舶來雜誌也一樣難。陳定信兄弟手足情深，哥哥知道小弟
愛看最新學術期刊，到了美國後，就幫他訂購了著名的《新英格蘭
醫學期刊》（*New England Journal of Medicine*）。於是，很難得的，
陳定信從大四開始就成為《新英格蘭醫學期刊》的訂戶，一直到現
在，已經是終生訂戶了。

　　1971年，也就是陳定信擔任住院醫師第二年時，內科每星期
有一場期刊研討會。有一次，陳定信在準備報告題材時，注意到
《新英格蘭醫學期刊》上有一篇關於血清性肝炎的論文。作者克魯
格曼（Saul Krugman, 1911-1995，世界著名的疫苗專家）在紐約州

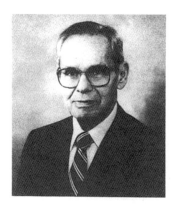

肝炎疫苗泰斗克魯格曼，後來加入台灣肝炎防治的外籍顧問行列。
（陳定信 提供）

一所智障兒童學校，利用具有血清性肝炎抗原的血清，在加熱後，進行肝炎免疫的人體試驗。結果證明，確實是有保護力；可以說，這就是肝炎疫苗構想的前身。

陳定信被這篇論文吸引住了，覺得非常有趣，連帶也開始留心起肝病。

到了內科消化疾病的病房擔任住院醫師後，陳定信才發現：咦，怎麼肝病那麼多？而且最無奈的是，肝癌一發現之後，肝就腫得這麼大，來不及了，幾個月就走了。所以每次都在對病人和家屬說：沒希望了。

「那時深深覺得，醫師做到這樣，真的是很憋，」陳定信想起來就搖頭：「因為什麼都不能做，只是宣判。就好像死刑已經判定了，你只不過發現這件事，然後宣布：嘿！你被判了死刑哦！」

擔任第四年住院醫師，也就是總住院醫師那年，陳定信必須抉擇未來的生涯方向。到了這個時候，他對自己的性向已經滿清楚了：第一個是免疫學，第二個是消化學。當時免疫科莊哲彥剛從美國哥倫比亞大學回來，專攻免疫化學，題材非常先進，很令人羨慕。於是，陳定信就跑去找莊哲彥。談完後，陳定信開始猶豫，莊老師留美的那些東西雖然先進，但是在台灣不大可能做得起來。換句話說，如果陳定信真的想走免疫研究，最好還是出國去。

當然，出國留學也是一個不錯的選擇，他的哥哥甚至已經在美國幫他申請到某校的醫學博士和哲學博士課程。然而，顧慮到家裡的狀況，陳定信還是決定留在國內。因為陳定信的父親在他大四時過世，一方面家境不太好，另方面姊姊出嫁，僅有的哥哥已經在外面了，如果他也出國，那麼國內將只剩母親孤零零一人。經過幾番思前考後，陳定信終於下定決心放開免疫，留在國內攻讀消化醫學。

別人跑三點半，我跑五點

陳定信加入宋瑞樓實驗室後，首先面臨的是應該選擇什麼研究題目才好，因為最好不要跟師兄廖運範重疊，以免浪費人力、物力。當時已經有一個理論，認為肝炎可能屬於免疫疾病，現在回頭看，其實就某方面而言，這個想法也沒錯，因為肝炎的許多臨床病變，多是由於宿主體內強烈的免疫反應所造成。但是在 1970 年代初，免疫學知識還是很粗淺，很多細節都還沒有釐清，大家只是知道有一種所謂的「自體免疫」：免疫系統誤把自己體內的器官當成外來敵人，而展開猛烈攻擊。因此也有人聯想到，會不會肝病也是一種自體免疫疾病？所以才會出現同是肝病患者有人發病、有人卻不發病的現象？

宋瑞樓也從這方面切入，做了一陣子有關澳洲抗原的研究，早期主要是由施炳麟負責，後來轉給廖運範；至於陳定信，宋瑞樓希望他去做一些跟免疫學比較有關聯的研究。

同樣的，在陳定信記憶中，這段沒有正式職缺的時期也真的是很辛苦，因為當時已經結婚生子，需要養家，每星期都得出去兼差兩次。每星期五跑中油竹東醫務所，另外還要看公保。台北到竹東的直線距離雖然不算遠，但是交通卻不很方便，必須先搭火車到新竹，然後再從新竹換乘四十分鐘的汽車到竹東。不過，陳定信倒是很能自得其樂：「其實搭車子的時間最清閒，我隨時眼睛閉上就可以睡一覺，或是利用這個時間做點事情，絕對不會有人中途跑來吵你，或是抓著你幫他看看肚子痛什麼的。」

有一次搬家，陳定信清理出一本發黃的老記事本，翻開看看，正是當年擔任兼任主治醫師的日程表。陳定信點算了一下：星期一

到星期六，有兩個半天要去中油和公保兼差，院內有三個門診，另外還排有胃鏡、直腸鏡要做，全部除掉後，只剩下兩個半天可以做實驗。「我現在知道那時為什麼那麼苦。因為你如果還想做研究的話，一定得利用下班或是星期天，不然你就沒有時間啦！」

晚上做實驗，還有其他的麻煩。當時儀器設備並不充裕，許多東西都得跟別的實驗室借，「所以，別人在跑三點半，我是跑五點，」陳定信自我打趣：「很多東西我都得趕在別人下班前，跑去拜託，借實驗室鑰匙。」

有一陣子，陳定信因為常常需要到某實驗室借儀器，所以乾脆徵詢對方同意，打了一支鑰匙。有天晚上，奇怪，門怎麼打不開，原來那段期間由於台大醫院發生了好幾樁工讀生偷東西，或是X光室縱火等事件，院方三令五申，要各人下班前鎖好門。所以這間研究室主持人把鎖換了，卻忘了知會陳定信。「總之，是吃盡苦頭，」陳定信回憶：「不過，有經驗以後，還算是滿順利的。但就是工作時間很長，都搞到晚上十一、二點，第二天一早又來。兩個孩子都不容易見到面。」

陳定信探究亞型的祕密

1974 年，師兄廖運範出人意外的離開了台大，原本宋瑞樓已經安排好要送他赴日進修三個月，這麼一來，機會就轉到陳定信頭上。

1975 年，陳定信帶著二百多管血清，前往日本東京國立癌症研究中心的病毒學研究室，跟隨西岡教授學習許多先進的抗原、抗體探測技術，例如逆向被動血球凝集試驗（reverse passive hemagglutination，簡稱 RPHA）、免疫吸附血球凝集試驗、紅血球凝集抑制試驗等。西岡教授東京帝大畢業後，專攻免疫學，原本研究補體，後來做了很多澳洲抗原實驗，而且也研究肝癌，成為日本肝炎防治的關鍵人物。當時，西岡是該研究所生物醫學方面的頭頭。他所使用的血球凝集試驗法，敏感度雖然比放射免疫分析法（radioimmuno assay，簡稱 RIA）略遜一籌，但還是比傳統的免疫沉澱法高出許多。陳定信就在他的實驗室中，學習利用這些先進技術，把台灣帶去的二百多管血清檢體做完。

除了西岡的實驗室，陳定信還順道拜訪東大病理副教授志方的實驗室，討論病毒性肝炎以及肝癌的病理問題，並向他學習苔棕染色法（orcein stain）。另外，陳定信也會晤了多位日本病毒性肝炎及肝癌研究領域的著名學者，初步展現他在國際學術交流上的潛能。

結束為期三個月的赴日進修行程，陳定信的研究功力又更上一層樓了。這時候，他開始注意到另一個有趣的題目：B 型肝炎病毒的亞型問題，因為他所學到的血球凝集試驗法，也可以用來檢測病毒的亞型。早在澳洲抗原發現以前，人們就已經具有傳染性肝炎的概念，但是令人困惑的是，為何有人染病後，會變成猛爆性肝炎而送命，但有些人卻還是活得好好的？可能的答案有兩種：宿主不同或是病毒不同所造成的。前者，要從人體的免疫系統切入分析；後者，則要看是否存有不同的病毒亞型。

圍繞著 B 型肝炎亞型的推論相當多。美國的班克羅夫特（請參閱第 47 頁）曾在 1970 年代初發表過一篇論文，指出在慢性肝炎中，B 型肝炎病毒 ad 亞型比較多；反之，急性肝炎中，ay 亞型較多。當然，多年後證明此推論不正確，但在當時也是一種新鮮說法。此外，亞型檢測還可以派用到另一個領域上。例如，日本人

就曾經發現，在日本南部、琉球一帶，B 型肝炎病毒的亞型主要為 *adw*，但是本州則是 *adr*，而北海道地方外來者的 B 型肝炎病毒，總是和他家鄉的一致，而不與當地人同。

陳定信覺得後面這個想法倒是很有趣，靈機一動，「我們為何不好好把握手上的機會？過去三十年，大陸有一批人來台灣，因為政治因素回不去。我們何不把握這個良機，來研究亞型問題呢？」

就這樣一個念頭，催生出一張中國與台灣 B 型肝炎病毒的亞型分布圖，以長江為分界線。

他們做出來的結果不像班克羅夫特所說的，急性和慢性肝炎的亞型不同，反倒是 *w* 和 *r* 有地理差別。用地圖來對照，怎麼 *r* 都跑到北邊去，南邊都是 *w*。長江以南 *adw* 差不多78%，台灣的 *adw* 更高，占92%，反觀長江以北則有72% 是 *adr*。

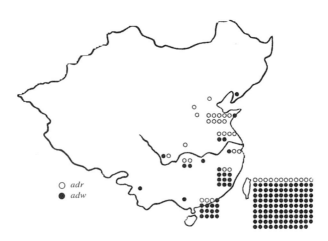

B 型肝炎病毒的亞型在中國與台灣的分布圖。　（陳定信 提供）

「這個結果出來，我們都覺得很有意思。另外，當時美國海軍第二醫學研究所的史蒂文絲（Cladd E. Stevens）已研究得知，帶原的媽媽可以把 B 型肝炎傳給嬰兒。而我們也發現，有些家庭裡，爸爸是帶原者，媽媽不是，但小孩卻是帶原者。所以我們就想，能不能用亞型來解決這個問題。」他們找了幾個家庭，爸爸是 adr 帶原者（因為 adr 亞型在台灣是少數），結果測出小孩都是 adw 亞型，證明他們的肝炎不是由父親傳來的。這篇論文後來於 1978 年發表在《美國消化醫學期刊》（*American Journal of Gastroenterology*）。在當時，能發表在國際期刊上，算是滿難得的了。

廖運範展翅單飛

1976 年，一個很令人驚訝的消息傳來，廖運範又要跳槽了，這回是要去新開幕的長庚醫院。挾著台塑集團的旗幟，長庚未開幕，先轟動，四出高薪挖角，在醫界造成不小震撼。如今，聽說廖運範即將被長庚網羅，台大內科走廊傳出耳語：「廖運範完蛋了，薪水愈換愈高，地方愈換愈糟。」

話說廖運範剛轉到榮總時，當時榮總上下研究風氣並不興盛，缺乏台大那樣悠久的傳承。但廖運範想繼續肝病的研究，於是他徵詢羅光瑞：「我想把台大那一套研究方式搬過來，好不好？」羅光瑞反問他需要什麼設備。他答道：「我要一個房間，一只冷凍櫃以及一台顯微鏡。」羅光瑞馬上答應：「沒問題。」

多年後，廖運範回想起這一段故事，還是很感激羅光瑞當年對他的大力支持，「這一點，羅院長非常好，他看你可以的話，就會放手讓你做，給你完全的支持。」

　　榮總兩年期間，廖運範慢慢把血清樣本建立起來，開始運用以前在台大做過的免疫擴散法試驗來做研究。然而，自從陳定信從日本回來後，廖運範就覺得很沮喪：「我們沒戲唱了嘛。因為他們用的那個新方法，敏感度高太多了，而且還可以做亞型。哇！我們在榮總還能做什麼？」考慮一陣，廖運範心想，肝炎血清學這條路根本沒辦法和別人競爭，還是研究腹水，做慢性肝炎的治療較妥當。於是，廖運範又開始勤跑病理科，重溫他最拿手的看片工夫〔而他在這段時期所做的工作，羅光瑞於 1982 年發表在《傳染病期刊》（*Journal of Infectious Disease*）的論文裡，並沒有把已經離開的廖運範忘記，仍把他列為第五作者〕。

　　不久長庚成立，跑來挖角。這時，廖運範也開始認真考慮是否要離開榮總，其實原因不只是外人想像的薪水和職稱問題，還有人事環境因素。廖運範在榮總內科，雖然很得到科主任羅光瑞的愛護，放手隨他做；可是論資格，排行不過老六或老七，算是小輩。「所以我做起研究來，有困難。例如我若想做什麼研究，只能就自己的部分去做。如果只有主任支持，我很難把自己的想法完全做出來，因此我會想把握長庚這個機會。」

　　長庚不僅答應給廖運範做研究的空間與設備，同時，還把內科主任的頭銜給他。一下子升這麼高，廖運範自己都覺得有點兒緊張，跑去徵詢羅光瑞的意見。羅光瑞知道他有這個機會後，還是一本心胸開闊的作風，鼓勵廖運範放膽去發展，他會全力支持，因為羅光瑞剛好也是長庚醫院創院時期的顧問。

　　於是，1976 年，廖運範又帶著羅光瑞的祝福，從榮總轉往長庚，成為台灣醫界僅見的歷經台大、榮總、長庚三大系統的學者。

　　對於那句流傳在台大內科走廊的耳語，廖運範不以為意。

「我為什麼敢走這條路？因為有吳昭新前輩的例子。」

吳昭新後來擔任衛生署預防醫學研究所所長，早年在馬偕醫院時做研究，出論文；之後到了鐵路醫院，也有論文；再換到台北醫院，也還是一樣。總之，不論換到什麼地方服務，周邊環境如何，他都有辦法做出成績。

「他給了我一個啟示：只要你這個人行的話，到哪裡都可以做出東西。所以我才敢換地方。因為我想，我是一個起而行、解決問題的人，不管去哪裡，我自信應該還有能力去解決。」

長庚是一個全新的環境，從壞處看，它完全沒有任何基礎，但從好處看，也是一個大好機會，可以讓廖運範按照自己的想法，來經營一個嶄新的胃腸科。「因為我待過台大，知道它的長處和缺點；我也待過榮總，也知道它的長處和缺點。我想看看能不能截長補短，在這個地方設立我自己的實驗室，以及我自己的一個團隊。」

第4章

畢思理旋風

1972 年，時年三十六歲的美國醫師畢思理（R. Palmer Beasley, 1936-2012）第二度來到台灣。和四年前相比，這一次，他的準備更充分，自主性更強，信心也更高。隨行的，除了滿腦子有關 B 型肝炎的資料和疑問之外，還有一名臨床醫學研究員史蒂文絲。

瞄準肝炎學者的天堂

畢思理自哈佛大學醫學系畢業後，即進入華盛頓大學預防醫學研究所，受教於葛瑞斯頓（J. T. Grayston）教授門下，比台大小兒科教授、號稱「台灣疫苗之父」的李慶雲晚七八年，可以算是李慶雲的學弟。華盛頓大學和美國海軍之間的關係很好，因此華盛頓大學醫學院臨床醫學研究員，經常到位在台灣的美國海軍第二醫學研

究所，來進行傳染病研究。事實上，這已經成為 1950 年代以來的華大公衛研究所傳統，1968 年的畢思理是如此，四年後的史蒂文絲也是如此。

　　四年前，畢思理到台灣來，主要是調查德國麻疹的流行以及疫苗注射情況。當時他就在想：如果要在台灣研究傳染病，他會選擇哪一種？ 1960 年代末，澳洲抗原已經初步證明和肝炎有關；而許多台灣公衛調查又顯示，台灣澳洲抗原帶原率偏高。來到台灣後，畢思理也特別留意蒐集這方面的資料，發現肝癌在台灣的確很普遍。他不禁好奇：台灣澳洲抗原感染率為什麼這樣高？肝癌和它到底有沒有直接關係？疑問愈多，答案愈少，科學上的潛能愈大。畢思理暗自決定，如果還要來台灣做研究，將會把目標瞄準 B 型肝炎。

　　結束四個月的短期研究後，畢思理返回美國，並且開始認真蒐集研究 B 型肝炎的最新研究資料。

　　1960 年代末，克魯格曼在紐約近郊威羅布克（Willowbrook）一所專門收容智障小孩的育幼院中，研究傳染性肝炎自然史，發現有兩種在傳染及免疫方面完全不同的肝炎。他把它們命名為「MS1」及「MS2」。罹患 MS2 的小孩，注射 MS1 患者血液並不能獲得免疫，代表 MS1 與 MS2 是由兩種不同的病毒所引起的。於是，克魯格曼就把病毒性肝炎定為兩種，一種是短期的，稱為傳染性肝炎；另一種為長期的，稱為血清性肝炎。雖然這樣的分類相當粗糙，但至少當時已經知道有一種肝炎可以透過血液來傳染（克魯格曼命名的 MS1 與 MS2 肝炎，事實上就是英國所命名的 A 型肝炎和 B 型肝炎）。

　　所以，台灣肝炎這般猖獗，國人喜歡打針可能是原因之一。但

畢思理懷疑：打針是相當近代的文明，一種傳染病怎麼可能在這麼短的時間內，靠著打針傳播，牢牢的扎根進一個族群中？在畢思理想來，比較可能的天然傳染途徑，應該是母親和嬰兒之間的垂直感染，然後一代傳一代的留存在族群中。不過這個假說需要實地驗證，他決定 1972 年再前往台灣研究 B 型肝炎。當時正在念預防醫學研究所的史蒂文絲，聽了畢思理的研究計畫，覺得很有意思，所以也跟來台灣，以母子垂直感染假說，做為她的流行病學碩士論文主題。

　　由於美國海軍第二醫學研究所的關係，他們很自然的就跟台灣軍方系統的榮總婦產科談妥，與剛從美國回台的年輕醫師崔玖合作。

台美合作抽絲剝繭

　　從 1972 年 12 月到次年 11 月，畢思理研究小組共訪問並檢測了 1,343 位孕婦，其中 204 人為 B 型肝炎表面抗原陽性，所以孕婦帶原率為 15.2%，數值很接近台灣一般民眾帶原率。接下來，他們追蹤了 158 位由健康帶原母親生產的嬰兒，以及 20 位由非帶原孕婦產下的嬰兒。在嬰兒出生時，研究小組先採集新生兒的臍帶血，過程中非常小心，刻意避開母體血液的汙染；之後，每隔一段時間，再抽血檢驗一次。

　　經過一到十八個月的追蹤，158 位帶原母親的嬰兒中，有 63 位帶原，比率高達 40%。反觀對照組非帶原孕婦的嬰兒，沒有一個帶原。新生兒帶原有 80% 出現在半歲以前，其中被測到帶原的時間，最高峰出現在出生後 61 天至 120 天，而且凡是出現帶原反應

後，日後再測驗，90%以上都維持帶原，不會消失。

統計分析各項數據後，畢思理和史蒂文絲發現，有三項因子與新生兒帶原者相關。

首先是母親的「血清補體固定反應效價」（complement-fixation titer）。這個方法是用來偵測血清中病毒的多寡；效價比率低，代表病毒濃度低；反之，效價比率高，代表病毒濃度高。

孕婦的這個數值若大於1：8，新生兒帶原者高達67%，逼近七成。反之，效價低於1：4者，新生兒只有1.5%帶原。兩者機率相差四十多倍，非常驚人，顯示母親帶原量的高低，對於嬰兒是否帶原，有很大的影響。事實上，新生兒帶原率可以說是和母親補體固定反應效價成正相關。當孕婦血清中的補體固定反應效價大於等於1：64時，所產下的新生兒，九成以上會變成帶原者。

其次，嬰兒剛出生時，臍帶血如果呈表面抗原陽性，該名新生兒日後帶原的機率也較高（76%）。相對的，如果出生時，臍帶血呈表面抗原陰性，那麼該新生兒日後只有三成多的機率（35%），會演變成帶原者。

最後還有一項因子為兄弟姊妹。如果新生兒的其他手足全部未帶原，那麼這名新生兒發展為帶原者的機率也較低（只有一成）。然而，新生兒的兄弟姊妹如果出現任何帶原者，這名嬰兒的帶原率就會大幅提高為72%。

這一連串分析結果再加上前人早期所做的報告，在在顯示：在台灣地區，由母親直接把B型肝炎傳染給嬰兒的垂直感染，非常盛行，而這或許也是台灣地區B型肝炎盛行率居高不下的重要原因。

1975年，這篇以史蒂文絲掛第一作者的論文，登上鼎鼎大名的《新英格蘭醫學期刊》，這是全球最早有關B型肝炎母子垂直感

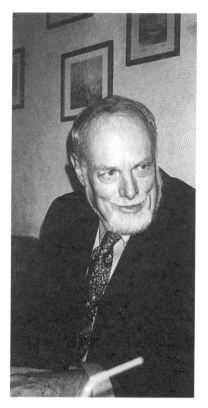

畢思理：「如果 B 型肝炎病毒最後能像天花病毒般，在人類中絕跡，我將
死而無憾。」　　　　　　　　　　　　　　（攝於 1996 年，羅時成 提供）

染的報告之一；差不多同個時候，日本也有科學家提出類似報告。

　　1970 年代中期開始，畢思理研究小組開始嶄露頭角，單是
1975 年，就發表了九篇論文，其中有兩篇是登在《新英格蘭醫學
期刊》上，另外還有兩篇登上《刺胳針》，它們都是世界最頂尖的
醫學期刊。

除了證明母子垂直感染外，畢思理同時還進行了許多相關研究，探討垂直感染途徑。經過實驗分析，他發現垂直感染的途徑不是母乳，也不是子宮內感染。

畢思理最後提出了「生產過程中」假說：大部分帶原孕婦的嬰兒，都是在生產時感染的。這個假說馬上引起了美國國家衛生研究院的興趣，因為如果真是這樣，那麼B型肝炎應該是可以預防的，至少在母子垂直感染方面，可以做些努力，看能不能把這條傳染途徑切斷。

其實，這些就是流行病學一貫的策略模式：先找出傳染途徑，證明無誤，然後便進行預防。

接下來，畢思理決定要開始做B型肝炎免疫球蛋白（hepatitis B immunoglobulin，簡稱HBIG）的臨床試驗，一方面是基於公衛考量（如果你發現了某個傳染途徑，接下來就必須做些預防）；另一方面，也是為了證明垂直感染的確是發生在生產階段。因為當時仍然有人懷疑畢思理的理論，有些人甚至認為，他是做德國痲疹研究起家的，對肝炎恐怕不夠權威。

但是美國國家衛生研究院感興趣。於是，1975年畢思理就從美國國家衛生研究院申請了經費，與榮總的小兒科及婦產科合作，進行B型肝炎免疫球蛋白臨床試驗。他們採取雙盲實驗（double blind experiment，即雙重保密實驗），將參與實驗的高危險群新生兒分三組，一組注射B型肝炎免疫球蛋白，一組注射白蛋白，另一組注射一般球蛋白。整個試驗進行了三年。

1978年試驗結果出來，很不理想，因為三組看起來差別不大。後來他們檢討流程，發現注射時機很重要，必須在出生四十八小時內注射，才會有作用。

畢思理在 1978 年舊金山召開的第二屆國際肝炎學會上，發表了這篇論文。試驗結果雖然不漂亮，但是與會的知名學者，如薄賽爾（Robert H. Purcell）以及克魯格曼等人，都非常肯定這個試驗的方向，堅持應該要做第二次試驗。他們鼓勵畢思理道：「你一定要再做第二次試驗來證明它。只不過這一次，你應該把注射時間提早一點。」

有這麼多學界大老的支持，畢思理非常興奮，回到台灣後，馬上跑去榮總找有「台灣免疫學之父」尊稱的韓韶華，心中充滿了希望。想想看，全世界都把希望寄託在台灣，因為只有高傳染率的台灣，才有這麼多帶原新生兒可做這個試驗，其他地方是沒辦法證明這一點的。而且，這個試驗要是成功了，將來這些小孩就可以免得肝炎，這不是很美妙嗎？

結果是空歡喜一場，大家都反對。

不過，每個人反對的理由不同。例如，小兒科一位孟醫師就認為，所有傳染病都是愈年幼染患愈好，強過長大再患。即使畢思理告訴她，這些孩子將來會變成慢性肝炎帶原者，她還是不同意。她認為那也是四五十年以後的事。韓韶華也不同意，但理由是免疫方面。他擔心，如果對新生兒施打抗原或抗體，可能會造成更大的免疫傷害。因為在那個年代，免疫學上還有很多東西不清楚，因此韓韶華這層顧慮不能說沒有道理。況且，當時國內外持這類看法的學者也不少，不是第一次聽到，所以畢思理很能理解；但是對於小兒科所持的反對理由，他就不大能理解了。

在這麼多同仁反對下，榮總終於決定不再跟畢思理合作 B 型肝炎免疫球蛋白臨床試驗。

與黃綠玉締結良緣

　　1970 年代，台灣醫界主要就是兩大派：榮總和台大。兩派之間不相往來，但畢思理是外來的，所以兩邊都認識，都可以談。既然榮總拒絕了他，畢思理就跑去找台大婦產科某教授談。對方建議畢思理不妨到婦幼醫院去試試看，因為那兒的孕婦特別多，小孩也多，做傳染病研究省時又省力。

　　也就在這個時候，畢思理結識了未來第二任妻子，也是長期事業夥伴黃綠玉。

　　1978 年春天，在台大醫院小兒科擔任第三年住院醫師的黃綠玉，正面臨事業上的轉捩點。沒能從第三年住院醫師升上總醫師，意味著從下半年起她在台大就沒有職缺了。幾經思量，她決定要出國再深造。

　　當時，黃綠玉剛寫好一篇關於小兒科腦膜炎的論文，科主任希望能發表，交給神經科許澄青教授看一遍。許教授也覺得做得不錯，但最好還是找一個英文底子好的人來順一遍，所以就推薦美國海軍第二醫學研究所的畢思理博士。

　　於是，黃綠玉便打電話給畢思理，請問他有沒有空幫她看一下論文。

　　「後來我才知道，畢思理原本是不幫人看論文的。因為他說看論文很傷腦筋，你去看一篇論文，差不多等於自己去寫一篇。我就問他當時為什麼要幫我看？他說，我也不知道，也許是上帝告訴我，這篇一定要看，」講到這裡，黃綠玉忍不住大笑。

　　第一次見面，兩人共進午餐，談得非常愉快。

　　畢思理當時正好需要一名小兒科醫師參與研究團隊，得知黃綠

　　玉想出國，就開口邀她加入。因為他覺得黃綠玉的背景非常理想，
一來她是小兒科醫師，二來，她又曾接受過傳染病住院醫師的訓
練。

　　畢思理很詳細的跟她介紹了手邊兩個大型計畫的原委。他從
1972 年開始談起，他怎樣來到台灣，調查肝炎的流行病學，針對
各種族群進行 B 型肝炎帶原分析，足跡遍全台，確定台灣確實較各
先進國有較高帶原率；1975 年他們小組做出母子垂直感染模型，
而它可能就是肝炎在族群裡最天然的流傳保存方式。現在，他們正
要進行非常重要的第二次 B 型肝炎免疫球蛋白臨床注射試驗。

　　聽到這個充滿原創性的研究計畫，黃綠玉已經開始心動了。不
過接下來，畢思理還有另一個同樣精采的研究要介紹。

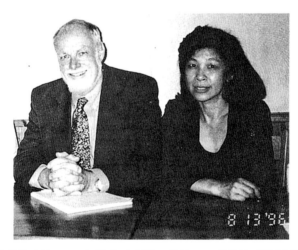

畢思理與黃綠玉於 1996 年訪台時留影。黃綠玉：「希望《肝炎聖戰》這本
書出版後，能讓更多學生了解，今天教科書上短短一句結論的背後，是多
少人、花了多少心血研究換來的。」　　　　　　　　　（羅時成 提供）

　　1972 年來到台灣時，畢思理還負有一個小任務：幫師兄留意十大死因資料的進展。因為在他之前，有兩名華盛頓大學的學長與三軍總醫院合作，研究心臟血管疾病的死亡率。這是一個長期計畫，因此每個學弟、學妹來到台灣後，都有義務幫忙監督一下這項研究，畢思理也不例外。不過，畢思理在檢查病歷、整理死因時，留意到一個很特別的現象，台灣十大死亡病因之首並非心臟血管疾病，而是肝癌，這在美國是很罕見的。台灣 B 型肝炎流行率這麼高，肝癌病人也特別多，兩者之間會不會有什麼關係？

　　想了解這方面的關聯，必須做長期研究。詢問過一些人的意見後，畢思理找上了公保。主要原因有兩個：第一，公保比較容易追蹤。因為公保是保險，死亡有給付，家屬會來退保、領錢，因此一定拿得到死亡資料。第二，也因為是保險的關係，幾乎每一個公保人員都能得到很好的醫療照顧，都會做定期健康檢查，其中包括驗血。於是，1976 年，畢思理小組就和台大公衛研究所以及公保一起合作，開始長期追蹤肝癌與肝炎的關係。

　　黃綠玉聽完後，覺得這兩個大型研究計畫都非常有吸引力，那年暑假就加入了畢思理的研究團隊。

　　除了黃綠玉之外，在 1970 年代後半，還有兩位目前活躍於台灣學術界的中生代科學家，也在那段時期，因緣際會，參與了畢思理這兩個大型計畫。他們是謝豐舟和陳建仁。

　　1974 年，謝豐舟正在台大醫院婦產科擔任第二年住院醫師。3月的某一天，科主任忽然宣布一個消息：由於員額編制關係，四名第二年住院醫師當中，必須淘汰一名。自認實力不差的謝豐舟，並沒有太過擔心。然而或許科裡老師也都這麼認為，投票時反而變成沒有人特別去保護他，結果竟然變成要謝豐舟走路。這個打擊委實

不小。一時之間，謝豐舟從天之驕子台大醫院醫師，摔落雲端。好不容易，透過親戚引薦，同年 7 月，謝豐舟轉入台北護專婦幼衛生中心，擔任第三年住院醫師。

謝豐舟婦幼中心展拳腳

　　婦幼衛生中心是一個和台大醫院截然不同的地方。這兒屬於國防醫學院系統，不論在臨床處置或管理方式上，許多作風都和日式系統的台大不同，看在謝豐舟眼裡，覺得非常新鮮。

　　首先，這是一所以公共衛生為主的醫院，和一般以醫療為主的醫院不同。在它的組織架構中，主力部隊是一群訓練非常嚴格的助產士，接生大任主要由她們負責，產科醫師及小兒科醫師反而是扮演後援輔助角色，只處理高危險群產婦。但是由於助產士個個技術精良，院內又有婦產科醫師全天待命，因此孕婦都覺得很有安全感。當時，婦幼衛生中心是台灣著名的婦幼醫院，接生數量全台最高，龍年時甚至高達每月七百人。而這也是為何內行人會向畢思理推薦婦幼衛生中心的主因。

　　不過，接生數量大並不是它唯一的優點。它還有另外一項獨步全台的特色：擁有一組素質精良的公衛護理師。這支隊伍共有二三十名成員，是真正的社區公共衛生前鋒。事隔二十多年，這群「藍衣天使」在謝豐舟的腦海中，依然栩栩如生：她們身穿白領寶藍色長衣，足登黑皮鞋，手提黑皮包，每天穿梭於大街小巷，在自己的責任區內，認真訪視孕婦、產後婦女以及新生兒，使得社區衛生工作做得無比踏實。

　　婦幼衛生中心的管理系統也令謝豐舟印象深刻，她們的組織

非常嚴明。產房助產士分成好幾個小組，每組設有一名小組長，組長上頭還有護理師長、督導及主任。對於上級長官，不論男女，一律尊稱「某先生」。再加上它們同時也是一所護校，資深護理師必須指導護校學生，因此不能沒有老師的樣子，做事當然必須更嚴謹，隨時注意身教。在這種氣氛下，她們一旦動員起來，效率就很驚人。「基本上，我覺得她們如果想要做什麼事，都有辦法做得很好，」謝豐舟指出：「可以說，她們是有一點軍隊式的風格。」

謝豐舟在這個新環境裡適應得很好。台北護專校長徐藹珠和科主任孫祖森，對於這名天外飛來的台大醫學院高材生十分寶貝，各方面都很照顧。謝豐舟也把醫學研究的風氣帶入護專的校園。

1970 年代可以說是婦幼中心的巔峰時期，例如，當時全台灣只有兩台超音波掃描儀，其中一台就在婦幼中心。謝豐舟也因此而有機會學習正在萌芽的超音波掃描技術。此外，他也結識了一批國防醫學院系統的同行，進行了一些從前想都沒想過的實驗，王貴譽教授就是其中一個例子。

1976 年，謝豐舟和王貴譽在很偶然的情況下合作，利用新開發的對流電泳（counter electrophoresis，簡稱 CEP）方法，檢驗孕婦的澳洲抗原帶原率。一般免疫擴散法是利用分子由高濃度向低濃度擴散的原理，而蛋白質分子與抗體的擴散速度很慢；但是利用電泳，可加快抗原抗體的擴散運動，因此抗原和抗體結合的速度較快，敏感度也較高。

當時，更先進的放射免疫檢驗法還未上市，對流電泳法已經算是敏感度頂高的一種。他們初步檢驗後，發現孕婦的澳洲抗原陽性率竟然高達 10%。驚訝之餘，接下來，他們又繼續追蹤三個月大的新生兒，發現 B 型肝炎表面抗體陽性的孕婦，生下的新生兒表面抗

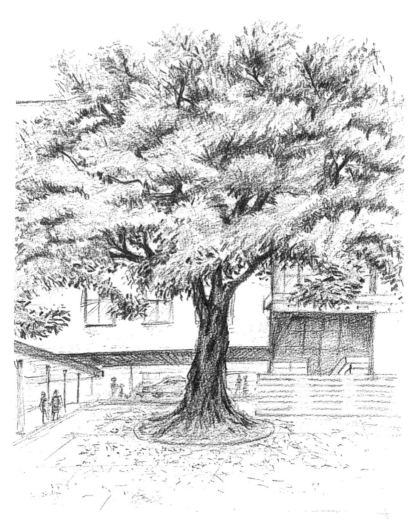

台北護專校園（內江街）中的台灣刺桐老樹。每年春天，葉子落盡，枝頭滿布紅豔花串，數星期之間，花串掉落滿地，枝頭又是一片新綠。

（謝豐舟 繪）

體陽性率也特別高，得出與畢思理小組類似的推論：B型肝炎是在生產時垂直感染。

　　不過，很可惜的，當謝豐舟在微生物免疫學年會以及婦產科學會上發表這些研究結果時，不但沒能引起什麼回響，反而招來一些怪異眼光：婦產科跟做肝炎有什麼關係呢？

二度出擊成功

　　日子過得飛快，轉眼謝豐舟來婦幼中心已進入第四個年頭了。1978年的某一天，他忽然接到美國海軍第二醫學研究所，一名自稱姓畢思理的研究員打來的電話，希望能跟他當面討論一下B型肝炎的問題。哇！知音來了！謝豐舟精神一振，馬上答應。

　　畢思理和謝豐舟兩人相談甚歡。畢思理主要是來探詢，婦幼中心可不可能執行他的B型肝炎免疫球蛋白試驗計畫。他先解釋這個試驗的目的，是希望能在新生兒剛出生時，給予被動式的免疫預防，看是否能阻斷B型肝炎的垂直感染，進一步達到肝炎防治的目標。不過，這個臨床試驗在技術層面要求非常嚴謹，因為它牽涉到孕婦B型肝炎檢驗、新生兒定期抽血追蹤，以及更困難的是，在新生兒出生二十四小時內，必須完成B型肝炎免疫球蛋白的注射。最後這項條件，要靠產房與嬰兒房之間密切協助合作，才可能做到，一般大型醫院都有執行上的困難。

　　謝豐舟一聽，就覺得很有興趣，同時也非常有信心。他要畢思理盡可放心，只要校長點頭，婦幼中心這個超高效率的團隊，絕對有能力完成畢思理的臨床試驗。聽到謝豐舟這番保證，畢思理很興奮的告辭了。

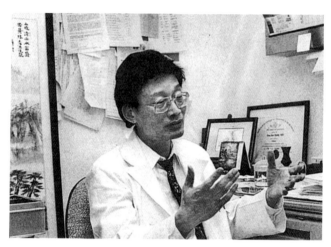

謝豐舟：「B 型肝炎防治在台灣乃至全世界已蔚然成形，但世人大概不記得在人類克服 B 型肝炎的過程中，徐藹珠校長以及台北護專婦幼衛生中心也曾經出了關鍵性的一份力量。」　　　　　　　　　　（楊玉齡 攝）

　　後來畢思理透過正式管道，徵得校長孫藹珠首肯，雙方便開始洽談安排臨床試驗的細節問題。

　　這天，畢思理領著一大群外賓來到婦幼中心參觀，由謝豐舟負責接待。雖然謝豐舟本身也做過肝炎實驗，但畢竟不是他的主業，這會兒，看到連鼎鼎大名的疫苗泰斗克魯格曼也大駕光臨，忍不住好奇的脫口問道：「為什麼大夥要這般興師動眾來做這個研究？」

　　克魯格曼臉色鄭重的回答道：「全世界 B 型肝炎的防治就看這個實驗是否有效了。」這句話，謝豐舟至今難忘。也就從那一刻起，他開始清楚意識到這個事件在歷史上的定位與意義。

　　接下來，大夥討論到細節問題。這個研究是採取隨機雙盲試驗，實驗組給予 B 型肝炎免疫球蛋白，對照組給予安慰劑。按照原

始設計，安慰劑是選用白蛋白。謝豐舟聽到之後，非常反對。他指出，白蛋白是一種血液製劑，誰也不敢保證裡頭會不會摻雜有害人體的物質，因為血液成分實在太複雜了；既然只是對照組使用，實在沒必要冒這種險。

美國海軍第二醫學研究所原本已經備妥各項材料，不希望再變動，但是由於謝豐舟的堅持，最後還是同意改用絕對無害的生理食鹽水，做為安慰劑。事後回顧，對於當時自己的堅持，謝豐舟解釋道：「我也不曉得這個堅持是不是一定正確，但我覺得終究有義務要盡量保護參與實驗的新生兒。」

這一次，在國內外專家的諄諄建議、婦幼衛生中心超水準的配合執行下，畢思理研究小組二度出擊「B型肝炎免疫球蛋白預防垂直感染臨床試驗」，總算出師大捷，而且贏得很漂亮。

這個試驗的對象為B型肝炎表面抗原效價特別高的孕婦所生下的新生兒。經過篩選，有效分析對象共185個新生兒，分成三組，第一組注射安慰劑，第二組注射一劑B型肝炎免疫球蛋白，第三組注射三劑B型肝炎免疫球蛋白。三組嬰兒出生、注射過後，先測量B型肝炎感染率，分別是95%、82%以及84%，顯示第二、三組注射B型肝炎免疫球蛋白，可以稍微降低感染率。接著，再進行為期十五個月的長期追蹤，測量新生兒的B型肝炎表面抗原持續率，也就是俗稱的帶原率。這時，三組數據的差別就很明顯了，分別是92%、54%以及26%。

結果顯示，注射一劑B型肝炎免疫球蛋白的嬰兒，雖然出生時，82%感染到B型肝炎，但是日後帶原率卻會降到54%，因此注射一劑B型肝炎免疫球蛋白的保護效率約有41.3%（相對於第一組的永久感染率92%來計算）。第三組接受三劑B型肝炎免疫球

蛋白的嬰兒（分別是在出生時、三個月後、六個月後注射），保護效果更驚人，由出生時的感染率 84%，日後降為只有 26% 的帶原率，保護效率高達 71.7%。至於第一組接受安慰劑的嬰兒，日後帶原率為 92%，和剛出生時的感染率 95% 相比，沒有多少差別。

進一步以圖表分析所有數據，可以看出，注射 B 型肝炎免疫球蛋白，等於是透過被動免疫來對抗感染，讓新生兒在受到現成抗體保護下，有機會自己產生抗體，因此注射劑量愈多，嬰兒體內製造足量抗體、成功對抗肝炎的機會也愈大。不過，第三組最後也只有大約 70% 的保護效率，顯示注射 B 型肝炎免疫球蛋白這種被動免疫方式，保護效果仍然有待加強，因此後來才會發展出注射 B 型肝炎免疫球蛋白、輔以施打疫苗的模式。

這次臨床試驗也順帶分析臍帶血部分，發現臍帶血的表面抗原陽性率並不高，只有 30%，而且濃度也很低。更重要的是，不論臍帶血有沒有帶原，都不會影響 B 型肝炎免疫球蛋白的效力。這些結果更加強證明了：B 型肝炎垂直感染的主要途徑是在生產時，而不是在生產前。

這個臨床實驗的初步結果，於 1981 年發表在著名的《刺胳針》期刊上，比較完整的報告則於 1983 年發表在《肝臟學》（*Hepatology*）期刊。這兩篇論文都成為畢思理在 B 型肝炎研究上的經典作品。

兩萬個案大追蹤

對於畢思理來說，內江街婦幼中心可不是當時唯一的斬獲。他在公保指揮的另一條戰線「肝癌與 B 型肝炎追蹤調查」，戰果更輝

煌，是以流行病學研究證實「B 型肝炎病毒感染與肝癌發生具相關性」的世界經典之作。那篇論文同樣登上《刺胳針》，成為 1981 年至 1992 年間全台灣生物醫學類論文，受到全球學術論文引用次數最多的一篇論文，共六百六十九次，這個紀錄遙遙領先其他論文，至今無人能敵。

1998 年剛當選中研院院士的陳建仁，也躬逢其盛參與了這場著名的兩萬個案大追蹤實驗。

1977 年，陳建仁剛從台大公共衛生研究所畢業，正巧遇到畢思理團隊在找人。公衛所的林家青教授就帶著陳建仁和涂醒哲，加入畢思理小組。

「我的碩士論文和畢思理完全沒有關係，」陳建仁解釋：「我那時一半時間在台大當助教，一半時間去幫忙做一些打雜工作，像採血、分血、跑公保蒐集資料等等，什麼都做，算是半個免費助理吧！」不過，兩人雖然從來沒有過正式的師生關係，但是陳建仁卻透過這場台灣公共衛生學史無前例的大規模追蹤研究實戰經驗，學到許多課堂上沒有聽過的東西，「所以我一直把他當成我的老師，因為真正的長期追蹤研究，我都是跟他一步步學的。」至於涂醒哲，他的碩士論文則以此「肝癌與 B 型肝炎追蹤調查」為主題。

流行病研究大致可以分成兩種。一種是病例對照研究（case control study），找一些病例做為病例組，然後再找一些對照組，兩者去比較。早期羅光瑞、宋瑞樓曾做過的 B 型肝炎表面抗原與肝癌關係的研究，都是採用這種方式：先找已經罹患肝癌的病人，檢查血清中有無 B 型肝炎表面抗原；然後再找沒有肝癌的人，也同樣抽血檢查，然後相比較，算出相對危險性。這種橫斷式的研究，有一個大缺點：很難釐清因果關係的時序性。例如，實驗結果相對危險

性的確很高，但是很難判斷，究竟是肝炎病毒使得罹患肝癌機會增大，抑或是因為罹患肝癌，使得肝炎病毒更加活躍起來。

第二種則為世代追蹤研究（cohort study）。這種研究方式和前者不同，所找的對象是一群身體健康、沒有症狀的人。以肝癌與 B 型肝炎關係的研究為例，它找的是一群健康的人，其中包括 B 型肝炎帶原者以及非帶原者，然後經過長期追蹤、抽血檢查後，再比較這兩組人馬罹患肝癌的機率。這麼一來，就可以真正比較出 B 型肝炎帶原者與非帶原者自然發展成肝癌的比率。

「當時我們並不曉得帶原者是從很小的時候就開始。如果當時就知道這一點，也許宋教授和羅教授他們所做的東西，也就足夠回答因果時序性的問題了。因為現在這些帶原者絕對不是昨天才演變成的。可是因為不知道這一點，當時的病毒學家以及流行病學家，還是覺得這方面需要一個長期追蹤研究，」陳建仁補充說明，為本土科學家沒能搶先做到這個研究惋惜。

天生的賽馬

不過，平心而論，當時台灣能做成功這麼大規模流行病追蹤研究的，也只有畢思理團隊。陳建仁回憶，當時畢思理申請到美國國家癌症研究所（National Cancer Institute）的充裕經費，是全台灣唯一有能力進行大規模放射性免疫檢驗的實驗室。他請來前美國海軍第二醫學研究所微生物實驗室的主技術員林志揚，及其手下幾名技士和公衛護理師，陣容浩大，而且「他付給林先生的薪水，是當時台大醫院檢驗科主任的四到五倍，」陳建仁透露：「所以他的人都很穩定，不會亂跑。」

　　黃綠玉則認為畢思理待人以誠，並讓團隊的每一份子充分了解工作的重要性及使命感，是人事穩定的最重要因素。

　　此外，畢思理團隊還有另一個特點：率先引進電腦來處理大宗研究資料。電腦能力非常強的林家青教授，就是被他網羅來專責資料處理的高手。當時沒有現成統計軟體可用，許多軟體程式也都是林家青一手設計的，這在二十年前，真的是很不簡單，由此也可反映出當時畢思理團隊的陣容有多整齊。

　　如今自己也成為頂尖流行病學家的陳建仁，回憶當年那段初出茅蘆的歲月，還是非常感激：「我覺得畢思理是一個很好的流行病學家，無論是在流行病研究的底子或是設計方面，我真的很感激。到現在，我有很多東西還是照著他的模式做，這些東西是課堂都沒有教的，像是怎樣貼標籤之類，看起來很瑣碎，但是可以確保研究品質的完整性，非常重要。」

　　除了技術層面外，畢思理對於陳建仁還有另一項影響：工作態度。

　　畢思理做事認真的程度，簡直就是工作狂。忙起來，有時晚上都不回家，第一任妻子雖然跟來台灣，但終於受不了冷落而離開他。「這也給我很大啟示，」陳建仁一方面向他看齊工作態度，但另一方面也盡量做到每天回家吃晚飯，寧願飯後再回辦公室，也要多跟家人相處。

　　畢思理到底在忙些什麼？他手下不是已經有一群非常強的班底嗎？

　　陳建仁解釋，當實際工作展開，個案開始進來後，馬上就會發生一些瑣瑣碎碎的事情，比如試劑出問題之類，很多都要畢思理出面接洽、協調處理。而且，他在台灣等於是訓練一群不大通英文

的人，來跟他共同工作，做出他要的東西。在這種情況下，溝通誤會當然免不了。有時候，畢思理說了半天，底下人還是做不好，他只有氣得拚命抽菸斗。「我們想知道他有沒有生氣，只要看他那根菸斗有沒有在冒煙就行了。看他咬著那個菸斗，氣得要命，人不冒煙，菸斗直冒煙，」陳建仁想起來就好笑。

有一次，陳建仁忍不住問他：你這麼拚命，難道不怕將來會比較短壽一些？

畢思理回答得妙：馬有兩種，一種馬天生就是要用來賽馬的，另一種馬天生是要來拉車的；你如果叫賽馬的馬去拉車，牠一定會悶死在那裡。所以，你若叫一匹賽馬不去跑，是不可能的，牠還是要跑。

言下之意，畢思理這匹天生「賽馬」還是會很長壽的，不勞費心。

證實 B 型肝炎病毒可致癌

這項大型追蹤計畫的研究對象共 22,707 人，以公保保險人為主（二萬一千多人）。每位研究對象最初都要先接受 B 型肝炎表面抗原檢查。每找到一名帶原者加入研究的同時，都要再找一名相同籍貫、年齡相仿（加減兩歲）的表面抗原陰性者，當作對照組。然後每年定期追蹤這些個案，檢查血清中的 B 型肝炎表面抗原、GPT 以及 α 胎兒蛋白。

第一階段，經過六年多的追蹤，在三千多名帶原者中，有 113 例罹患肝癌，反觀在一萬九千多例非帶原者中，只有三例罹患肝癌。兩相比較後，得出罹患肝癌的相對危險性高達 217 倍。換句話

說，B型肝炎帶原者罹患肝癌的機率，是非帶原者的兩百倍左右。這個數據真是駭人聽聞。一般而言，罹癌相對危險性若在十倍以上，就已經很不得了，兩百倍實在高得可怕。

1981年，畢思理小組這篇論文登上《刺胳針》，算是世界上第一篇用這麼精確的流行病學手法，來偵測出B型肝炎帶原者罹患肝癌的相對危險性。

不過，這篇論文還是有一些爭議性。這麼高的相對危險性數據一出場時，就有人直覺認為是不可能。「我認為那個數據太高了，」陳定信指出：「當時我認為應該只有八十倍左右。」果然，經過更長時間追蹤後，畢思理日後陸陸續續發表的數據，逐步降低。在追蹤八九年後，數據修正到九十八倍。

這其中的差異變化，陳建仁認為主要原因有兩個。第一，帶原者（暴露組）受到的檢驗照顧比較仔細，因此肝癌被檢查出來的機率較大；反觀對照組，有些人是在肝癌較晚期才被發現，因此發病個案多半是在研究後期才陸續出現。第二，這個研究在頭兩、三年內，大部分發現到的都是「盛行個案」。所謂盛行個案包括：已經罹患肝癌、但是還沒有因臨床症狀而被發現的人。這些人在最初被納入研究時，都被認為是沒有病的健康人，因此這些人也使得暴露組的罹癌人數增高不少。「因為盛行率等於發生率乘以發病時間，」陳建仁解釋：「所以，只要發病時間是超過一年以上的疾病，就有可能累積起來，使得盛行率高過發生率。」也因此，經過長時間，五年、六年、七年這樣追蹤下去，原本暴露組的肝癌人數會慢慢降低，趨近發生率；但是對照組原先沒有檢查出來的肝癌人數，卻慢慢增加。此消彼長，相對危險性自然就愈降愈低了。

但是總的來說，八九十倍的相對危險性還是很夠瞧的。因此，

目前被世界衛生組織認可的人類致癌物當中，暴露率很高而致癌性很強的只有兩個，一個是香菸，另一個就是 B 型肝炎病毒了。而畢思理這篇論文在該領域內，仍然是最常被人引用的一篇，保有它無可取代的經典地位。

畢思理登上學術高峰

綜觀整個 1970 年代，可以說是畢思理的黃金歲月，從母子垂直感染、截斷垂直感染的臨床試驗，到 B 型肝炎與肝癌的相關性，一篇又一篇富有原創性的佳作，將他個人的研究生涯推上高峰，也從此奠定他在 B 型肝炎領域享譽國際的學術地位。從那以後，幾乎所有相關的重要國際會議或諮詢，都少不了畢思理的名字。

這一切看在台灣本土科學家眼中，自然別有一番滋味在心頭。為什麼我們自己的研究寶藏，要靠外國人來挖掘呢？

當時領導台灣肝炎研究的龍頭台大醫學院，認為美國海軍第二醫學研究所的財力、勢力，是非常重要的因素。就拿公保那個長期追蹤研究為例，宋瑞樓早就想過要和公保合作同樣的研究，但是公保卻沒有意願，使台大錯失良機，把這麼豐富的第一手資料，白白拱手讓人。

不過，也有很多人認為，畢思理在台灣大獲成功的因素其實有好幾個，美國海軍第二醫學研究所的強勢背景固然是原因之一，但絕不是唯一的。畢思理本身的才智、努力以及眼光，也是非常重要的因素。就拿他挑選研究主題、研究團隊成員以及合作對象為例，幾乎總是能夠找到最適當的題目、最適當的人選以及最適當的機構，在在顯現出他的確具有高人一等的判斷及組織能力。可以說，

他的成功絕對不只是因為背後有一個財大勢大的機構在撐腰。

不過，除了美國海軍第二醫學研究所的財力奧援，以及畢思理個人傑出條件之外，還有一個最重要的原因，能夠解釋為何台灣會成為外籍肝炎流行病學者的天堂。那就是，當時台灣在流行病學領域，確實落後歐美太多了，幾乎是處在半真空的狀態，資源再好，也沒有辦法善用。

黃綠玉很坦率的指出：「有想法和真正做出結果，是兩回事。我自己是台大畢業，我很清楚，早期我們台灣的臨床醫學因為是從日據時代傳過來，認為臨床醫師什麼研究都可以做，可以做基礎，可以做臨床，也可以做流行病學。他們認為這些都很簡單，醫師都可以做。但其實沒有那麼簡單，你對於每一個學門應該都要尊敬，例如，我們公保那個實驗，為什麼要取樣兩萬人？那些都是根據取樣科學（sample size and power estimate）算出來的呀。你如果沒學過，不會知道的。」

謝豐丹也持同樣看法：「我想，台灣當時的醫學研究整體水準還沒有到那個程度，沒辦法執行這類研究。所以我覺得，當時那些研究即使是給我們台灣來做，可能也做不出來。」

假如我還是一個大學生……

那麼，擁有豐沛肝病研究經驗的台大團隊，為何沒有和擅長流行病學的畢思理合作，締造雙贏呢？畢思理透露，其實他當初第一個去找的就是台大，但是台大沒有意願跟他合作，所以他才又找上別的機構。在他感覺，宋瑞樓似乎覺得肝臟研究是自己的領域，不需要和畢思理合作。

　　陳建仁側面觀察，當時台大肝病團隊的確有一點兒「我們台灣可以自己做」的味道，所以一直沒有和畢思理合作，「大概也是因為以前台灣國際合作經驗都不很成功，很多功勞都被外國人搶了。不過，跟畢思理的國際合作其實算是比較公平的，因為那些幫忙做的人，像黃綠玉、林家青、陳家襄（公保健診聯合門診主管）等人的名字都放在論文上。」不過，陳建仁也透露了一段小插曲。有次，陳建仁和宋瑞樓由高雄同機回台北，兩人聊起宋瑞樓八十大壽時要演講「如果我還是一個大學生」。宋瑞樓感慨的說，如果重新來過，他的另外一個改變是：「我會找流行病學家跟我合作。」

　　經過長時間的沉澱之後，八十高齡的宋瑞樓回顧這段往事，也承認當年的確是應該和畢思理合作的。「因為早期我接觸過的公衛的人，都是台灣的，所以我並不了解公衛其實是更深的學問。如果我們了解，要跟他（畢思理）合作，那一定就做成了嘛。所以，那時候是我沒有了解到這一點。」不過，宋瑞樓還是要澄清一件事：「當年畢思理來找我，想要我的材料。但是因為我沒有冰庫，那些材料必須放在實驗診斷科，後來搬家，就丟掉了。所以我跟他說沒有材料。他以為我不給他。」

　　宋瑞樓強調：「我並沒有拒絕他，我只是沒有主動去找他。不過，這個很糟糕，我應該主動去找他合作的。所以是我的積極性不夠，什麼都想自己去做，這是錯的。」

第5章

疫苗風波

「美國人拿台灣小孩當實驗品？」

「台灣小孩是天竺鼠嗎？」

　　一個個觸目驚心的標題，出現在各大報紙頭版，矛頭都指向美國海軍第二醫學研究所的畢思理小組。輿論炒響之後，各界批評聲浪也接續湧至，一波接一波的，把台灣社會搞得熱騰騰。一時之間，原本沒沒無聞的「B型肝炎疫苗」忽然走紅起來；大家都在問：B型肝炎疫苗是什麼東西？那些美國人到底在搞什麼鬼？為什麼有學者說安全，也有學者說不安全？誰說的才準？

　　風波是這麼起來的。

　　在做過B型肝炎免疫球蛋白臨床試驗後，畢思理小組發現，即使注射三劑，最理想的結果也只有百分之七十左右的保護效益。

換句話說，高危險群新生兒接受被動免疫，還是有高達三成會變為帶原者，效果顯然有待加強。不過，這個臨床實驗的重點是想證明「母子垂直感染主要發生在生產時」，而不是擺在「如何有效截斷母子垂直感染」上，因此，可以算是大功告成。接下來，重點才是如何有效截斷垂直感染。

在這方面很明顯，主動免疫（也就是注射疫苗，讓接受注射者體內主動產生抗體）效果較佳，然而這裡出現了一個問題：B 型肝炎疫苗還沒上市，只停留在試驗階段。

縱觀 B 型肝炎疫苗發展史，源頭要回溯到 1960 年代末。1968 年，布倫柏格（請參閱第 36 頁）在《自然》（Nature）期刊發表了一篇論文指出，澳洲抗原為二十二奈米的顆粒，但是其中不含核酸。這次實驗雖然沒能使他們掌握到發現 B 型肝炎病毒顆粒的機會，但是腦筋飛快的布倫柏格，卻從中得到一個新構想：這些不帶核酸的病毒次顆粒，可以純化做為疫苗。於是，布倫柏格就在 1969 年，利用由帶原者血液所分離出的抗原，在美國申請做為 B 型肝炎疫苗的專利；1971 年取得專利權，然後再和位於費城的默克（Merck）藥廠合作血漿疫苗試驗。

而這類試驗最早是由紐約大學克魯格曼教授主持，試驗地點則選在威羅布克地區一家 B 型肝炎感染率極高的智障兒童育幼院。當時，克魯格曼把肝炎患者的血清加熱到攝氏九十七度一分鐘後，注入未感染兒童的體內，發現具有免疫效果，可以算是最原始的 B 型肝炎疫苗。

1970 年代算是滿近代的，各種病毒疫苗早已暢行使用多年，例如霍亂、小兒麻痺、百日咳等，疫苗製造實在不能算是什麼高科技。為何克魯格曼要用這種煮血漿的土法來嘗試 B 型肝炎疫苗？

原因主要出在 B 型肝炎病毒的特性上。一般疫苗製作通常是利用試管培養、組織培養或是動物多代注射法，讓病原體減毒或是去活化，然後再精製處理。然而，這些途徑對 B 型肝炎病毒都不管用，第一，它沒法體外培養；第二，除了人類外，它只感染黑猩猩和長臂猿，不能感染兔子、老鼠之類常用的小型實驗動物；但是黑猩猩已列入瀕臨絕種動物，不可能拿來做為大量培養 B 型肝炎病毒的活道具。

藥廠介入引爭議

不過，克魯格曼的試驗總算指出了一個潛在的疫苗來源：帶原者血漿。只要取得帶原者血漿，裡面自然含有大量 B 型肝炎病毒，可以做為疫苗原料；問題只在於如何純化精製，以便一方面保持病毒的免疫有效性，另一方面又要去除病毒的活性，確保疫苗安全。

這兩個問題看起來簡單，但是要做到商品化量產階段並不容易，也只有人才和錢財鼎盛的國際知名大藥廠才開發得起。其中，最積極開發 B 型肝炎疫苗的有兩大藥廠：美國默克藥廠與法國巴斯德（Pasteur）藥廠，形成兩雄相爭的局面。

1970 年代後期，兩大藥廠的 B 型肝炎血漿疫苗分別完成動物安全實驗以及初步的有效性實驗，接下來，就要開始較大規模的高危險群臨床試驗。

巴斯德藥廠開始得比較早。1975 年 10 月，巴斯德藥廠的莫帕斯（P. Maupas）率先在法國圖爾地區，針對高危險的醫護人員、接受血液透析的病人以及病毒研究人員，進行 B 型肝疫苗注射臨床實驗，並於 1976 年，在《刺胳針》上發表實驗結果。接下來還有好

幾個不同小組，選在不同地區進行同類型實驗，得到更多劑量與效應的相關數據。在兒童臨床試驗方面，巴斯德藥廠的研究，也是由莫帕斯率先於 1978 年，在 B 型肝炎高盛行的非洲國家塞內加爾進行。實驗組，也就是接受注射的小孩，共有三百三十五名，算是 B 型肝炎血漿疫苗第一次大規模使用在孩童身上。

默克藥廠最早則是由茲目尼斯（Wolf Szmuness）和史蒂文絲（即前畢思理小組成員）等人，於 1978 年 11 月起，在美國紐約針對一千多名高危險群男同性戀者，進行 B 型肝炎疫苗臨床試驗。次年 10 月開始分析數據，再次年，也就是 1980 年 6 月總整理所有數據，並接受該臨床試驗顧問專家的評核。至於默克藥廠孩童組的臨床試驗，也是排在高危險群成人試驗證明有效之後。

在這方面，畢思理為了搶時機，密切注意紐約這場同性戀族群的臨床試驗，當初步分析結果證明非常有效後，立即在 1980 年初，著手準備在台灣的大台北地區，進行默克藥廠 B 型肝炎疫苗的兒童組臨床試驗。

當時畢思理小組考慮的研究方向，除了疫苗效果，還包括另一個因素：B 型肝炎免疫球蛋白。因為當時已知單單施以 B 型肝炎免疫球蛋白，對於抗原陽性的帶原孕婦，效果不佳，最好還是給疫苗。但是，給了疫苗之後，是不是仍得注射 B 型肝炎免疫球蛋白，才能徹底防止母子垂直感染？這個問題，還沒有人能回答。有的學者認為，理論上，單給疫苗應該就足夠。果真如此，那會是一個很好的消息，因為 B 型肝炎免疫球蛋白價錢非常昂貴，當時市價每劑折合台幣約一千元，跳過它，將可省下不少錢。

畢思理小組這個計畫因為是與默克藥廠合作，經費由默克提供，不是問題。倒是行政程序上頭，有點麻煩。因為台灣當時還沒

有訂定任何臨床醫學試驗法規，所以無從申請核准。於是，畢思理就以口頭方式，取得相關單位同意，然後再以臨床試驗藥劑名義進口疫苗。這個計畫初步設計的試驗對象是四至六歲的幼稚園小孩。研究小組第一步工作是聯絡各家幼稚園，並分發注射說明書，要家長決定是否讓孩子參與。就在這個時候，很多家長拿到這份資料，紛紛開始追問：這是怎麼回事？很快的，消息傳到媒體耳中，報紙大幅刊登，指責畢思理拿台灣小孩當天竺鼠，同時也指責衛生署失職，竟然讓洋人跑到台灣來做「這種事情」。風波就這樣鬧開了。

　　學者方面分成兩派，一派贊成，一派反對。贊成的，多半是臨床背景的人，尤其是胃腸科專家。由於長年在臨床看診，深深感受到肝硬化、肝癌病人大量湧現的壓力；這會兒聽說在台灣導致肝癌的禍首 B 型肝炎，有疫苗可以預防，對這些第一線臨床醫師來說，等於是及早在上游截斷肝硬化、肝癌的病程，當然是求之不得。

　　反對派則以基礎醫學背景學者為主，他們最顧慮的是血漿疫苗的安全問題。除了安全問題外，也有人對於畢思理拿默克藥廠的補助來做臨床試驗，不以為然，認為太商業化，可能會失掉公正立場。對於這一點，黃綠玉反駁道：「你如果從美國回來，就會知道在美國，臨床試驗大部分都是由廠商在贊助的呀！」

　　事件發生時，陳定信剛好赴美進修，人不在國內，對紛爭細節不是那麼清楚。但是他指出，畢思理小組在這個案例中，的確有一個地方值得商榷。那就是時機的問題。當時畢思理為了搶機先，並沒有等到默克廠疫苗成人臨床試驗結果完全確定，就打算開始台灣的疫苗計畫。

　　被牽連到的衛生署長王金茂也非常生氣，指責畢思理小組擅自引進非法疫苗，並且下令：還沒有拿到執照的疫苗，不准用。「他

甚至揚言要把我關進監牢裡，」畢思理回憶。

黃綠玉覺得很不公平，「那時王金茂怕事，全部否認。其實我們是有申請臨床試驗用途進口，可是他後來完全否認。我們的研究就只好全部停掉。」

李國鼎鼎力支持

出事後，很多朋友都跑來探視畢思理。1972年就來台灣的畢思理，九年住下來，醫藥衛生圈子裡結識的朋友相當多，也包括老一輩的衛生行政官員。畢思理當時的態度依然很堅持，決定要據理力爭。他個性原本就很強硬，更何況，他自認沒有做錯事。於是，畢思理開始積極尋求奧援。透過友人牽線，畢思理認識了蔣彥士；然後又透過蔣彥士，引薦給李國鼎。

畢思理第一次去見李國鼎，主要是解釋 B 型肝炎疫苗的整個來龍去脈。畢思理原本以為，要對工程背景出身的李國鼎解釋 B 型肝炎，想必得費一番唇舌。結果，李國鼎的反應令他大吃一驚。「我記得那天他回來時對我說，李國鼎是他見過最聰明的人之一，」黃綠玉回憶：「他說，他曾跟那麼多人講過 B 型肝炎，只有李國鼎馬上就能抓住重點，了解每一層重要的意義。他說，哇！實在太聰明了。」

當時擔任行政院政務委員的李國鼎，是一個出了名的急性子，性子急到有時候會親自跑公文，把承辦人員嚇一跳，趕緊批，不敢再拖。他若有心推動一件事，速度可是不同凡響。

話說李國鼎聽過畢思理的簡報後，馬上看出這件事對台灣的重要，很快就連絡行政院長孫運璿，安排畢思理到行政院正式簡報。

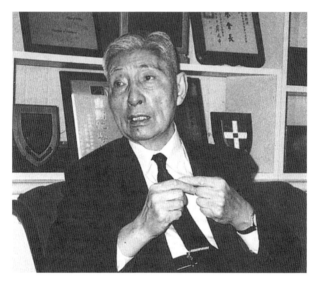

被問到出身工程背景，如何能這般快速掌握 B 型肝炎的重要性，「科技教父」李國鼎淡淡答道：「可以學啊。」 　　　　　　　　　　　（楊玉齡 攝）

參與這次簡報的人很多。畢思理這邊多帶一個黃綠玉，兩人準備了一整套幻燈片，簡報內容也務求清楚簡單，避免引用太多科學術語和細節數據，以免外行人聽得一頭霧水。行政院這邊，除孫運璿、李國鼎之外，也邀王金茂一起參與。三十分鐘簡報完畢，孫運璿果然很受震撼，裁示：這件事對台灣太重要了，我們應該要做。

　　有了行政院長的支持，畢思理疫苗臨床試驗的第一個障礙算是打通了。接下來的問題則是經費。因為原本的計畫停擺後，由默克藥廠及美國國家衛生研究院共同資助的經費，也跟著泡湯。現在如果要重新開始，必須另闢財源。於是，李國鼎又動腦筋，找來國科會支持，算是解決了經費上的問題。

醫界反對聲浪高

在行政院表明立場後，衛生署對肝炎疫苗注射的態度轉趨積極。民國 69 年 10 月，衛生署找來一批學者專家，組成肝炎防治委員會，由宋瑞樓擔任主任委員，成員都是肝炎及免疫相關專家，也包括羅光瑞、楊照雄、韓韶華等人，經常開會討論。當時行政院長孫運璿已經說過，B 型肝炎疫苗的臨床實驗應該列入審查。所以，等於是上面已經認為這個很重要，而衛生署也確實有召開會議去審，但是當時媒體炒得很大，反對跟贊成的意見都有。

榮總羅光瑞這邊，其實也對 B 型肝炎疫苗很有興趣。當時，全世界有能力生產 B 型肝炎疫苗的廠商，只有巴斯德和默克，但都還沒有拿到銷售執照，而兩家廠商也常在那兒爭來爭去：你的疫苗不好，我的比你好。

就在那段期間，某次會議上，羅光瑞碰到最早利用 B 型肝炎表面抗原來做疫苗實驗的法國學者莫帕斯。羅光瑞趕緊趨前向他請教這方面的事情。莫帕斯聽了也很驚訝，就跟羅光瑞承諾，回去後會想辦法叫巴斯德藥廠送台灣肝炎疫苗樣品。

可是，這類想法拿回肝炎防治委員會討論，還是有很多成員反對，理由各不相同，使得有意做嬰幼兒疫苗臨床試驗的畢思理、李慶雲和羅光瑞，都承受了很大的壓力。壓力不只來自輿論媒體，也來自身邊的同僚。

要做嬰幼兒疫苗試驗，一定得找小兒科醫師合作。然而，羅光瑞卻在自己院內碰了一鼻子灰，小兒科不願意和他合作。後來透過蔡養德等人幫忙，總算在小兒科裡面說服了一位醫師吳子聰，這才解決問題。

　　而台大醫院院方也不願意和畢思理合作，除了不贊成疫苗試
驗外，李慶雲透露，畢思理在台大醫院的人緣也不算很好，可能是
因為個性脾氣不大隨和。因此，李慶雲雖然是台大小兒科醫師，本
身參與這個計畫，但是合作機構卻是婦幼中心和馬偕醫院。不過，
雖然報紙天天罵，覺得很挫折，素有「台灣疫苗之父」美名的李慶
雲，並沒想過要放棄，「因為我認為，這個疫苗對台灣可能有很大
的影響。所以那時我是想，看要怎樣去教育這些人。不過當時沒辦
法，只能等結果出來。」

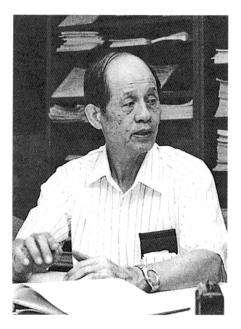

B 型肝炎疫苗臨床試驗只是「台灣疫苗之父」李慶雲研究生涯中，極小的
一部分。李慶雲最經典的研究其實在日本腦炎疫苗方面，而這部分的研究
成果也登上了 1970 年代國外的權威教科書。　　　　　　（楊玉齡 攝）

　　當年法國因為這種病人很少，沒有辦法做預防垂直感染的嬰幼兒實驗，因此巴斯德的疫苗選在非洲地區，完成這部分臨床試驗。「而這一點也被攻擊得很厲害，」羅光瑞回憶：「說什麼，法國人是在落後民族身上做試驗，難道我們台灣人也跟非洲人一樣囉？」

　　畢思理這組更慘，「洋人要拿中國人來做試驗品」，聽起來就更聳動了。李慶雲指出：「大部分免疫學者都反對，許多小兒科醫師也反對，甚至台大很多肝病學者也反對，所以我們才會慢了一年。大家可以去翻翻民國 68、69 年的報紙，去對一對，看當時到底誰說了什麼。」

正反意見針鋒相對

　　民國 70 年 2 月 16 日，衛生署正式核准默克藥廠進行 B 型肝炎幼兒臨床試驗，立刻又掀起一股激辯風潮。其中一派反對者是以《科學月刊》為主的新生代科學家，他們大部分都受過嚴謹的基礎科學訓練，很了解免疫學上的潛在危險性，因此對於這種取自人類血清的疫苗，很不放心。這派人物以韓韶華、蔡文誠、劉武哲、張仲明、周成功等人為代表。

　　人類血液成分原本就十分複雜，再加上 1981 年左右，愛滋病剛剛異軍突起，以現代黑死病姿態登場，橫掃醫學界，更是嚇壞了一般學者：用人類血漿做成的 B 型肝炎疫苗中，會不會潛藏了什麼奇奇怪怪的未知病原？

　　「那個時候，常為了這件事，跟那些反對的教授爭得面紅耳赤，雖然私底下，大家還是好朋友，」隸屬羅光瑞團隊的李壽東指出：「我們常跟他們說，你們哪，沒在臨床上親眼看到這些病人

多得不得了。預防注射只要延期一個月，就會增加兩千個帶原新生兒。也就是說，每延一天，台灣就會增加起碼六十個帶原者。」

至於疫苗的安全性，李壽東以臨床醫師身分，雖然不敢斷言一定百分之百安全，但是他也指出另一項矛盾處：「早期我們在跟學基礎的人爭辯時，就覺得奇怪，為什麼一直反對疫苗，而不反對 B 型肝炎免疫球蛋白？因為它也是血液製劑呀，而且那時它還不像血漿疫苗，先經過熱處理及福馬林處理。所以，如果你還覺得血漿疫苗有問題的話，那 B 型肝炎免疫球蛋白就更危險了。可見很多反對者並不是真的很了解問題所在。」

不過，反對學者的意見並不只集中在疫苗安全性，臨床試驗的年齡也是一個討論重點。例如，在民國 70 年 2 月 21 日的《民生報》座談會中，廖運範就曾經很犀利的批評畢思理臨床試驗對象的年齡問題。廖運範指出：「這個試驗是為了要解決台灣的肝炎問題，而台灣肝炎主要在於新生兒。假如能阻斷新生兒感染，其餘問題即可解決。」因此他認為，當時計畫中預備注射一到六歲健康幼兒，是不對的，要做就應該選真正高危險群的新生兒才對。

會中，李慶雲提出解釋：「這是違反醫學倫理的。根據規定，疫苗應該從大人做起，從殘廢者做起，然後才做小孩，慢慢降低年齡。」但廖運範依然堅持：台灣的疫苗臨床試驗要不從大人做起，要不就從高危險新生兒（母親的表面抗原及 e 抗原皆呈陽性者）做起，再怎麼樣也不該拿一至六歲健康的幼兒來做疫苗試驗。後來這項意見也被畢思理小組接受，改為注射高危險新生兒。

至於榮總羅光瑞小組，原來就是計劃要做高危險新生兒，因此沒有這方面的問題。然而，由於廖運範說話方式一向直率，語氣也比較強硬，因此在很多人的記憶中，都留下了「廖運範當年強烈反

對疫苗臨床試驗」的印象。

回想十七、八年前這段往事，廖運範拿出剪報為證，很無耐的搖搖頭：「你們看，我又被誤會了。其實我並不是反對疫苗，只是覺得應該從危險最高的新生兒做起。」

另外一種反對理由則牽涉到民族主義：你們怎麼可以打「台灣」小孩子？

對於這個反對理由，同樣身為《科學月刊》一份子的蘇益仁醫師，很不以為然。他強調，B 型肝炎垂直感染是台灣很嚴重的一個問題，是我們自己的問題，你怎麼可能要人家美國小孩先去做試驗，證明沒問題後，再拿來給你台灣撿便宜。「這整個事件，我感受最深的就是這一點。我實在沒辦法接受，連最高級的知識份子都有這樣的想法。這是一種很自私的心理，而這種心理最後傷害到的，一定也還是我們自己。因為慢打一年，帶原者就增加二、三萬，想想看，有多可怕！」

因此，蘇益仁主張，不應該要求沒有垂直感染的美國，先做完這個臨床實驗以後，台灣才做；而是應該要求台灣訂出一套周延的疫苗試驗法規，以便有所依循。

驚動柏台大人

這樣的主張倒是和監察委員不謀而和。

原來，這場紛擾也驚動了柏台大人，派出黃榮爵和尤清兩名監察委員，出面調查整個疫苗事件的始末。

兩名監委查完後，並沒有在情緒性的爭論上打轉，而是很扼要的切入問題核心。他們告訴衛生署：你們應該要根據赫爾辛基規定

的臨床實驗精神去做，而且你們衛生署也應該要有自己的臨床實驗規範。另外，他們也建議：不應該拿健康的幼稚園小朋友做試驗，而是應該要拿帶原者小孩。此外，衛生署也應該嚴格要求臨床實驗的主持人，防止受試者發生嚴重副作用。

衛生署方面，覺得這些建議都滿合理的，也因此，醫政處才開始草擬台灣自己的臨床試驗規範。雖然這份規範從擬妥、審核到正式公告，已是六七年以後的事，與這次 B 型肝炎疫苗臨床試驗無關，但終究使我國在臨床醫學研究上，跨出了很重要的一步。

至於 B 型肝炎疫苗臨床試驗部分，衛生署也是等到監委調查完畢後，才准進行。而且，衛生署還加了一條規定：這兩種疫苗都必須等它們拿到本國的銷售執照後，才可以進口做臨床試驗。

這樣規範也算是沒有辦法中的辦法。因為美、法兩國對於疫苗安全的要求都很高，例如美國默克廠疫苗上市前，必須先通過第一關動物安全試驗（在這個案例中，是黑猩猩），然後再通過三期人體臨床試驗：第一期由志願者來測試疫苗的安全性，第二期是測驗不同劑量疫苗的免疫效用，第三期則是測驗疫苗對於高危險族群的保護效益。法國巴斯德廠的疫苗程序也很類似，都是先由動物實驗，再到人體免疫力實驗，最後是人體保護效益實驗。

許子秋時代

民國 70 年 4 月，衛生署方面有了新的人事布局。署長王金茂屆齡退休，換上個人色彩鮮明，夙以敢做事、敢拚聞名的許子秋。

許子秋畢業於日本京都大學，原本是婦產科醫師，後來改走公共衛生。1962 年，應省主席黃杰之邀，出任省府衛生處處長。宣

誓就職的前一天，許子秋才因為「不要讓黃杰主席為難」，而加入國民黨，這一點和其他許多樂於仕途的台籍青年才俊，大不相同。據流傳，許子秋的機要人員曾經說過：「許子秋要是腰軟一點，今天哪有李登輝。」從這句話，多少可以反應出他當年光芒畢露的程度。

1960 年代擔任省府衛生處長，可不是一件容易的事。當時台灣實在太窮了，衛生環境也差，鄰近各國又常有疫病。在如此惡劣條件下，要維持台灣的公共衛生實在是件苦差事。不過，由於許子秋個性積極，經常主動出擊，還是能把防疫工作做得有聲有色。

其中有一個事件最令圈內人津津樂道。

就在許子秋上任衛生處長之後不久，有資料推估，小兒麻痺在 1960 年代應該會出現一次大流行。然而，當時台灣財政困難，根本撥不出小兒麻痺疫苗經費。按理，許子秋曾積極反應過，沒能爭取到經費，政務官的責任應該也算是盡到了。然而許子秋的作風卻與眾不同。他心裡明白，這場大流行一旦來襲，會有多少未來主人翁遭殃，或失去生命，或肢體殘障而抱恨終生，影響實在太大了，一定得積極行動，不能坐等上天垂憐。

於是許子秋四處演講，希望能自民間取得奧援。皇天不負苦心人，在一場演講會上，許子秋意外結識周聯華牧師。周聯華聽了他的演講，非常感動，馬上透過他個人的國際人脈網絡，四處連繫打聽。一星期後，周聯華就得到消息：日本因為即將改用沙賓活疫苗，現有一批快要到期的沙克疫苗，打算丟棄；我們要不要？許子秋馬上點頭，承接下日本這批免費疫苗。當然事前也還是再請美國鑑定沒問題後，才普遍施打。

像這樣，憑著一股使命感，甘冒個人仕途風險，主動攬上這

類吃力不討好的任務，正是許子秋最典型的「為官之道」。在官場上，這種作風實在是異類中的異類。然而，許子秋這樣一番苦心，到了省議會，反而招來省議員一頓狠狠修理：你怎麼可以去拿那個人家不要的東西，來給我們打？口才木訥的許子秋，只好一而再的解釋他的立場。而這樣的回饋，也正是許子秋最常獲得的典型回報。

　　1970 年，許子秋因為推廣日本腦炎疫苗，不幸有孩童產生副作用死亡，因而黯然辭官。不過，辭官後，許子秋卻更上兩層樓，直接被聯合國衛生組織（WHO）延攬，從事視野、架構更大的國際公共衛生工作。WHO 內部的安排，本來是要許子秋接掌西太平洋地區的分署署長，所以還把他送到日內瓦去受訓，為期一年左

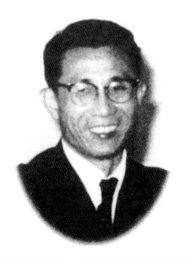

許子秋具有強烈的技術官僚性格，常鼓勵手下放膽去做事，他有一句很令部屬窩心的口頭禪：「有功勞，是你的；有事情，我來擔！」（黃文鴻 提供）

右。可惜還沒受訓完，台灣就退出聯合國，接下來也喪失了 WHO 的會籍。所以許子秋最後只當到西太平洋家庭計畫處的一級主管。

1980 年，李國鼎赴馬尼拉公幹，順便奉孫運璿之命，探視仍任職 WHO 的許子秋，大力邀約，終於把他請回台灣，接掌衛生署。難得的是，許子秋這次出掌衛生署，雖然馬上又碰到 B 型肝炎疫苗風波，還是一本公共衛生的角度，把小我得失擺在一邊，全力投入推動 B 型肝炎疫苗，不受十年前日本腦炎疫苗風波的影響。

「我一直很佩服這個人，」陳定信指出：「你想想，這個人當年曾經因為推廣疫苗而被迫下台。這對他來說，應該是很慘痛的經驗。可是，他接了署長之後，還是敢照樣推動 B 型肝炎疫苗。」

許子秋上任後，衛生署果然一片新氣象。在用人方面，許子秋比較有爭議性的特點是：好惡太過分明，不喜歡的人，會被擺到「冰箱」去；不過他也有優點：很敢也很肯重用年輕人，例如台灣目前檯面上許多醫藥衛生菁英，如石曜堂、黃文鴻、葉金川、劉廷英、蕭美玲、許須美等人，都是許子秋當年一手拔擢的青年才俊。

「聽說許子秋有一句口頭禪，」陳定信回憶：「大意是這樣：如果你覺得對，而且跟我講過，我也覺得對，你就去做。有功勞，是你的；有事情，我來擔！」

有這樣的長官，衛生署的動作想不快也難。

國際會議平息紛爭

民國 70 年 6 月，許須美彙整各方意見，擬妥了「肝炎防治計畫」，送交行政院兩個月後，行政院就核定通過了。

然而，鑑於 B 型肝炎疫苗紛爭不斷，李國鼎想出一個點子：民

國 70 年 11 月 10 日、11 日兩天，在台北松山機場民航局的國際會議廳，舉辦了一場國際肝炎會議，幾乎把當時檯面上最有權威的國際級肝炎學者，全部一網打盡，集邀到台北來。裡頭包括曾用默克廠疫苗做過臨床試驗的幾位專家，也包括用巴斯德廠疫苗做過臨床試驗的專家。在 1980 年代初期，如此巨星雲集的場面對於台灣科學界，果然造成不小震撼。這群來自美、英、法、日等國的專家，站在各自的立場和背景來討論，一致認為 B 型肝炎疫苗臨床試驗很值得台灣做。

「當時，每天會議結束後，我們都召開記者會，讓大家知道這些討論內容，」許須美指出：「那是一場非常重要的會議。至少，到這個會議結束後，紛爭就差不多告一段落了。」

提起這一點，李慶雲略帶譏諷的說道：「這些外國專家可能對他們（反對派學者）的教育，有很大的幫助。因為中國人講的，他們不相信，外國人講的，他們一定會接受。」

第6章

默克 vs. 巴斯德

　　1981 年 6 月，巴斯德藥廠的 B 型肝炎疫苗率先拿到法國的銷售執照，五個月後，默克藥廠的 B 型肝炎疫苗也拿到了美國的銷售執照。

　　台灣兩支守候多時的臨床試驗小組，馬上迫不及待的開動起來。榮總羅光瑞小組於同年 10 月開工；畢思理、李慶雲小組則趕在 11 月，默克一拿到執照，立刻跟進，只慢榮總一個月。

　　B 型肝炎血漿疫苗的製作流程，可以分成四個部分：

一、蒐集、檢驗血漿。

二、純化表面抗原。

三、去活性處理（即消滅病毒的活性）。

四、測定產品的安全性、純度及有效價。

　　第一個步驟是要初步篩檢血源是否乾淨，並檢驗是否含有足夠的表面抗原以及亞型為何。然後在數個純化步驟中，把表面抗原和血漿內各種雜質（例如脂蛋白、免疫複合體、各種病毒等）分離開來。經過純化後，其實 B 型肝炎病毒已經完全去除了，但為了安全，以防漏網的病毒存在，這時還需進行去活性步驟。最後則是各項檢驗，測量疫苗的純度、安全性，以及注射的有效價是否足夠。經過這四大步驟處理後的疫苗，等於是一種純化的蛋白質（即 B 型肝炎表面抗原），裡面不含原血漿的其他成分、雜質以及各種病毒顆粒（包括 B 型肝炎病毒在內）。

　　巴斯德和默克的疫苗製程都包括這四個步驟，但細節不相同。其中最基本的差異在於，巴斯德廠的疫苗原料為 e 抗原陰性帶原者的血漿，而默克廠的疫苗則採用 e 抗原陽性帶原者血漿。因此，巴斯德的血漿原料中，表面抗原濃度就比較低，不過相對的，B 型肝炎病毒顆粒濃度也較低，所以去活性過程比較簡單，分別是利用氯化銣處理四十四小時，以及利用 1：4000 的福馬林在攝氏三十三度下，處理四十八小時。反觀默克廠疫苗，因為採用的是 e 抗原陽性的帶原者血漿，病毒濃度比較高，因此去活性步驟便比巴斯德廠疫苗繁複些。默克廠疫苗製程中，主要得通過四關去活性步驟：

一、利用胃蛋白酶在攝氏三十七度、pH 值為二的強酸下，處理十八小時。
二、以八莫耳濃度的尿素，在攝氏三十七度下，處理四小時。
三、以凝膠過濾血漿。
四、以 1：4000 的福馬林，在攝氏三十七度下，處理七十二小時。

　　兩家產品的疫苗劑量也不相同。默克廠疫苗的劑量較高，每毫升含二十微克蛋白質；巴斯德廠疫苗的劑量較低，每毫升含五微克蛋白質。

　　不論是劑量上或處理方式的差異，這兩家疫苗既然在 1981 年先後都拿到銷售執照，在這之前，早已通過各種動物安全試驗、成人和小孩的人體臨床實驗；那麼，台灣為什麼還要做這兩場臨床實驗？意義在哪裡？希望得到什麼樣的訊息？

羅光瑞「以身試劑」

　　台灣地區和其他 B 型肝炎流行地區最大的差別在於，新生兒垂直感染是主要傳染途徑。因為台灣地區一般孕婦帶原率有 15% 到 20% 左右，其中，帶原孕婦裡又有高達 40% 是 e 抗原陽性，這一點比國外高出很多。而 e 抗原陽性所意味的是，B 型肝炎病毒正在活躍的複製，因此血液中的病毒含量也非常高，很容易在分娩時，經由血液將病毒傳給新生兒。

　　所以，e 抗原陽性母親的嬰兒，感染 B 型肝炎的機率高達 85% 至 95%。而且根據國內外各項研究資料顯示，嬰幼兒時期感染 B 型肝炎，成年後變成終生帶原者的機率高達 85%，遠超過青少年時期以後再感染的 3% 以下。因此，對於台灣來說，如何有效截斷新生兒垂直感染，才是最重要的。

　　所以在這項臨床試驗中，參與的對象限定為高危險群新生兒，也就是表面抗原和 e 抗原皆為陽性的產婦所生下的新生兒。試驗的重點則放在試驗 B 型肝炎免疫球蛋白和疫苗的各種不同搭配，看看哪一種組合最能有效截斷母子垂直感染。

　　試驗中有三個數據可以用來衡量注射的有效性：表面抗原陽性率、保護效益及以表面抗體陽性率。第一個指標是愈低愈好，後面兩個則是愈高愈好。

　　「表面抗原陽性率」是指，接受試驗的新生兒體內出現表面抗原的比率，簡單的說，也就是感染 B 型肝炎的比率。在疫苗試驗中，這個比例愈低，代表疫苗截斷垂直感染的效力愈高。

　　「保護效益」則是比較實驗組（接受注射者）與對照組（未接受注射者）的表面抗原陽性率，計算後得到的數值。計算的公式如下：

$$\frac{（對照組表面抗原陽性率）-（實驗組表面抗原陽性率）}{（對照組表面抗原陽性率）} \times 100\%$$

　　這個數值顯示的是一種相對狀況，可以看出進行該實驗後，所提高的保護效益是多少。當然，這個數值是愈高愈好，愈趨近百分之百，表示疫苗的保護效益愈完全。

　　至於第三個指標「表面抗體陽性率」，則能顯示接受注射者體內的免疫機能狀況。抗體陽性率很高的話，表示接受注射者對 B 型肝炎處在「有防衛能力」的狀態下，即使日後不幸接觸到 B 型肝炎病毒，身體還是有辦法自我防衛，消滅入侵的病毒。

　　為了要讓大家安心，榮總小組研究人員在疫苗試驗之前，先「以身試劑」。羅光瑞、李壽東等人，自己先打，然後他們的孩子也跟著打，以展示對疫苗安全的信心。

　　「不然的話，別人不敢打呀！」李壽東解釋。

　　就在羅光瑞積極投入這場期待已久的實驗時，院內忽然又橫生

枝節：院長指派羅光瑞去台中榮總分院當院長。院長表示：胃腸科的醫師都對羅光瑞印象很好，顯見羅光瑞很會帶人，正適合擔任這種行政職務。羅光瑞連忙以剛開始的肝炎實驗做為回絕理由，可是院長不聽：這個實驗還是可以繼續做嘛，不是理由。

得到這個指令後，羅光瑞連著幾晚都睡不好覺。他從來沒想過去當什麼院長，責任太重大，他寧願做他喜歡的看診、教學和研究工作。由於心理實在太抗拒了，羅光瑞拖了三個月不肯鬆口答應。「在我的年資上，國防醫學院軍職退休後，有三個月沒年資，因為就是那三個月裡，我也不做官，也沒有別的，就在那裡拖，」羅光瑞回憶起來，很感慨：「不知道怎麼搞的，現在這麼多人都很願意做院長，也是奇怪。」

最後實在拖不下去了，各方壓力太大，羅光瑞只好點頭，但是也提出了一項交換條件。「我說，好，我去台中做院長，但是萬一我們這個實驗計畫裡的小孩子，打疫苗出了問題，我們醫院要完全免費治療照顧他們。刑事部分，我去坐牢；但是民事賠償，由醫院來賠，因為我沒錢哪！」

上頭二話不說，就答應了。於是，1982 年羅光瑞便轉到台中榮總，擔任院長。不過，疫苗臨床實驗期間，他還是堅持每星期固定上一次台北，親自坐鎮，和大家開會討論。

除了第一批巴斯德廠疫苗因為運送期間溫度不對，做出來效果很差；第二批開始，航空低溫運送，直接到海關提貨，做出來就很正常了。他們把實驗組 248 名新生兒隨機分成 A、B、C 三組（父母反對接受疫苗注射的 51 名新生兒為對照組 D 組）。各組的注射方式如右頁：

A 組：只注射疫苗四劑。時間為出生後第二、六、十週，以及第十二個月。

B 組：注射 B 型肝炎免疫球蛋白一劑，以及疫苗四劑。方法為，出生後九小時內注射 B 型肝炎免疫球蛋白；疫苗注射的時間與 A 組同。

C 組：注射 B 型肝炎免疫球蛋白二劑，以及疫苗四劑。方法為，出生後九小時內以及第一個月，注射 B 型肝炎免疫球蛋白各一劑；疫苗注射時間與 A 組同。

D 組：對照組，除正規預防注射外，不接受 B 型肝炎疫苗及 B 型肝炎免疫球蛋白，僅定期追蹤。

A、B、C、D 組實驗數據表

	表面抗原陽性率	保護效益	表面抗體陽性率
A 組	24%	73.3%	83.8%
B 組	11%	87.8%	87.3%
C 組	5%	94.4%	88.6%
D 組	90%	0%	0%

由上表的數據可以看出，C 組效果最好，A 組最差。顯示出，對於高危險群新生兒，單單注射疫苗是不夠的，必須在剛出生時，盡快給予 B 型肝炎免疫球蛋白，方可大大提升保護效益。

畢思理搶先發表

　　不過，榮總小組資料整理出來後，遲了一步，頂尖的《刺胳針》期刊已經先接受畢思理小組的實驗結果，榮總小組只好轉投其他期刊。畢思理小組做出來的結果和榮總相仿，只有注射時間有一點兒差異。他們的實驗組一百五十名新生兒共分三組；對照組則採用從前畢思理小組在進行 B 型肝炎免疫球蛋白實驗時的對照組（因為參與這項實驗的高危險群產婦，都希望自己的新生兒能接受疫苗注射，基於倫理考量，只好全納入實驗組）。

　　各組注射方式如下：

　　A 組：注射 B 型肝炎免疫球蛋白二劑，以及疫苗三劑。方法
　　　　　為，在出生及第三個月時，各注射一劑 B 型肝炎免疫
　　　　　球蛋白；並在出生後第三、四、九個月，各注射一劑疫
　　　　　苗。

　　B 組：注射 B 型肝炎免疫球蛋白一劑，以及疫苗三劑。方法
　　　　　為，出生時注射一劑 B 型肝炎免疫球蛋白；出生後第
　　　　　一週注射第一劑疫苗，然後在一個月及六個月後，再注
　　　　　射第二、三劑疫苗。

　　C 組：注射 B 型肝炎免疫球蛋白一劑，以及疫苗三劑。方法
　　　　　為，出生時注射一劑 B 型肝炎免疫球蛋白；出生後第
　　　　　一個月才注射第一劑疫苗，然後與 B 組同，再隔一個
　　　　　月及六個月後，注射第二、三劑疫苗。

追蹤九個月後，A、B、C 組實驗數據表

	表面抗原陽性率	保護效益	表面抗體陽性率
A 組	2%	97.7%	98%
B 組	6%	93.2%	94%
C 組	8.6%	90.2%	91.4%
對照組	88.1%	0%	0%

　　參考畢思理小組所進行的 B 型肝炎免疫球蛋白臨床實驗結果，以及法國莫帕斯單獨注射疫苗的實驗結果，顯示出對於高危險群新生兒，單單給予被動免疫（B 型肝炎免疫球蛋白），保護效益只有71%；同樣的，若只給予主動免疫（疫苗），保護效益也只有75%；然而，合併主動及被動免疫，卻可以將保護效益提升到90%以上。

　　這個實驗的第一篇論文，搶在 1983 年 11 月 12 日，發表在《刺胳針》期刊上。據統計，在 1981 年至 1992 年間，它獲得引用的次數為二百四十六次，高居全台灣生物醫學論文引用次數的第二名（第一名也是畢思理的另一篇論文，見第 4 章）。

　　從此，畢思理又多了一篇經典大作，而他在 B 型肝炎學界的國際權威地位，也更加牢固了。不過，李慶雲透露，其實他們手上還有一些重要的資料，原本寫成另一篇論文，投到另一家期刊，也被接受了。

　　但是《刺胳針》那篇論文先登出來後，裡面有稍微提了一句另篇論文，於是這家期刊就退稿了。「其實那篇論文任憑再投哪一家，都會接受的，」李慶雲回憶：「可是畢思理那個牛脾氣呀，被退一

次，就不肯再投了。所以我們當時還有一些重要資料沒有發表。」

李國鼎順勢推動生技產業

就在疫苗臨床實驗進行的同時，行政院高層也在著手準備推展全國的 B 型肝炎防治工作。

1982 年初，有一天，陳定信突然接到行政院科技顧問組一通電話，說是李國鼎想邀請他到科技顧問組幫忙。陳定信當時的臨床、研究工作都非常忙碌，不敢馬上答應，還是先去請示大老闆宋瑞樓。宋瑞樓聽了，點點頭：「啊，李先生，他這個人很明理，做的事也很有意義，你去吧。」

回顧與李國鼎結識的這段淵源，陳定信現在還是不清楚，當初李國鼎為什麼找上他。「我自己猜想，可能是民國 70 年底民航局那場國際會議，因為我那時滿認真的，把那場會議內容全部寫成中文，使更多人能了解內容。也許李國鼎就是因為看到那份資料，才找上我。」

畢思理及榮總小組所做的高危險群新生兒疫苗臨床實驗，只是防治計畫裡的第一步，後續還有一連串措施，鎖定下一個目標：全面推動 B 型肝炎預防注射。

不過，在這方面，還需要克服疫苗價格過高的問題。當時無論是巴斯德廠疫苗或默克廠疫苗，市價都在每劑二十至五十美元之間，每人完成四劑或三劑注射，至少需要一百到一百二十美元，折合當時的台幣就是四千到五千元。而這也正是其他 B 型肝炎高感染地區（非洲及東南亞），沒有能力全面推動預防注射的主因。台灣經濟在 1980 年代初，雖然已欣欣向榮，但是也還沒有富裕到能

全面推動這麼高昂的疫苗注射。如果疫苗的價格能夠大幅降低，或許……。

　　曾經一手推動台灣電子產業成功的李國鼎，這時又有了一個新主意：為何不乘機發展疫苗工業，一方面解決 B 型肝炎防治問題，另一方面也可以順勢帶動科技產業的明日之星生物技術？

　　「李國鼎在二十年前就料到這個，不簡單哪。他那時的想法是，生物技術會是將來的主流之一，能夠應用到農業，也能應用到醫學。而 B 型肝炎就是醫學方面一個很好的案例，為什麼不去做呢？可以解決本土疾病，又可以帶動生物技術，是一石兩鳥的事，」曾經長期擔任生物技術開發中心執行長的田蔚城心悅誠服。

　　行政院長孫運璿也很支持這個想法，於是，科技顧問組就積極推動起來。在孫運璿最原始的構想裡，既然將來疫苗工廠的產品，要由衛生署核准，也是由衛生署採買，最好這個廠就設在衛生署底下，更方便管理。但是許子秋不同意這種看法。他以公共衛生人的角度來思考，認為衛生署的責任在於產品的品質和安全，必須對民眾負責；至於產業發展，那並不是衛生署主要的責任。因此，他認為，如果要衛生署同時扮演疫苗生產者、審核者及採購者，將會造成角色混淆。

　　「據我了解，」黃文鴻指出：「許子秋曾經在孫院長面前，兩度明白表達這樣的意見，讓孫院長很不高興。因為從他行政院長的層次來看，認為這是整個國家的事情。」不過生氣歸生氣，孫運璿終究沒有勉強許子秋。既然衛生署不肯接，那麼就轉給國科會吧。也因此，後來疫苗談判才會變成雙線進行：疫苗採購由衛生署負責，但技術轉移部分則交由國科會負責。

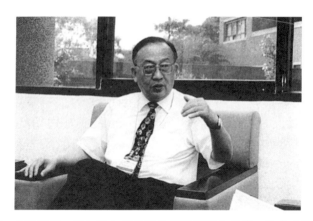

田蔚城：「我常想，我如果在學校當教授不是開心得很？為什麼要留在生技中心這裡，成天去立法院挨罵？可是我總覺得，讀書人對於政府、國家應該要有責任。唉！沒辦法，中孔老夫子的毒太深了。」　　（楊玉齡 攝）

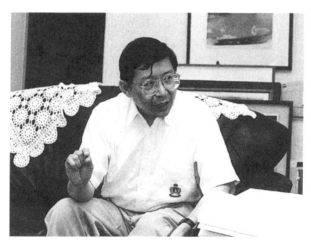

黃文鴻：「現在回頭看，Ｂ型肝炎防治真的是台灣公衛史上非常重要的一件事，因為這真的是世界上非常先驅的計畫。」　　　　（楊玉齡 攝）

黃金陣容防治肝炎

整個肝炎防治的人事班底，稱得上是黃金陣容。在孫運璿放手之下，由李國鼎全面主導，底下人馬幾乎個個都肯做事、敢負責。

衛生署方面，署長許子秋除了自身擁有傲人的國際宏觀公衛經驗外，行政帶人方面的擔當更是難得，沒有一絲「出了事，就找部屬頂」的窩囊習性，因此，也帶動了署內敢做事的工作氣氛。像是石曜堂、黃文鴻、許須美等人，當時都是推動肝炎防治計畫很活躍的成員。

技監石曜堂，出身國防醫學院系統，是許子秋專程向軍方請託借調來的；也因為這段際遇，讓石曜堂有機會參與民間公衛事務，日後並出任衛生署副署長、台灣省衛生處處長，成為當時放眼國內醫療衛生界，唯一兼具軍方、中央政府、地方政府衛生行政歷練的人物。提起當年許子秋這段知遇之恩，石曜堂還是非常感激，尤其是一些細膩小事最令他難忘：「許署長這個人從來不拜年，但是，那個時候為了我的借調問題，過年特別跑去向國防醫學院院長拜年。我真的很感動。」

國科會那邊，肝炎防治則是由當時的生物處處長田蔚城率領張天鴻和白壽雄兩員大將。張天鴻是放棄高薪回國的海外學人，白壽雄則是向國防醫學院借調的，三人都是直來直往的個性，不沾僚氣。結果，在石曜堂和田蔚城指揮下，衛生署和國科會這兩個單位，竟然能夠合作無間，完全沒有爭功諉過的氣氛，這點聽起來好像很平常，但是熟悉公家單位運作的人，都很清楚，這並不是「常態」。直到現在，許須美對於石、田二人，還是讚美有加：「那時我們跨部會間的協調完全沒問題，他們兩人，只要一通電話就 OK

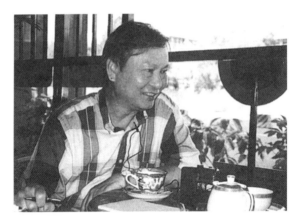

石曜堂也是許子秋署長任內大力提拔的新人；也因著這段知遇，軍方出身的石曜堂日後才有機會歷經衛生署技監、副署長以及省府衛生處處長，成為當時台灣醫界唯一兼具軍方、中央與地方衛生行政經驗的人物。

（楊玉齡 攝）

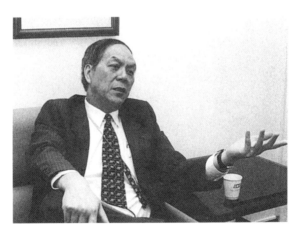

白壽雄：「現在的環境和十幾、二十年前差很多，如果是今天要推動肝炎疫苗注射，恐怕來五個李國鼎也沒辦法。」　　　　　（楊玉齡 攝）

了，再加上許署長、李政務委員又很支持，我們幕僚人員非常容易做事。如果現在來辦，恐怕就難了，因為有太多官僚體系在那裡作為。」

此外，早期行政院科技顧問組的藍忠孚，以及後來的陳定信，也都分別扮演李國鼎在肝炎防治上的首要智囊，在幕後提供很多建議，同時也做了很多協調、整合的工作。這段與李國鼎共事的日子，陳定信雖然忙碌，但過得很愉快。據他觀察，李國鼎骨子裡還是不脫科學家本色，任何事想說服他，都必須有憑據；而且態度之認真，更是官員中少見，會議前交給他的資料再厚，他都會事先看完，因此會議桌上，沒有人能跟他打馬虎眼，他主持會議非常有效率，令人佩服。

列入八大重點科技

民國 72 年 8 月，行政院通過科學技術發展方案，正式把肝炎防治列入重點科技。

整個肝炎防治計畫的架構很大，共有六大項：（一）衛生教育；（二）肝炎研究；（三）推動使用拋棄式注射針管，以及加強檢驗預防水平感染；（四）發展檢驗試劑及檢驗品管；（五）疫苗生產供應；（六）成立肝炎患者資訊中心。在這六大項目中，第二、四、五、六項，與學術界或科技產業界關係較密，可責成專業人員研究發展；第一、三項，則與民眾生活密不可分，但是卻能左右整個防治計畫的成敗。因此，要怎樣確實做好衛生教育推展工作，變成一個需要細膩規劃的大問題。

在田蔚城和石曜堂的精心設計下，行政院科技顧問組在民國

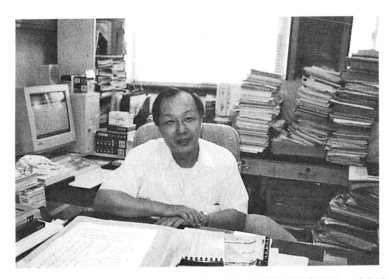

才思敏捷的藍忠孚很早就被李國鼎相中，攬入行政院科技顧問組，成為李國鼎在醫藥衛生方面的重要智囊；著名的董氏基金會就是由他一手規劃的，而他也是肝炎防治發軔初期的主要企劃者。　　　　　（楊玉齡 攝）

72 年 3 月 28 日又成立了一個新單位，肝炎防治顧問指導委員會。顧問委員會和原有的防治委員會不同，層級較高，屬於行政院層次，邀請的顧問都是各方之首，包括政界各部會首長、企業界大老以及國際知名肝炎學者專家。顧問委員會和防治委員會的功能也不同。防治委員會層次隸屬於衛生署，解決的都是技術問題。然而，李國鼎心裡明白，即使技術問題全部解決，疫苗品質也非常好，但有可能就是推廣不出去。在這方面，唯有讓全國各界都動員起來，才可能推廣成功。

　　首先，政府各部會都需要了解這個計畫的意義，於是，除了衛生署、國科會為當然成員外，從國防部、教育部到新聞局，都被納

入顧問委員會。接下來，民間大企業的支持也很重要，因此又選擇
了兩名業界代表，台塑王永慶和遠東徐有庠。最後，既然名為顧問
委員會，世界一流的學者專家當然更不能少，因此也透過科技顧問
組原有的外籍顧問，邀請到許多這方面的專家，共襄盛舉。例如，
最早測出肝炎至少有兩型，同時也最早測試用血漿做為疫苗可行性
的克魯格曼，就是看在行政院科技顧問賓納德（Ivan L. Bennett, Jr.,
1922-1990）的面子，才會來台灣參與這個委員會。

　　事後評估，這個顧問委員會在企業界部分，並沒有達到什麼特
別效果，兩位大老闆幾乎都是派下屬代表出席。但是在跨部會溝通
以及國際資訊上頭，的確有發揮很大的功能。實際參與並執行整個
肝炎防治計畫的許須美，特別指出，外籍顧問除了把最先進資訊帶
來台灣之外，同時也發揮了另一個「逆向」的功能：「每次我們召
開顧問會議的時候，都會向他們簡報我們所做的工作，尤其是疫苗
注射方面。遇到一些重要的研究，也都會去諮詢他們，彼此保持密
切聯繫。因此，這些專家到世界各地開會時，經常都會引用台灣的
資料。可以說，台灣 B 型肝炎預防注射為什麼會在全世界這麼有
名，這也是原因之一。」

賓納德熱心牽線

　　的確，能請到當紅的肝炎泰斗克魯格曼來擔任顧問委員，對台
灣肝炎研究的國際名聲幫忙很大。而這件事，又多虧了長期擔任行
政院外籍科技顧問的賓納德。

　　由於參與科技顧問組事務，陳定信與賓納德由相識進而結成忘
年交。「對我來說，他可以說是亦師亦友，講親切一點，他就好像

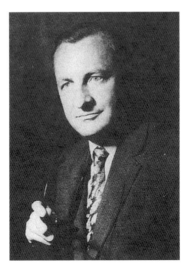

美籍科技顧問賓納德擁有非常多樣的學術及行政背景：出身內科心臟專家，
並曾當上約翰霍普金斯大學病理部的主任，以及紐約大學醫學院院長和副
校長，也曾擔任詹森總統的首席醫藥顧問。　　　　　　　（陳定信 提供）

一個外國的老爸一樣，」陳定信這樣形容：「這位老爸如果還健在
的話，現在也有七十六、七歲了。」

　　賓納德是內科醫師，早年曾擔任美國詹森總統的首席醫藥科學
顧問，在科技行政方面的歷練非常豐富，後來，受李國鼎之邀來台
灣擔任科技顧問，對台灣醫療體系各方面也提供了非常多的協助。
陳定信指出，賓納德和台灣的關係，到後來已經超越了冷冰冰的顧
問公事層次，「我和他熟了以後，發現他這人非常熱心，到後來甚
至對台灣已經有了感情，很多事情都會替我們著想。例如，每次他
都是趁著去日本開會，然後再轉來台灣。因為這樣可以替台灣政府
省錢哪，機票只要付日本、台灣這段就好。」

　　賓納德對台灣科技發展的貢獻，也是大大小小，各種層次都有，例如，成功大學想建醫學圖書館，他就有辦法把美國國家醫學圖書館（U.S. Library of Medicine）的前館長找來幫忙；另外，像國科會和美國國家衛生研究院簽約合作，也是他幫忙促成。「因為他的人面很廣，總是能幫我們找到美國最適當的人選，」陳定信指出：「而我們原本是沒有這些關係的，所以透過他，我們省下不少時間和精力，卻能達到目的。」

　　克魯格曼之所以肯擔任台灣的肝炎防治顧問，也是因著賓納德的關係。

　　克魯格曼是紐約大學醫學院的小兒科醫師，早年做過許多小兒麻痺症、痲疹以及德國痲疹疫苗的研究，在小兒傳染病方面一直非常有名。後來在比較晚期時，又在肝炎鑑定以及疫苗製作方面，接連提出重大突破，成為國際肝炎泰斗。然而，由於他的肝炎實驗是在紐約州一家智障育幼院進行的，曾經招到很大的非議。衛道人士群起攻擊，說他不人道。有一次，美國微生物學會要頒發傳染病貢獻卓越獎給他，但是他卻被團團包圍的抗議群眾困在旅館裡出不去。在這段持續好一陣子的低潮歲月中，他的上司，紐約大學醫學院院長賓納德，卻始終站在他這邊，告訴他：你這件工作很重要，學校支持你。多年後，激情散去，大家開始承認，以屬於肝炎高危險群的智障小孩進行肝炎臨床研究，不能算是不道德的行為。輿論也跟著改口，重新接納他。而克魯格曼本人在經歷這番風風雨雨後，對於當年甘冒大不諱，患難中敢仗義執言的賓納德，也就格外的感激。

　　「也因此，」陳定信總結道：「雖然克魯格曼忙得要命，但是只要賓納德開口，他就一定會抽空來台灣。」

　　肝炎防治計畫在實地教育推廣方面，行政院新聞局剛開始也扮演了很重要的角色，到處協調報紙、電視台、電台來報導這方面的消息。當時新聞局的主要負責人是朱宗軻科長。

　　不過，比較細部的工作還是要靠衛生署的肝炎防治委員會和防疫處來規劃執行。防治委員會召集人是宋瑞樓，下面分設三個小組：實驗診斷組、臨床及流行病學組、衛生教育組。其中，衛生教育組的任務，就是要把肝炎防治相關知識推廣出去，好讓民眾能夠得到他們需要的資訊。在這方面，又可以大致分為兩條路線，一條是針對一般大眾，另一條則是針對專業醫護人員。召集人宋瑞樓解釋：「原來他們以為宣導就只是針對大眾，我說不對，還要對醫師。因為醫師如果跟你反對，你就完了嘛。」

　　這段期間，除了每年定期開會多次，防治委員還常常必須親自「下海」，巡迴全省各地去演講，回答問題。因為很多與肝炎相關的最新資訊，只有這些專家最清楚。「所以，我也去很多地方的衛生所，參加他們的講習，回答問題，尤其是針對醫師和護理師。因為很多問題，連衛生所人員都沒法回答，」宋瑞樓回憶。

　　陳定信也是一樣，各處趕場上電視、上電台，接受採訪。有些時候，為了針對特定群眾，必須用台語發言，「所以我也因此生平第一次在電台上，用台語來講解 B 型肝炎。」

　　另外，也有委員建議：不要放過美容院，很多婦女在美容院洗頭的時候，沒事都會翻閱那種大開本綜合雜誌。因此，防治委員會也主動與這些屬性比較軟調的雜誌接觸，推廣這方面的資訊。

　　不過在推廣過程裡，也出現了一些爭議點，「公筷母匙」事件就是一例。

　　曾經以 B 型肝炎防治計畫的政策面，做為博士論文題目的雲

林科技大學科技史老師林崇熙，對於這個事件就非常不以為然。他指出，肝炎防治委員會為圖方便，想順便防治 A 型肝炎，竟然在宣導 B 型肝炎防治時說「使用公筷母匙可以防治肝炎」，事實上，B 型肝炎和飲食衛生風馬牛不相干，「裡面最有趣的是那幾個核心人物、宋瑞樓、陳定信、廖運範等人，明明知道什麼東西是不正確的知識，可是為了制度考慮，對外界都只有一套講法。但是當那套講法對社會產生一些影響時，又趕快跑出來，對大家說：對不起，以前的講法是錯的。令人不禁懷疑，到底什麼是對的？什麼是錯的？」

被問及這件事，陳定信也有點懊惱。他解釋，當時第三組衛生教育組提出公筷母匙，的確是想要搭便車順便預防其他疾病，例如 A 型肝炎，「但是我們第二組人員在討論時就說，公筷母匙和 B 型肝炎沒有多大關係呀。所以，你們如果仔細看，很多文宣上都有注明 B 型肝炎，只有公筷母匙那條沒有，是用『公筷母匙預防肝炎』，所以事實上還是有顧慮到。」

雖然這只是一個小插曲，不過多少也反映出，李國鼎時代推動政策的速效方式，有些地方就難免會顯得粗糙。

疫苗談判費思量

就在羅光瑞和畢思理兩個小組的疫苗實驗順利開展，而防治委員會宋瑞樓、陳定信等人的推廣工作也如火如荼進行時，行政院高層也開始準備下一個重要步驟：疫苗談判。這時經濟部促成了「財團法人生物技術開發中心」的成立，眼前第一要務是承接疫苗技術轉移談判的工作，長遠任務則在於推動國內的生物技術產業。

　　默克和巴斯德兩家大藥廠的疫苗，品質基本上都沒有問題；究竟要採購哪一家，行政院方面預設了一個條件：未來基因工程疫苗問世後，也必須轉移技術給我們。因為長遠看，由於原料取得、品質管制各方面成本過高，血漿疫苗終究會被基因工程疫苗所取代。當時，這兩家大廠也都在積極研發基因工程疫苗，只不過何時能商品化上市是商業機密，沒有人說得準。

　　負責談判的是國科會副主委王紀五，參謀則包括田蔚城、白壽雄、張天鴻與陳定信，因為這樁談判裡頭，牽涉很多生物技術以及肝炎知識，需要學者支援。另外，還有已退休的前台肥總經理陳宗仁，因為對建廠很有經驗，所以也被徵召來幫忙。

　　當時，第一個困擾是：既然基因工程疫苗遲早會取代血漿疫苗，台灣要不要等第二代基因工程疫苗出來後，再引進生產？

　　後來考慮到陳定信所主張的，每拖一年，就會增加約三萬名新生兒帶原者，其中又有成千上萬日後可能變成肝硬化、肝癌患者；換句話說，防治工作每拖一年，未來的肝癌病人就會增加幾千名。這可不是一個小數目；況且，基因工程疫苗還沒看見影子，難保不會中途生變，比預期更晚上市。經過這番思量，最後的結論是：不要等了，馬上進行。

爾虞我詐

　　那時，巴斯德疫苗廠已經被賽諾菲藥廠（Sanofi）購併，所以業務方面都是由賽諾菲出面談判。賽諾菲態度很積極，駐亞洲代表很快就找上李國鼎。李國鼎本身對疫苗不大懂，就把它交下來，讓王紀五等人去談。

　　剛開始接觸時，雙方都不是很有誠意。賽諾菲一會兒台灣談談，一會兒又跑去新加坡談談，因為新加坡當時也想推動 B 型肝炎疫苗生產與預防注射。而我方也透過肝炎顧問克魯格曼等人，另外與美國的默克藥廠接觸。

　　後來李國鼎看到這種情況，覺得不妙，擔心台灣和新加坡會被各個擊破，於是就主動和李光耀溝通，兩人很快取得共識：既然台灣和新加坡都想生產 B 型肝炎疫苗，不妨合組一個團隊，一起來進行這件事。合作的第一步就是一起談判。為此，王紀五帶著田蔚城、陳定信，跑了好幾次新加坡，兩批人馬合在一起，然後把賽諾菲和默克都分別找來談。然而，談來談去，始終散散的，一年多下來，都沒什麼進展。兩家藥廠都很難纏。白壽雄回憶：「默克的價錢和姿態實在太高了，讓你簡直談不下去。」

　　陳定信指出：「我們去新加坡談判時，得到的指令是，不能只想到肝炎防治，一定還要想辦法帶動生物技術。因此，我們對默克代表說，等到第二代基因工程疫苗出來時，一定要最先將技術轉移給我們。但他們就是不願意，堅持那是兩回事，姿態很高，基因工程的事談都不跟你談。」

　　事後回想，當時默克的基因工程疫苗顯然已經接近成熟，等在那兒了，所以他們才這麼堅持；法國方面，基因工程疫苗進度比較落後，再加上據傳賽諾菲想快點回收開發疫苗的投資經費，所以態度上比較願意配合後續基因工程疫苗的技術轉移。不過，賽諾菲開出來的價錢還是太高，一千一百萬美元，比我方的上限六百萬美元，多出幾乎一倍。「二十年前，那個價錢對我們來講，是滿大的天文數字哪，所以我們就在那裡磨菇、磨菇，不知談了多少次，都是不歡而散，」白壽雄很無奈的表示。

有一天，忽然傳來消息：新加坡和默克自行簽約了。不過，他們簽的不是血漿疫苗，而是還未上市的基因工程疫苗，並且已經預付了三百萬美金。台北這方傻眼了，沒想到新加坡連先知會一聲都沒有，就自己跑去簽約。

為什麼會發生這種事呢？田蔚城指出：「我們和新加坡的考量基本上就不一樣，他們純粹是商業角度，我們考量的卻是科技生根。」白壽雄則從兩國國情差別來分析。新加坡基本上是一個城市國家，當時全國人口只有兩百萬，按照他們的帶原率來換算，建一座疫苗工廠絕對划不來，因為市場太小了。台灣不同，不論將來工廠建在台灣還是新加坡，疫苗都可以供應兩國；如果建在新加坡，甚至還可以享受東南亞國協的市場。「因此，那時我們都認為這樣不但對台灣好，對環太平洋國家也滿不錯的。但不曉得新加坡後來是不是也盤算了一下，覺得自己就可以在東南亞國協做霸主，不需要你台灣來插一腳，這也有可能啊，」白壽雄這麼推測。

然而，白壽雄進一步指出，新加坡雖然跑在前面，但是那個計畫後來並沒有成功，最後不了了之，目前東南亞各國還是各自進口疫苗。「所以，我們認為，新加坡可能也上當了。新加坡因為這個簽約而成立了一家生技公司，就是想趕快接它的東西，還募了很多人，也送到默克去受訓。但最後不知怎麼回事，這個技術沒有落實下來。所以這家公司最後變成默克的代理商。現在那家公司幾乎已經沒有了。」

賽諾菲回頭敲定合約

當默克和新加坡簽約的消息傳開後，賽諾菲可緊張了，趕緊回

頭找台灣談；而我方也覺得應該再好好的談一談。這一次，大家都拿出了誠意。雙方人馬在律師陪同下，連續談判十天左右，終於把一切敲定。

我方負責談判的人員，分別由衛生署和國科會組成，一邊負責疫苗採購，另一邊則負責技術轉移。參與談判的人，衛生署主要是許書刀、許須美和黃文鴻，國科會則是田蔚城、白壽雄、張天鴻和陳宗仁。賽諾菲那方則有四五人，包括一名總公司直接派來陪談的專業律師。

最後的成交價為五百萬美元；其中，技術轉移部分一百萬美元，建廠費（組裝式廠房、所有的儀器設備）四百萬美元。也就是說，除了在台灣新竹建的空廠房之外，所有生產技術和設備只要五百萬美元，折合台幣只要一億多元，「憑良心講，這個價錢實在不貴，」白壽雄又加了一句：「也許還要謝謝新加坡，他們促成賽諾菲回頭，比較低姿態，算一算認為還夠本，才和我們談成的，否則我看還有得磨。」

除了技術轉移的價錢合理之外，這次簽約還有另外一項附帶收穫，功勞應該歸給精明的王紀五和許子秋。

在談判過程中，我方漸漸探得疫苗真正的生產價格，於是，堅持一定要同時簽訂兩份平行合約，一份是技術轉移合約，另一份是疫苗採購合約。後者的內容如下：在我方疫苗廠還沒建好之前，法方必須以原廠生產價格來供應疫苗給我方使用。而法方也答應了。

如此一來，台灣不必等到國產的疫苗上市，馬上就可以用四塊美元一劑的超低成本價，買到巴斯德原廠疫苗，開始推展 B 型肝炎預防注射計畫。

第 7 章

臨床三分天下

　　1970 年代中期到 1980 年代中期，台灣肝病臨床醫學領域漸漸形成三強分立的情勢：台大、榮總和長庚。但難得的是，三個團隊在定期學術研討會中，雖然會相互競爭別苗頭，卻能不傷和氣，是台灣臨床醫學領域裡最和諧的一群。

　　三強之中，最有傳承、人才最豐沛的，當然還是醫界老大哥台大。不過，台大也有它的包袱，尤其是在職缺方面，粥少僧多，很多年輕醫師在總住院醫師之後，就被迫在「離開台大」或「領兼任的低薪過日子」中，做兩難的抉擇。而且這種拿兼任的薪水等待職缺的日子，究竟會持續幾年，也很難說。就拿宋瑞樓門下幾個弟子來說，王德宏等了八年，王正一也等了三、四年。而廖運範，在等了兩年後，就決定跳槽榮總，不再等了。這裡面，陳定信算是例外，兩年就拿到正式職缺。

難道是因為宋瑞樓特別偏愛陳定信？

不是這回事，陳定信解釋，完全是因為運氣太好。剛進胃腸科時，陳定信心裡已經準備好，要等很久一段時間沒有職位，因為此番進入宋瑞樓門下，主要是來做研究的，看能不能發掘出新東西；至於其他方面，只有忍耐了。沒想到結果只等了兩年，「所以我常對現在的年輕人說：不要太計較，人算不如天算。」

的確，兩年期間發生了好幾椿出乎意料的事。首先是廖運範在1974年離開台大，陳定信的順位因此而挪前。接著，1975年，私立國泰醫院成立，把台大內科的心臟專家陳炯明挖去當院長。於是，台大內科就意外的空出一個職位。不過更巧的是，這個位子原本不是要給胃腸科的，而是要給較小的內分泌科另一位趙姓同仁，但這位同仁當時正在美國進修，因此才陰錯陽差的輪到胃腸科只排了兩年隊的陳定信。

陳定信的發展從此一帆風順，1975年拿到講師的正式職缺，接著應用以前赴日進修帶回來的研究方法，做了不少有關B型肝炎的研究。

陳定信接棒

然而幾年後，陳定信開始覺得不對勁，他解釋：「那些技術是可以變一些花樣去弄，滿有意思的。可是這種東西玩到一個程度，就沒有了，玩不起來了。」陳定信心裡明白：他碰到研究瓶頸了。在大學任教，卻沒辦法找出新東西來創造新知識，陳定信覺得自己有虧職守，必須要想辦法突破。

差不多就在這個時候，美國著名學者薄賽爾來訪，參觀台灣的

肝炎研究情況及拜會宋瑞樓教授。當時，薄賽爾是美國國家衛生研究院轄下的過敏症暨傳染病研究所（NIAID）肝炎病毒組的主任。

陳定信馬上抓住這個機會，和他談起這些問題。薄賽爾表示可以贊助他到研究所來進修，學點兒新東西來解決問題，而宋瑞樓也很鼓勵他去。於是，1979 年，也就是薄賽爾來訪一年多後，陳定信就前往位在馬里蘭州的過敏症暨傳染病研究所肝炎病毒組進修一年。把握這次難得的機會，陳定信志在學習全新的東西。他隨身帶了一只小冰箱，裡面放著八對肝癌及正常細胞組織。他的學習模式一向是利用自己帶去的材料，來學習新技術。

在這個世界頂尖的實驗室裡，陳定信生平第一遭接觸先進的分子生物學，學習分子生物學的研究方法，以及如何利用相關工具。這段期間，他以人類肝癌組織做為材料，研究染色體是否嵌入了 B 型肝炎病毒的 DNA 序列。結果真的找到了一些證據，證明病毒 DNA 有嵌入肝細胞基因的現象。現在回頭看，這個實驗結果可能並沒有太大意義，不過在當時卻是非常前衛的。此外，陳定信這次敢大膽前進最新的分子生物學領域，也相當勇敢。因為台灣和美國在學術水準上，當時還有一段滿大的落差，再加上，陳定信出身臨床醫學，本來就不具基礎醫學背景，生化學知識都是十多年前醫學生時學的。因此，他以三十六歲「高齡」的臨床醫師身分，挑戰最新進的分子生物學，不能不說是勇氣可嘉。由此也可以看出，陳定信性格裡具有不自我設限的強烈企圖心。

除了研究上的斬獲，陳定信此行還結識了各國許多傑出的同行學者，對於日後打入國際肝臟學界，也有很大幫助。

1980 年，陳定信回到台灣，心底其實有些憂慮。留美一年，學了不少新東西回來，但若沒有研究環境配合，也是徒勞。

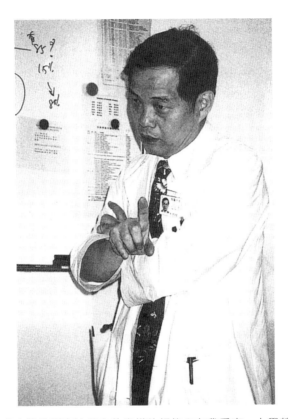

陳定信：「大學教授應該具有什麼樣的規格？在我看來，大學教員應該要能創造新的知識，而大學教授除了創造新知外，還應該在他的學門裡擁有相當的國際地位。」　　　　　　　　　　　　　　　　（楊玉齡 攝）

　　不過時機很巧，1980年代初，正好趕上田蔚城在國科會生物處處長任內大力推動生物技術，同時，心臟醫學專家余南庚院士也正在中研院籌備生物醫學科學研究所，因此手邊有些經費，就撥了一些過來，在台大醫院七樓成立實驗室，添購了分子生物學方面的

相關設備。分子生物實驗講究的是創意，設備並不昂貴，因此不需要花大錢也可以弄起一間像樣的實驗室。

台大肝病研究團隊能夠踏出這一步，除了陳定信，也要歸功當時的領導者宋瑞樓。留美期間，陳定信會定時寫信給宋瑞樓，一方面請安，一方面報告學習進度與內容。宋瑞樓讀了高徒的信函，另外又參考一些資料，也覺得若想突破瓶頸，分子生物學這個新領域很重要。因此，陳定信回來後，他們才會建立七樓這間實驗室。

說是機緣也好，或是陳定信自己善於把握機會也好，總之，經過這些歷練，陳定信無論在個人研究力、思考及協調各方面，表現都愈來愈成熟出色。

新所長，新作風

1985 年的一個夏天，陳定信正在病房看病人，忽然聽到廣播，請陳定信打電話到某個號碼。陳定信聽了很奇怪，那個就是宋瑞樓的號碼呀。陳定信連忙打過去，約好迴診完畢後，立刻去見宋瑞樓。不過，掛了電話後，他還是不知道宋瑞樓葫蘆裡到底賣什麼藥。後來匆匆趕去一看，咦，怎麼醫學院楊照雄院長也在？兩人神祕兮兮的開口了：嘿，要請你擔任臨床醫學研究所所長。陳定信第一個反應就是：不行哪，行政占太多時間，我現在手上很多東西要做。但兩人還是力邀，陳定信幾經思量，一星期後方才答應。會答應的最大理由是，宋瑞樓搭著陳定信的肩膀說：「定信哪，人很難找的喔！」

台大臨床醫學研究所於 1978 年成立，第一任所長是宋瑞樓。四年後，因宋瑞樓退休，換台大副院長杜思綿擔任。三年後，杜

思綿也滿六十五歲了，因此又要換人。和前兩任不同，第三任所長陳定信只有四十二歲，在著重資歷的台大醫院，要看到這麼年輕的所長，可不是常有的。很顯然，到了 1980 年代中期，陳定信不只在胃腸科內受肯定，在台大醫院年輕一輩裡，光芒也已經是無人能及，不過他自己卻毫無所知。

　　新所長，新作風。陳定信覺得有必要加強學生對分子生物學的認識。剛巧旅加分子生物學專家楊哲安於 1984 年輪休回國一年，辦了一個分子生物學研習營。於是，陳定信大力鼓吹所裡的臨床醫師、學生去參與，「我對他們說，你們現在也許和我一樣，都不太懂（分子生物學），但是我覺得這個學門很有潛力，現在學這個，將來對你們的研究一定有幫忙。」所長這麼說，他們也不大好意思反抗。提起來，陳定信還覺得很得意：「那天我看照片，現在做研究做得不錯的這幾個人，像是賴明陽、許金川、莊立民、紀秀華、柯滄銘，那時候都參加了這個研習營。」

　　過程中，當然也會出現反彈。有一次，就有一個外科背景的趙姓研究生跑來找陳定信，說是有事情和所長商量。講了半天，意思不外乎：現在學這些基礎生命科學的東西，對於未來外科的臨床生涯沒有什麼用，可不可以不要修。陳定信耐心聽他講完，然後再告訴他，你的看法有些道理；但是你要知道，我現在要訓練的外科醫師是將來的領袖，不是現在用的，而這些知識，將來絕對是必要的。看到所長這麼堅持，學生只好快快的離去了。

　　不過，故事還沒完。後來這名學生有機會去美國進修器官移植，第一個星期就寫信回來謝謝陳所長。他說，如果你沒有堅持要我修這門課，我來這裡就慘了，移植免疫學的許多東西一定聽都聽不懂，可是現在，我可以跟他們自由討論，真是太棒了。

　　另外也有幾個外科醫師出國參加外科學會後，跑來對陳定信報告：現在這個真的很重要啊，連傷口癒合的研究，很多都是分子生物學方面的東西。陳定信指出，像這類新東西，學生將來不一定要去做，但是必須要懂。否則醫學博士拿到，將來做為領導者，如果連別人在說什麼都聽不懂，如何領導團隊？

　　擇善固執加上強勢領導，至此，陳定信已經完全由宋瑞樓手中接過領導台大肝炎研究團隊的棒子。

賴明陽「窮」究消化道醫學

　　私底下，台大內科一些成員在談到宋瑞樓幾名弟子時，多半公認，有將才風範的陳定信是宋瑞樓最得意的弟子，但是宋瑞樓心底最偏愛的，很多人觀察，應該是才情橫溢又桀傲不馴的廖運範；不過，要比誰最具宋瑞樓的風範氣質，陳、廖二人又都比不上師弟賴明陽。的確，很多人都指出，賴明陽簡直就像是宋瑞樓的「翻版」。

　　賴明陽從小生長在三重市，功課很好，建中畢業保送台大醫科。原本他想學物理，但是拗不過父母的殷殷企盼，最後還是選了醫科。他解釋年輕時為什麼不想學醫：「當時對醫師沒有好感，覺得他們似乎很愛錢哪！後來才發現大多數的醫師是以很大的愛心默默的為病人服務。」

　　大三開始，賴明陽趁暑假進到生化所林國煌實驗室做研究，親眼看到很多老師的學者風範，像是林國煌、林榮耀、黃伯超、董大成等人，覺得很佩服：「他們常常就穿著一件汗衫在那裡做研究、指導學生。那時哪有什麼冷氣，可是他們卻工作到很晚，不怕辛苦，也不管有錢沒錢。」

　　賴明陽開始覺得做基礎研究很有趣，裡頭有很多未知的東西，很令人興奮。醫科畢業後，賴明陽甚至一度考慮走基礎研究。然而一名生化所研究生告訴他：做研究是很有趣，但有時投下很多心血，卻不一定有成果出來，是要冒這種風險的。「那時我就在想，我也不見得是很有才能，如果完全走基礎，沒有把握可以真的做得很好。所以想說，還是走臨床，也可以一邊做研究，即使研究做不好，生活大概還是不會成問題。」

　　賴明陽料錯了，在胃腸科等正式職位的那四年裡，他的生活幾乎成問題。

　　總住院醫師結束後，賴明陽就沒有職缺了，變成兼任主治醫師，月薪二千元。即使是在民國66年，二千元也是很低的薪資，不足以養家活口。於是，賴明陽便到和平醫院做了一年內科主治醫師，但後來還是難忘台大的研究環境，所以又回到台大，一邊擔任兼任醫師，一邊念臨床醫學研究所。另外，再趁空去外面兼差，賺取生活費。雖然東拼西湊之下，收入還算普通。但是小夫妻倆剛好想買房子，貸款一交，口袋又空了，「那時候幾乎沒有隔宿之糧。記得有一次買了個麵包。結果我太太的妹妹剛好來訪，我太太就拿給她吃了。哦，看得我竟然有點心痛。現在回想起來覺得很好笑。」

　　好在賴夫人是護理師，工作表現也很傑出，在賴明陽念博士班期間，給他很大的物質及精神支持。「所以就這麼苦過來了。我想，太太還是很重要，如果她願意支持，不給你很大壓力的話。後來她還是有抱怨，但是在最苦的時候，她沒有抱怨。」

　　台大醫院這種奇怪的超低薪兼任主治醫師制度，持續了不知道多少年，早已公認是非常不合理的制度，為何還有這麼多年輕醫師

甘願留在台大等職缺？

　　賴明陽答道：「那時肯留下來，因為台大大概是唯一一個有點學術風氣的地方，對我們很有吸引力。當然自己也有興趣。所以心甘情願。」

　　為什麼選擇走消化道醫學？

　　賴明陽指出，在擔任住院醫師時，就常看到廖運範在圖書館裡跑來跑去，「看起來，做肝炎很有趣的樣子。」但是，直接引導他進入肝臟學研究領域的，則是陳定信。在賴明陽擔任內科第三年住院醫師時，十分照顧後輩的陳定信提出了歡迎加入肝病研究的邀請，從此使他踏入一向嚮往的學術研究之途。不過，影響最大的，主要還是宋瑞樓。「說得肉麻一點，」賴明陽有點不好意思，停頓了一下：「從醫學生時代開始，宋教授就一直是我的偶像，是一個模範。他的頭腦清楚，個性嚴謹，不輕易講話，講話一定有根據。不過我想，最重要的是他那種學者風範。」

宋瑞樓的良醫風範

　　宋瑞樓最大的特色是身教。

　　大型教學醫院裡的臨床醫師，一般工作大致可以分為臨床服務、教學和研究三部分。看病人是醫師天職，教學是為了薪火相傳，臨床研究則是為了改進現行醫療方法；三者都不可或缺，因此，經常引發爭辯，三者之中哪個項目最重要。針對這一點，宋瑞樓有他獨到的答案，很令賴明陽折服。

　　宋瑞樓指出，三者其實是一體的。做醫師的，要好好的看病人，照顧病人，無論是診斷或治療，這時你的服務自然就很好；然

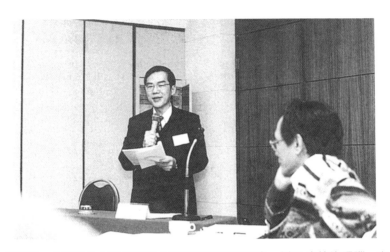

賴明陽：「我很欽佩宋瑞樓教授看事情的那種眼光，以及清楚的頭腦，直到現在碰到困難時，我還是會打電話去請教他，而且他也還是會給我很好的指導，可以說是一個終生的老師。」　　　　　　　　　　　　（楊玉齡 攝）

而，你要做到這一點，一定得知道很多事情，因此你也可以教別人，可以做為好老師；另外，你如果真的很仔細的去看病人，中間一定會發現很多問題，你去想辦法解決，那就是臨床研究的精神。所以事實上，三者相通，只有一個重點：好好看病人。

最重要的是，宋瑞樓不只口裡這麼說，而是親身這麼做。

賴明陽還清楚記得，在擔任住院醫師時，就發現宋瑞樓每天一大早，一定先去病房看病人，看完後，才去做其他事。顯示出，宋瑞樓總是把病人的事放在第一位。「這一點，我想有些人沒有做到，也沒有注意到。有些人把寫論文、升等看成第一要緊，有時會忘記病人應是醫師的首要顧慮。」

另外，宋瑞樓看診的時候，不但非常仔細，技巧高超，懂得

怎麼問，也懂得怎樣聽，常常能從病人的敘述裡，聽出與病情相關的重要資訊。他強調，看診要詳細問病史，多用腦筋思考、分析，不能未先深入思考即亂打機關槍似的，依賴各種檢驗儀器來幫忙診斷。此外，宋瑞樓的態度非常好，「他看病人時非常客氣，絕對不會兇病人，而且也一再告誡我們：要用心傾聽病人說話。」

　　如今，已成為第四任台大臨床醫學研究所所長的賴明陽，自己也養成每天一定要去病房看一次的習慣，二十多年如一日，「因為我常常會想到宋教授一大早就去看病人的情景，這個印象不會消逝。他給了我們一個最好的身教，而身教最不容易忘記。」

許輝吉涉入免疫病理學

　　1970、1980 年代，台大肝炎研究群除了宋瑞樓門下的隊伍之外，病理科也出現了一位生力軍許輝吉。

　　許輝吉的家鄉在澎湖，父親在日據時代做刑警，光復後，不願做二朝臣，婉辭警衛工作。家計由母親務農維持，日子過得很苦。但是，在許輝吉印象中，童年生活還是很快樂，「大概是因為鄉下小孩吧，」許輝吉回憶生平第一次穿鞋子的經驗：「那是我小學一年級第一天上學的時候，穿皮鞋，放學後快樂的踩過雨後的操場小水窪，結果一抬腳，鞋子變成『開口笑』！原來那個『皮鞋』是紙做的。因為我們家窮呀，買不起真的皮鞋。」換作別人，可能會是辛酸的記憶，但是開朗的許輝吉卻拿它當成趣聞。

　　窮歸窮，鄉村孩子的自在樂趣，他都享受到了，而且課業成績也完全沒有疏漏，中學六年，都是第一名。由於住在偏遠地區，許輝吉獲准保送師大，可是他卻放棄了，堅持要憑實力自己考，一方

面也是希望空出保送名額，讓其他同學能上大學，「結果我們那屆六七個可以保送師大的，全都跟著我放棄了，都自己考。」師長對他們這群鄉下小孩有點兒擔心，知道他們應該考得上，但是這種偏遠小地方的學校，哪有機會考上好大學？沒想到，許輝吉竟然考上第二志願的台大牙醫系。

1965 年，許輝吉牙醫系畢業，覺得自己的個性不適合從醫，所以決定走基礎醫學。「那時候選學門是選人，看哪個學門裡，誰做得出色。後來看到葉曙，覺得他在學術上很權威的樣子，是可以學習的榜樣，所以決定做病理。病理可以給你很大的空間，你可以做服務，也可以做研究，更能投入教學，還可以選擇著做。譬如，我就是研究、教學多做些，服務做得少一些。」

然而回顧過去三十多年研究生涯，許輝吉很感慨：「其實前十年，1965 年到 1976 年間，根本是白白浪費時間。那段期間唯一的發展就只有電子顯微鏡，很難找到研究題目。」

1978 年左右，免疫病理學開始發展出來。原理是利用標示過的抗體，在病理組織上檢查是否具有抗原。這個發現，在病理上已是一個很大的突破。許輝吉也在這段時間，赴美進修腎臟病理學。另一方面，他也對愈來愈熱門的分子生物學很感興趣，雖然還沒有機會親身接觸。有一次，在美國國家衛生研究院碰到張仲明、胡承波夫婦，閒談起來，知道他們已經打定主意要回國，而且要研究肝癌。許輝吉一聽，直覺反應道：肝癌有什麼好做的？

有趣的是，三年後，許輝吉自己也開始做起肝癌，而且還做得很有意思呢。

許輝吉轉做肝癌，主要是因為原本與宋瑞樓合作肝癌病理的林文士人教授過世，由他接手肝炎病理相關研究；另外還有一個原因

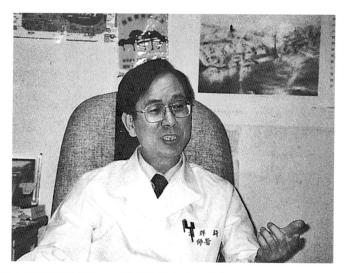

許輝吉：「最近慢慢發現，有兩件事我愈來愈喜歡，一個是看到年輕人出頭，另一個是看到同儕出頭。看到同儕表現好，以前我還會有些嫉妒，但現在不會了，心裡真的高興。」
（楊玉齡 攝）

則是，幾年前日本剛發現一種新的染色方法，可以把彈力纖維染得非常清楚；有人拿來染肝細胞，發現有的細胞會變得特別清楚，後來才知道那就是 B 型肝炎表面抗原。

「這下可好，」許輝吉回憶：「二三十年前的病理標本都可以拿出來做研究了。從此，免疫病理學成為病理研究的主軸之一，直到現在，它永遠不會褪流行。由於單株抗體的發展，我們又有更多的抗體來做病理研究，更為方便。」

好肝癌與壞肝癌

話說林文士人教授過世後，許輝吉不得已接下了肝癌病理，雖然心裡還在嘀咕：肝癌有什麼好做的？有一天，很偶然的，許輝吉在螢光顯微鏡下，看到一整片肝癌切片上都具有 B 型肝炎表面抗原的表現。許輝吉嚇一跳，奇怪，不是正常肝細胞才有 B 型肝炎表現嗎？肝癌細胞怎麼也會？這回可引起他的興趣了。

差不多就在同一個時期，外科李治學教授也正在和胃腸科合作，切除小型肝癌。可是研究發現，切除小肝癌只有頭幾年預後比較好，時間一久，預後和大肝癌就沒有差別了。再仔細研究，發現肝癌還可以分為兩種：外表包裹完整的，即使長得大些，也沒關係，切除就好了；另外一種體積可能很小，但是會到處蔓延，防不勝防。於是，許輝吉就講了句名言：「肝癌有好肝癌（不具侵襲性）與壞肝癌（具侵襲性）之分。」然而，不論是否為侵襲性肝癌，手術時間久了之後，差別又不大了，因為還是會生出新肝癌，而且類型不見得和前次切除的相同。這些資料，利用病理切片檢查都可以判斷得出來。

接下來還有一個問題。為什麼肝癌會這麼多發呢？

許輝吉解釋，肝臟是人體最大的臟器，而且是人體少數再生能力非常強的器官，在發炎期間，不論是肝炎或肝硬化，都會破壞很多肝細胞，因此，很多肝細胞不斷壞死與再生，細胞再生過程很容易造成基因突變，而突變的基因就可能把肝細胞轉變成肝癌。

這時，也有人想利用肝癌病理切片，探尋肝癌細胞裡是否有 B 型肝炎病毒的 DNA，例如陳定信 1979 年到美國進修，就做過這個研究；陳振揚教授在英國更進一步做系列性研究。但是許輝吉後來

發現這條路很難走,「因為病毒 DNA 插入每一個基因組的位置都不同;即使是同一人,三顆腫瘤,B 型肝炎病毒進去的地方都不一樣,抓不出有所謂致癌基因或是抑癌基因。所以 1983 年左右,我就放棄了這條路。」

另一個影響許輝吉放棄上述路線的原因則是兒童肝癌研究的結果。病理研究最占便宜的地方就是「標本永遠在那邊等著你」,即使病人已經故去多年,他們的病理切片還是可以遺愛人間,隨時準備透露最新的祕密,只要你有辦法挖掘。

許輝吉與他的研究生吳木榮醫師往前追了二十年,從 1965 年做到 1985 年。結果非常令他震驚:小孩肝癌百分之百都是帶原者,而他們的母親,也有百分之九十四是帶原者,「可以說,病毒感染幾乎全是從媽媽那兒來的。」而且,想想看,台灣在 1965、1975、1985 年,期間環境變遷多麼大,兒童肝癌卻如此整齊劃一,百分之百都是帶原者。

當時許輝吉非常興奮,「那篇論文,我真的覺得是我這一生研究中,最重要的發現。但是沒想到,同樣的東西卻被榮總搶先發表了,他們投在《肝臟學》期刊上。唉,真是氣人哪!」

這個發現的重點並不在於肝癌病童全部帶原,或是百分之九十四的母親帶原,而是在於:這些肝癌小孩大多數同時有肝硬化,因此小孩的病程其實和大人很像,大半都是遵循「B 型肝炎 → 肝硬化與肝癌」的流程。可是,為什麼兒童肝癌病程這麼短?為什麼九歲以下的肝癌病童,百分之九十五都是男孩?

顯然,肝癌病理世界裡頭還是有太多奧妙等在那兒,它們深深吸引住許輝吉,令他從此頭也不回的栽入肝炎研究,成為台大肝炎研究團隊病理方面的忠誠成員。

羅光瑞建立榮總研究團隊

　　和台大比起來，早年榮總在臨床方面的研究風氣，可以說是遜色很多。例如，宋瑞樓就曾回憶道：光復後，國防醫學院有一些教授從美國回來，發表演講；可是內容都是整合回顧性的東西，沒有自己做的研究，讓人很納悶。

　　1960 年代初，曾經赴美進修的羅光瑞也有同感：「我們（榮總）過去的觀念，走臨床，只要待在醫院等年資就好啦。看看病，開開刀，就要升級了。但是我想，這樣子不對。我們這是教學醫院，應該要做些研究，要發表論文才對。」於是，羅光瑞就提案限制升級資格，結果引起一堆反彈，尤其是年紀較長的一輩反對得最厲害。但是羅光瑞覺得這樣的主張並沒有錯，找來蔣彥士幫忙溝通。最後終於通過規定：升主任最起碼要具備副教授以上的資格。

　　這條規則實施後，果然靈驗，「研究馬上就起來了，」羅光瑞點點頭：「大概不到三年，論文就慢慢出來了。」不過，羅光瑞也承認，研究做到一個程度後，不能只顧「量」，盡做一些很小、瑣碎的論文，應該也要提升「質」。而這方面，榮總整體的研究環境，的確是和台大有段差距。

　　話雖如此，羅光瑞在先天不足的環境下，終究也建立出一支研究隊伍。能做到這點，除了羅光瑞本人有這種想法外，他的領導作風也很有關係。曾在他手下共事過的人，幾乎沒有人不稱讚他：「心胸寬大，願意提攜、鼓勵年輕人。」廖運範雖然只在他手下做了兩年，但是直到現在，提起羅光瑞，還是很感激他「當年放手支持我，樂意見到我有發展」。此外，羅光瑞和宋瑞樓也有一個相似點：律己很嚴，可以說都是很嚴肅的人；因此，雖然不會大聲小聲

的斥責下屬，卻自有一股威嚴逼得大家更努力。

　　然而，要想在肝炎研究上，跟台大肝炎團隊競爭，無論人才、傳承、風氣、周邊資源，都是不大可能的事；除非能在路線上做區隔，避開全面性的較勁。事實上，榮總羅光瑞實驗室也正是這樣做；雖說這只是因為巧合，並非精心計算的結果。

　　當年羅光瑞基於興趣，率先進行新生兒的 B 型肝炎疫苗臨床實驗，和另一組人馬畢思理、李慶雲等人，同樣蒙受極大的社會壓力。但是日後證明，台灣 B 型肝炎疫苗注射計畫之所以這麼成功，當年主持這兩個先導計畫的畢思理、李慶雲和羅光瑞，功不可沒。同時，這個計畫也從此為羅光瑞小組開闢出肝炎疫苗試驗的新路線。

　　在這個計畫之後，羅光瑞及榮總的蔡養德、李壽東、吳子聰等人，又接續進行了一系列相關試驗，分別是表面抗原陽性但 e 抗原陰性的母親生下的新生兒、非帶原母親新生兒、學齡前兒童、國小兒童、醫護人員等，試驗各種劑量和注射方式的預防成效。這些數據也都成為日後 B 型肝炎防治計畫的重要數據，以便逐步把防治對象由新生兒推展到全民，以逼近（不太可能達成，只能說逼近）最後目標：讓 B 型肝炎在台灣絕跡。

　　由於台大肝炎小組完全沒有參與疫苗注射的臨床試驗，而台大小兒科李慶雲和畢思理合作也只是短期，李慶雲的研究重心並未擺在肝炎疫苗上。因此，疫苗臨床實驗便成為榮總肝炎小組最有利的切入點，也算是異軍突起。

　　回想起當年不顧社會及同儕反對聲浪，進行疫苗臨床實驗，羅光瑞也有點不解：「到後來，我自己都奇怪：我是胃腸科的臨床醫師，為什麼要冒險來做這些呢？可是我真的是一走進病房，就覺得

愧對（肝癌、肝硬化）病人，因為我沒有一點辦法。不過，現在我倒覺得，我這一生中間，就只有（疫苗試驗）這一件事情算是對病人真正有一點幫助的。」

丁農的第一句話

「以前做學生時，丁農來上課，第一堂課第一句話就是：預防重於治療，」李壽東回憶：「如果要做內科醫師，你一定要知道如何預防。因為老實說，沒有幾種病是內科醫師治得好的。」

李壽東顯然沒有辜負師訓，因為此後數十年，他的臨床研究重心果然都擺在「預防」上，承接了羅光瑞為榮總胃腸科開創的疫苗試驗路線。

李壽東的成長背景很特別，兩岸三地都待過。雖然他生於中國大陸福建省，但中學教育卻在香港完成，而大學則進入台灣的國防醫學院。國防醫學院畢業後，李壽東便進入榮總，由住院醫師一路升到胃腸科專科醫師。

1981年，唐廷贊正和羅光瑞合作一個長期追蹤慢性肝炎病人的研究，由於資料繁重，特別找李壽東幫忙整理病歷資料，兩人因而相識。而這也是李壽東生平第一遭發表國際學術論文。

次年，唐廷贊邀請李壽東到他位於美國南加州的實驗室進修一年。當時唐廷贊是美國南加大醫學院教授，同時也任職於亨丁頓紀念醫院（Huntington Memorial Hospital）的肝病中心，而李壽東主要是待在亨丁頓紀念醫院，從事臨床醫學研究。這段期間，兩人合作發表了不少論文，其中也登過《新英格蘭醫學期刊》。

「我們的資料比較多，可是他比較會寫（英文論文）。所以早期

我們合作的論文大部分都是由他來寫；或是我們寫，他幫忙改。」

　　1980 年代初期，李壽東正好趕上羅光瑞開始新生兒 B 型肝炎疫苗臨床試驗的時候，加入胃腸科。也因此，幾乎所有這方面的相關研究，他都參與了，不只是第一個巴斯德廠疫苗的試驗，也包括後續的一系列相關研究。

李壽東固守肝炎防治

　　1984 年，也就是羅光瑞擔任台中榮總院長兩年後，李壽東升任台北榮總胃腸功能室主任，從此在榮總肝炎研究團隊中，扮演更吃重的領導角色。除了研究路線外，李壽東還從羅光瑞那兒承襲到原有的低調作風：很少主動宣揚自己的研究成果。

　　「榮總的確是比較不會表現，」李壽東承認：「因為羅院長性格就是這樣，沒辦法。他不喜歡我們去找報紙做宣傳，他鼓勵我們到國外發表論文就好，不要到處亂吹。所以你看，我們（胃腸科）的記者會這麼少，院裡公關最氣我們了。」

　　然而，記者會開得少，並不代表拿不出東西來。例如，1988年，榮總肝炎團隊就有一篇論文登上最頂尖的《刺胳針》期刊，相當難得，但是知道的人卻不多。

　　這篇以李壽東掛第一作者、羅光瑞掛第二作者的論文，主題是探討剖腹生產是否可降低 B 型肝炎的母子垂直感染機率。如果垂直感染真的是發生在產道裡頭，那麼剖腹生產應該會降低感染。果然，他們得到了肯定的答案，證明剖腹生產的確可以降低 B 型肝炎母子垂直感染的機率（後來 AIDS 也發現同樣情況）。

　　但是不重宣傳，多少還是會吃虧，尤其是在張羅研究經費的時

候。最明顯的例子莫過於新生兒疫苗臨床試驗長期追蹤計畫。

　　這項計畫自 1981 年 10 月間開始後，雖然很快就完成預期任務，替衛生署蒐集到寶貴的注射資料，但後續追蹤試驗一直沒有停掉，如今已進入第十七年。

　　為何要持續追蹤當年參與試驗的幼兒？重點何在？

　　「這是全世界最早的幼兒注射 B 型肝炎疫苗追蹤試驗，可以

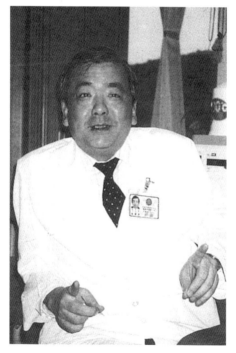

李壽東：「1990 年代，儘管外面高薪挖角很嚴重，但是台北榮總胃腸科十八個醫生，為什麼沒一個肯走？因為這裡有研究環境，可以申請計畫、發表論文；看起來好像沒什麼大不了，可是等你第一篇論文在國際期刊上登出來，那種高興，比什麼都強烈，是完全不一樣的，嚐過才會知道。」

（楊玉齡 攝）

說是最先進的，」李壽東指出，例如他們就曾發現，高危險群新生兒在追蹤三到五年的期間，少部分試驗者會出現自然追加免疫（natural booster）的現象，也就是遭到 B 型肝炎病毒入侵，但血清裡卻找不到表面抗原及核心抗體，唯有表面抗體突然增加，而肝細胞裡也沒有病毒繁殖的現象。

換句話說，這項長期追蹤試驗對於探討新生兒注射疫苗的各種變化，意義重大；然而計畫進行了五六年，國科會就認為「夠久了，不必再做了。」

雖然斷了炊，羅光瑞和李壽東還是認為，像這樣一個世界最先驅的追蹤計畫輕易喊停，實在太可惜，況且這個實驗的花費其實很低，每年一百萬元就足夠了。因此，即使這些年來該計畫的贊助經費時斷時續，他們還是想盡辦法，由其他地方挪動經費來補貼，讓這個長程追蹤研究能夠維持下去。

怎麼會這樣呢？衛生署方面不是也有專案補助肝炎研究的經費嗎？

「衛生署防疫處提供了一兩年經費後，以經費短缺的理由停止補助，」李壽東攤攤手，有點無奈。

不過，雖然在對外宣傳方面，榮總吃了不少悶虧，但在院內，胃腸科的招牌還是頂響亮的。尤其是在進入 1990 年代，地方性私立醫院高薪挖角，公立醫院人才失血嚴重的環境下，以研究為導向的台北榮總胃腸科，卻能穩如泰山，不受影響。

提起這一點，李壽東解釋道，榮總薪水其實不高；表面高，但是不能兼差，不收紅包，所得稅交完後，其實剩不多。因此高雄、台中榮總主治醫師都被外面高薪挖光，反觀台北榮總胃腸科「十八個主治醫師，沒一個肯走。為什麼？因為這裡有一個研究環境，可

以申請計畫，可以發表論文。看起來好像沒什麼大不了，可是等你第一篇論文在國際學術期刊上登出來，那種高興，比什麼都強烈，是完全不一樣的，嚐過才會知道。」

廖運範建立世界級肝炎檢體庫

長庚是三組肝炎團隊中，最年輕的小老弟。1976年才創院，然後還需要三、四年設立研究環境，因此，廖運範團隊真正開動，已是接近1980年代初。

談到一路堅持臨床研究的動機，廖運範和陳定信不同。在廖運範眼中，師弟陳定信是一個很有使命感的人。他舉了一個例子，1982年和1983年，師兄弟二人分別有論文登上著名期刊《胃腸學》（Gastroenterology），在那個年代，這種成績是滿難得的，因此《民生報》分別採訪他們談個人感想，然後同時刊出。「哈！我和陳定信感想完全不一樣。他說，他已經爬上這座高山，還要爬更高。我說，我已經爬上這座高山了，覺得可以下山了。這個我印象很深刻，因為寫出來，一看，哇，怎麼差這麼多，你看人家多有企圖，多積極；我怎麼這麼消極？」

然而，廖運範雖然自認沒有強烈使命感，但是他在慢性肝炎自然病程方面的研究，卻是國內第一把交椅，再沒有人能出其右；而這條線路又是需要耐心長期觀察，才做得來的。這裡頭很顯然，還有些別的東西支持著廖運範一路走下來。

「我想，我做研究是基於對病人的關心，而不只是興趣，」廖運範自剖：「因為病人的問題就擺在那邊，天天碰到，不曉得怎麼辦，文獻也查不到，只有想辦法解決。所以，我的研究從來沒有脫

離我的病人。」由於這個「研究不脫離病人」的原則,廖運範對於
台大團隊擅長的肝癌研究,興趣缺缺,反而獨獨鍾情臨床上最常碰
到的慢性肝炎。其實早在 1970 年代追隨宋瑞樓時,廖運範就已經
研究過一些學生的肝切片,看到慢性肝炎的現象,留下深刻印象。
此番來到長庚,正好可以深入追擊。

　　廖運範初到長庚,年僅三十四歲,就當上了內科主任,備受院
方禮遇。廖運範其實並不喜歡行政工作,但是他料準了,頭幾年沒
有材料可以做研究,因此把這段期間當作實驗準備期,一方面透過
當時核醫科主任黃妙珠醫師的幫忙,就肝炎標記檢查之便,開始蒐
集病人的血清以及肝切片檢體;另一方面,也把長庚內科的大方向
搞定。然後,廖運範便辭去主任職位,進實驗室大展身手。

　　對於外傳長庚大老闆很霸道,廖運範覺得傳言不正確,「王老
闆其實是很明理,可以溝通的」,至少,在他本人,院方對他做研
究的支持度,可以說是仁至義盡。做慢性肝炎,要保存大量血清檢
體,冰箱買不完,不如建一座冰凍庫,院方二話不說,就撥款幾
百萬,建了一座十幾坪的冷凍庫。現在裡面已經儲存了大約五十萬
支血清,放眼全台灣,公立醫院也沒有這樣大手筆投注給醫師做研
究的。另外,人員擴增後,空間不夠用,廖運範反應上去,院方就
給了空間,「我這實驗室,連那個冷凍庫,差不多三百坪,是滿大
的。」

　　另外,院方也願意在行政系統上,給廖運範方便,特別撥一個
全職助理,幫忙廖運範整理病人資料,鍵入電腦,並且主動連繫追
蹤。而且和台大、榮總等老字號公立醫院相比,長庚也的確給病人
更多的方便,讓很多急性肝炎病人容易住院,所以醫師也可以蒐集
到更多臨床資料。凡此種種,都使得廖運範團隊更能夠建立起牢固

的醫病關係，進而蒐集到舉世無雙的大量肝炎檢體資料，這點連恩師宋瑞樓也要羨慕三分：「廖運範有很多（肝病檢體）材料，世界上頂多的就數他了。」宋瑞樓解釋，台大做肝穿刺切片，通常同個病人，只做過一次，很少做到兩次，至於做三次的，非常稀少；但

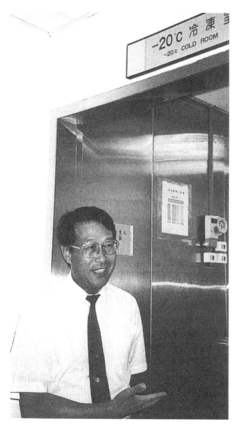

不要小看廖運範背後這間冷凍庫，雖然只有小小十來坪，裡面卻藏有五十萬支血清，是台灣慢性肝炎自然病程材料最豐富的寶庫。　（楊玉齡 攝）

是長庚不同，很多病人都在三個不同時期做過肝切片，最少差不多也有兩次，做得到這樣的，「世界上只有他一個人。」

長庚率先提出三階段說

當然，廖運範團隊能夠累積到今天這樣豐厚的材料，院方支持以及肝病病人都只是後盾，主動出擊的衝力還是要靠廖運範自己。

「要讓東方病人做肝穿刺，其實不是很容易。抽血容易，但是拿一根針刺進肚子，大家想了就害怕。因此，醫師和病人的關係必須很好，他完全相信你，才會配合你，接受這個東西。老實說，我們這個團隊是花了很多時間，去跟病人解說的。」不過，廖運範也強調，這樣做並不是在騙病人，而是因為，一來，肝穿刺在早期是判讀臨床徵狀很重要的指標；二來，慢性肝炎病程起伏很大，病人也有很多疑問，但沒辦法解決，除非能看到肝臟內部發生什麼情況，所以要做肝穿刺。廖運範也附帶利用這些檢體進行病理、免疫病理、免疫學及分子生物學研究。

經過多年研究，長庚團隊率先提出，B 型肝炎自然病程及致病機制可以依序分為三期：高複製期、低複製期以及不複製期。第一期高複製期的特徵為：臨床病徵極輕微，但是血清裡病毒含量很高，肝中具有游離型的病毒 DNA，e 抗原呈陽性，而肝組織活動性低；顯示出，宿主在這個時期對 B 型肝炎病毒處在和平共存的「免疫容忍」階段。進入第二期低複製期後，病情會出現一系列的緩解與復發，血清裡的病毒 DNA 含量逐漸下降，e 抗原及 e 抗體轉換中，不一定是陽性或陰性，但是肝組織裡，會出現很明顯的慢性活動性肝炎特有的變化；顯示出，宿主正在進行間斷但持續的努力，

用他的免疫反應想要毒殺病毒，阻止病毒複製，因此也可以說是處在「免疫清除」階段。第三期為不複製期，這時，病毒的複製已受到抑制，病人的臨床徵狀不再明顯，血清裡無法測出病毒 DNA，只剩下已嵌入肝內的病毒 DNA，e 抗體陽性，肝組織的變化也很輕微，甚至無活動性。

如今，這已成為醫學教科書的內容了。這個三階段學說，最早就是長庚廖運範團隊開始的，光針對這個主題，他就剝繭抽絲，寫過十幾、二十篇論文，其中一篇滿完整的經典論文，由弟子朱嘉明掛第一作者，1985 年發表在《肝臟學》期刊上；而且持續研究，弄得最清楚詳細的，也是長庚。

不過有點可惜的是，1987 年左右一名香港學者提出非常類似的圖，只是做了些修改，就把國際上的榮譽搶了些去。另外，陳定信在 1993 年為《科學》（*Science*）期刊，寫過一篇台灣肝炎研究的回顧論文，裡面提到 B 型肝炎自然病程時，所用的圖與廖運範團隊 1980 年代中後期做出來的詳圖神似，但朱嘉明的論文未獲青睞引用，也是一件憾事。畢竟《科學》是最有權威的幾家期刊之一，而且這篇論文又是整體回顧，頗有點蓋棺論定的味道。這樣的結果，對於長期研究 B 型肝炎自然病程的長庚團隊，只能徒呼奈何。

不過話說回來，廖運範認為，這些年來最快樂的是，「研究成果可以馬上用到病人身上。」舉個最實際的例子，在觀察研究 e 抗原消失轉換為 e 抗體的「血清轉換」（seroconversion）後，現在廖運範已經有辦法告訴病人，臨床上肝功能檢驗項目 GOT、GPT 升高，代表什麼意思，肝臟裡面究竟發生了什麼事。

另外，他還可以預測病人需不需要治療。因為有些時候不必用干擾素治療，過一段時間，病人自己會好。「這些東西弄清楚後，

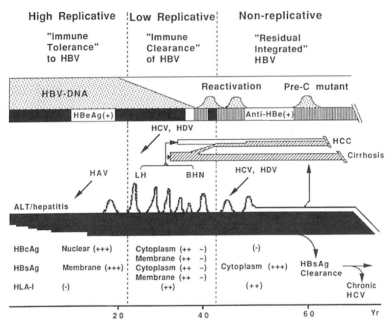

長庚團隊提出的 B 型肝炎自然病程及致病機制的三階段圖，由左至右分別
是高複製期、低複製期以及不複製期。三階段圖最早是在 1985 年提出的，
此圖為新的 1994 年版本。　　　　　　　　　　　　　　　（廖運範 提供）

我們安慰了很多病人，同時也節省了很多病人的錢，告訴他不用
去打干擾素，因為一打就四個月、六個月，不但花費大，可能還有
些副作用，」講到這裡，廖運範下了一個總結：「也就是說，這些
關於慢性 B 型肝炎病程的研究，對於治療對象、時機及藥物的選
擇，可以有很大的幫助。」

　　的確是呼應了他的「研究不脫離病人」原則。

第8章

神農坡上的春天

　　1980 年，國科會計劃推動抗生素相關科技，主委徐賢修赴美求才，來到波士頓。這天晚上，徐賢修和一群旅美學人共進晚餐，席間對大夥談起，想要建立台灣的抗生素工業，但是卻到處找不到合適人才，他想找 Pfizer（輝瑞藥廠）的人。學人之一的田蔚城，聞言哈哈大笑：「我就是 Pfizer 的呀。」徐賢修連忙追問田蔚城的研究領域。沒想到答案正是抗生素。徐賢修不禁問道：「那你為什麼不回來？」田蔚城開玩笑道：「你們沒請我，我怎麼回來？」徐賢修精神一振：「這話當真？」

田蔚城「蘇武牧羊」十九年

　　一年後，田蔚城打包返回闊別十九年的故鄉，結束他所謂的

「蘇武牧羊」歲月。

　「十九年這個數字我記得很清楚，因為剛好和蘇武牧羊一樣久。」

　除了國科會的聘書外，田蔚城口袋裡同時還有另一張陽明醫學院（陽明大學前身）院長韓偉核發的聘書。受聘過程大同小異，也是人在國外就被韓偉相中，聘回台灣任教。當時陽明醫學院還非常年輕，才剛成立五六年，教職員年齡都非常輕，算起來，四十出頭的田蔚城還是微生物暨免疫學研究所（簡稱微免所）的第一位正教授。

　田蔚城最初打算利用國科會推動科技的力量，再加上陽明醫學院的學生，建立起一個完整的抗生素工業系統。事後卻發現，「那些都是一廂情願的想法啦，事實上根本不是那麼回事。」等田蔚城回到台灣，國科會主委已經換人了，從徐賢修變成張明哲。田蔚城看了這個狀況，心想還是專心回陽明教書吧。

　就在這個時候，李國鼎大力推動生物技術。1982 年 2 月，李國鼎召開全國第二屆科技會議，把 B 型肝炎和生物技術列入八大重點科技；同年 8 月，經行政院核准，正式通過。其實早在列入重點科技前，衛生署方面就開始推動肝炎防治，而且 B 型肝炎疫苗的臨床實驗也已於前一年在羅光瑞和畢思理、李慶雲小組手下開動。反觀生物技術，進度就慢得多，最關鍵的問題是，到底要由哪個單位來推動繁複的準備工作？經過一番考量，上頭把這個大任指派給國科會生物組客座專家田蔚城。後來國科會改組，成立生物處，就由田蔚城出任第一任生物處處長，負責推動全國生物技術以及 B 型肝炎防治計畫中與生技相關的部分。

　1982 年年初，國科會在台北市國軍英雄館辦了一場大型遺傳

工程研討會，請來許多傑出旅美學人，包括王倬、黃周汝吉、吳瑞、沈哲鯤、涂振北等人。雖然在這之前幾年，國內也曾斷續辦過一些遺傳工程研討會，邀請海外學人回國分享學術經驗，但是無論規模、氣勢都不比這次，也因此，國軍英雄館這場會議被視為國內生物技術推廣的一個里程碑。

負責籌備這場盛會的，正是當時國科會生物處處長田蔚城。

「那等於是我在國科會負責的第一個任務，」田蔚城遙想當年盛況：「白壽雄從頭到尾跟我一起跑，另外，教育部科技顧問組組長陳舜田是我的合作夥伴。如果記得不錯，那些大教授就回來了十八位。這裡面所有的東西，李（國鼎）老先生都非常有興趣，從頭聽到尾。」

雖然這時田蔚城已把工作重心由陽明轉到國科會，但是他奮力推廣的生物技術種子，卻飄回陽明的神農坡，發芽、茁壯，漸漸把一群三十出頭的年輕學者匯集起來，形成一個清新、蓬勃的生命科學新團隊，日後更進而演變成國內肝炎基礎研究的另一個重鎮。

羅時成為母親念完博士

「1982年，我本來還在陽明醫學院共同學科做肝癌細胞株電子顯微鏡實驗，」羅時成回憶：「但是1982年初國軍英雄館那場生物科技大會，以及參加周芷所主持的電子顯微鏡看 DNA ／ RNA 雜交結構，對我是一個相當大的衝擊。」

比較起來，羅時成走上肝炎研究的路子比許多同僚更為曲折。

如果說，國軍英雄館那場盛會是他研究路線上的轉捩點，那麼，拿博士就是他事業方向上的轉捩點。

　　羅時成師大生物系畢業後，到民權國中教書。雖然師大是以訓練學生的教學能力為重點，對於研究方面的啟發非常淺薄，但是由於受到教胚胎學的王熙教授的影響，羅時成大三、大四就做過一些簡單的動物生理實驗，覺得滿有興趣。擔任國中老師期間，羅時成也熱心指導學生做實驗，並且還在科展裡得到佳作。不過，這些對他來說，都只是興趣而已，和事業生涯扯不上關係。

　　但是羅媽媽可不是這麼想。

　　迫於時代背景，她今生最大的遺憾就是沒有機會受高等教育；但是她誓言，要讓她的子女把潛能發揮到極致。羅時成排行第二，上面的姊姊功課非常好，台大藥學系畢業後，就出國留學去了。如今，羅媽媽也開始聲聲督促羅時成，切不可自滿，目光要放得更遠大些。

　　在母親和女友的雙重壓力下，羅時成放下快樂的國中老師生涯，赴美深造。經過一番申請程序上的折騰，羅時成和三位有志更上層樓的同窗，來到威斯康辛州北部一個小城，攻讀為期一年的碩士班。

　　十個月的課程轉眼即過，眾人星散四方。羅時成與女友同時申請進入韋恩州立大學（Wayne State University），跟隨一位胚胎學者，攻讀博士。

　　賣力打工，幫女友找房子安頓，羅時成入學前的暑假過得很充實。然而，暑期過後，一切都走了樣。女友從台灣回來，安頓好之後，告訴他，家人反對兩人交往，必須跟他分手。

　　接下來，課業也遇到麻煩。從小學校轉到大學校，要求標竿自然提高，而且又選了一門許多中國學生不敢修的難課，硬撐到底的結果是一個大 C。研究方面，羅時成剛進來，老闆就升官當系主任

去，人影難得一見，只有一堆學生放牛吃草，因此這方面進展也很緩慢。「再加上那時也還沒進入研究領域。老闆問這個也不懂，問那個也不懂，更覺得自己差勁。」

諸事不順的情況下，羅時成心神沮喪，開始回憶「美好的舊日時光」，懷念起民權國中教書那段愉快的歲月，愈想愈覺得歸心似箭，終於提筆寫信，稟告母親大人：我要回來囉，不想再念了。

回信飛快的送到羅時成手中：不准，你好歹給我拿個博士才准回來。

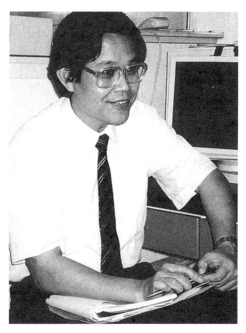

羅時成：「我常常對新生說，我是到三十多歲才知道什麼叫做科學，我真希望你們能在二十出頭的時候，就知道什麼叫做科學。」　　（楊玉齡 攝）

這封措辭強硬的回函並沒有激怒羅時成，相反的，卻激起了他心底的孝思。想到大姊結婚生子，放棄學位；想到小妹近年為了婚姻也與母親決裂；想到母親辛苦了數十年，眼看心願幾乎要全盤落空，「因此，我覺得無論如何，一定要為母親拿到博士學位。」

出發點雖然是為了孝思，然而定下心後，研究卻漸漸開竅，原本怎麼也切不著的色素細胞電子顯微鏡切片，開始摸到要領。1979年，等羅時成畢業拿到博士學位時，甚至還幫老闆的實驗室建立起一整套純化色素細胞的技術，造福一串學長、學弟，跟著他拿到學位。來的時候，是吳下阿蒙；走的時候，儼然已是台柱。

「因此我雖然是 1980 年就離開，但是一直到 1988 年，還有那邊的論文發表，」羅時成忍不住好笑，不過，旋即收起笑容：「但我每次和學生談起這件事，都會提到，最感謝的應該是我母親。」

最佳拍檔：張仲明與胡承波

由於去留關鍵時刻的一念之差，羅時成順利念完博士，結婚生子，並回到台灣，進入新成立的國立陽明醫學院任教。

回來後，羅時成面臨的第一個問題是，應該做哪些研究？翻翻同事資料，發現其中兩位的研究方向可能可以合作，他們是微免所的張仲明跟醫技系的劉武哲，於是羅時成便主動與他們聯絡。

第一次見到張仲明，是學校在圓山動物園舉辦的自強活動，羅時成嚇一跳：咦，這個菸不離手的人哪裡像科學家，根本就像商人嘛。張仲明的外表的確和一般人印象裡的學者大不相同，一副很社交型的外表，菸癮又大，羅時成看得嘖嘖稱奇。

然而，時間驗證「人不可貌相」這句古諺。接觸多了，羅時成

才發現，公子型的外貌下，還有另一個更深沉的張仲明。

　　張仲明和胡承波是國內生命科學界裡挺有趣的一對夫妻檔。兩人是東海大學生物系同班同學，畢業後一前一後進入美國天普大學（Temple University）深造，博士後一同進入美國國家衛生研究院，然後又連袂返回台灣，一個任教於神農坡上的陽明醫學院，一個任職於神農坡下的榮總教學研究部。學術界夫妻檔很多，原本也沒什麼可怪的，不過，張、胡比較特別的是，兩人在外顯個性上差異極大，不像其他夫妻檔，通常看起來就是一個調調兒。和張仲明不同，胡承波外表嚴肅，不喜歡熱鬧，說話和做事都有股一絲不苟的味道，不是嘻嘻哈哈型的人。簡單的說，胡承波的言行舉止就很符合大眾心目中的科學家形象。

　　但是這兩人在工作上，始終是最佳拍檔。有人從旁觀察指出，張仲明的點子多，設計能力強；胡承波執行能力強，兩人聯手，真是再理想也不過了。於是，很多人便把張仲明、胡承波歸入「互補型」的夫妻檔。

　　兩人間的差異真有這麼大嗎？

　　張仲明微笑搖頭：「很多人都覺得奇怪，我們兩個人怎麼會在一起，覺得我們一點都不相像。其實，我們的基本個性、對人生的價值觀，都非常接近。」骨子裡，張仲明比一般人想像來得嚴肅，而胡承波則比一般人想像中來得浪漫。至於兩人的行事作風，節奏都是一樣的明快。這一點，充分顯露在他倆學成歸國的過程中。

　　兩人在學術研究領域都很早開竅，很快拿到免疫學博士。張仲明並在母校天普大學擔任兼任助理教授，並且還進到美國國家衛生研究院做研究，前途非常看好，甚至連一些美國著名的長春藤聯盟大學都要給張仲明教職。然而，夫妻倆卻早早打定主意，做完博士

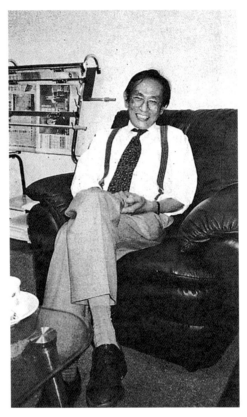

張仲明曾有一段與著名分子擦身而過的憾事：留美期間，有一次張仲明在做 SV40 大 T 抗原實驗，意外發現另一個分子量約為五萬三千道爾吞的不知名分子，與大 T 抗原一塊沉澱。誰知數年後，這個不知名分子突然大紅大紫，原來，它竟然在細胞癌化或凋亡方面扮演了重要角色，它就是 p53 蛋白質。　　　　　　　　　　　　　　　　　　　　（楊玉齡 攝）

後研究便要回台灣。他們看得很遠，如果留在美國，展望未來，頂多就是當一個很不錯的教授，做做研究，帶帶學生，假日出海駕帆

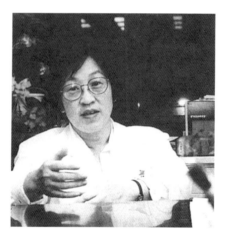

與配偶合作研究最大的好處是什麼？胡承波：「討論機會多呀，因為隨時想到都可以講，而且我想，相互間的了解也比較深。」 　　　（楊玉齡 攝）

船，或是開開小飛機，而這些並不是他們理想中的美麗人生。

　　回國前，胡承波已經懷孕，但是兩人完全沒有顧慮綠卡、孩子身分等問題，很明快的決定要把孩子生在台灣，將來的教育也在台灣；至於綠卡，也是一回台灣就處理掉了。「他們做事真的是一點兒都不拖泥帶水，比我們想像深入得多，」羅時成感嘆：「我那時帶著綠卡，每年回美國一趟，一直拖了五六年，覺得實在太累了，才跟太太說：算了，我不要這張綠卡了。」

　　此外，張仲明夫婦的胸襟肚量也令羅時成印象深刻。

　　1980 年，剛回台灣的羅時成，實驗室設備就只有一台冰箱，其他就是幾樣自己從美國帶回來的小東西；研究方向也是茫茫然，不知如何開始。

　　這個時候，多虧張仲明夫婦適時伸出援手。他們把羅時成請到

家裡吃飯，並且把台灣的情形講給他聽，甚至連自己的研究計畫內容也亮給他看。

「然後，你想都想不到的，我問張仲明為什麼要發展台灣的細胞株？他說，『我要 put Taipei on the map』（我要讓台北在世界學術領域出頭），那種眼光，那種豪氣！」羅時成讚道：「所以，我真的是從他們夫婦身上學到很多，包括他們的肚量，一點都不小器，盡量幫助別人，讓我真切體會到，你要把從前人得到的幫助，拿來幫助後面的人。可以說，同儕中，科學上對我影響最深的，大概就是他們夫婦了。」

不老的美女吳妍華

在張仲明借錢、出力協助下，羅時成總算可以先採買些基本材料，讓實驗室開張，開始進行肝癌細胞株的電子顯微鏡切片研究。

接下來的一年是辛苦耕耘的日子。羅時成每天早出晚歸，盡量把握時間，建立自己的研究路線。由於每天都是弄到七晚八晚才回家，搭不到交通車，只好改搭最後一班採買車下山。生化科的吳妍華也是採買車常客，兩人因同事結緣，也開始聊起科學。吳妍華比羅時成早一年回台灣，當時正在研究導致女性乳癌的反轉錄病毒。羅時成對於基因調控主題很有興趣，因此也常向吳妍華請教。

提起吳妍華，又是另一個「人不可貌相」的例子。

和一般女教授素樸樸的妝扮不同，吳妍華外型亮麗搶眼，臉蛋清秀，一頭大波浪長髮，細跟高跟鞋，不論身著窄裙套裝或褲裝，都能散發出一股春青貌美的氣息。而且，最最令陽明師生嘆服的是：吳老師的美貌二十年如一日，不曾褪色，雖然徒弟都當了教

授，自己看起來還是三十出頭的模樣，簡直就是電視廣告「我是你高中老師」活生生的例子。

　　不過，千萬不要被她風姿綽約的外型給騙了，如果有人以為她是個花瓶，可就大錯特錯。這些年來，她在同僚中的響亮聲名，完全是用硬碰硬的真功夫，自己掙來的。而且她的個性也不像外顯那般女性化，其實很強悍爽朗，做起實驗來，更是認真非常，手下學生沒人敢打混。

　　一流頭腦、認真的態度再加上強悍的個性，吳妍華在實驗室裡如魚得水，天生就是做研究的料子。而且她帶學生的能耐也是高人一等。吳妍華實驗室出來的學生，幾乎個個都很優秀，看在經常為學生傷腦筋的同事眼中，真是羨慕不已。

　　「為什麼每個老師帶學生的方式都不同，有人覺得可能跟我們

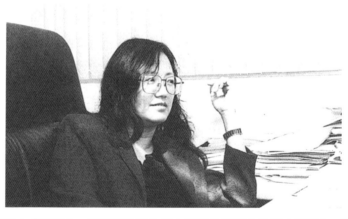

吳妍華：「基本上，我很喜歡我的博士班學生出國去做博士後研究，因為他們前面全部的教育都是在國內，不是很有自信，但出去後，往往會發現我們這兒的訓練一點兒都不輸給國外，自信心就上來了。」　（楊玉齡 攝）

自己的老師有關。因為我的博士指導老師滿嚴的，」吳妍華指出：
「不過，經過這麼多年觀察，我發現除了受以前老闆的影響外，應
該也是每個人個性的關係。」吳妍華帶學生喜歡有話直說。基本
上，她是不挑學生的，只要研究生找上門，她通常都會給他們機
會。學生表現不好，她也會好好的跟對方檢討分析。但是，如果真
正遇上只想混文憑的懶骨頭，吳妍華可不會心慈手軟，她會很堅定
的「請學生離開我的實驗室」。

在指導學生上頭，吳妍華最在乎的是有沒有心：「做生命科學
不像做物理或數學，需要過人的天分，只要中等資質就可以了。最
重要的是『有心』。如果有心，即使試不出來，我們還是可以一起
檢討，找出問題的。」

1982 年，田蔚城開始推動以基因工程來生產 B 型肝炎疫苗的
大型研究計畫，鼓勵國內學者投入。田蔚城很明白，B 型肝炎血漿
疫苗遲早有一天會被淘汰，換成基因工程疫苗。雖然原則上可以跟
默克藥廠或巴斯德藥廠引進技術，但是國內如果能自己開發，當然
更好，就算沒有做到最後商品化階段，多少也是我方疫苗談判的籌
碼。參與這個計畫的單位很多，包括中研院、陽明醫學院、台大醫
學院以及國防醫學院，但是最主要的還是中研院和陽明醫學院兩個
小組。

陽明醫學院這邊，吳妍華相當積極，很快就決定要參與，同
時也順便邀羅時成一塊兒加入。小組成員還包括同是生化科的朱廣
邦，以及醫技系的劉武哲和丁令白。

丁令白比羅時成晚一年回國，博士專攻生化研究，和羅時成一
樣，原本沒有接觸過分子生物學，因此 1982 年國軍英雄館那場盛
會，對她的研究生涯也是一個關鍵。另外，同年暑假國科會生物處

又延聘了吳期平及他的博士班學生嚴卓然，以及兩位年輕的博士李昭鋐和林敬清，在台大生化所林榮耀實驗室辦了一場較小型、但是更專門也更紮實的分子生物學研習營，羅時成和丁令白全程參與，收穫豐盛。「那時對我們幫助最大的是李昭鋐，」羅時成回憶：「李昭鋐是輔大生物系和台大微免所畢業，在印地安納大學拿博士，然後進冷泉港實驗室做博士後研究。那場研習營除了教我們技術外，李昭鋐還給了我們很多東西，包括 DNA 質體等。」

基本上，陽明遺傳工程五人小組還是以朱廣邦、吳妍華、羅時成和丁令白四名年輕博士為主，醫技系系主任劉武哲扮演的比較是後備支援角色，負責蒐集臨床肝炎病人的血清，做為小組的研究材料。四名主要成員中，來自澳洲的朱廣邦早就研究過酵母菌的遺傳工程，最具有分子生物學實戰經驗，因此被推選為召集人。吳妍華的博士後是做 DNA 限制酶的研究，所以也可以算是比較接近分子生物學的背景。因此，四人分工成兩組，由朱廣邦帶著丁令白一組，吳妍華則搭配羅時成一組。

五人小組剛成立時，經費還不是那麼充裕，但是大夥都很興奮，決定同心協力完成這項任務，於是，大夥有錢出錢，有力出力，把自己實驗室的儀器都捐出來共用，這麼一湊和，倒也算是小有規模。

比較意外的困難反倒不在技術或物質上，而是在周遭親友的心理層面。羅時成舉例：「當時岳父母正和我們同住，一聽說我要研究肝炎病毒，都很擔心，害怕被傳染。」不只是親友，甚至連具備醫學背景的同事都有戒心，深怕研究小組動過手腳的病毒會汙染到他們。好在這股恐懼心理只是局部、個人的，並未演變為全面性的反對，小組人員還是可以謹慎小心的工作。

　　這段時期是台灣分子生物學的發軔期。陽明五人小組和中研院的小組難免有些互別苗頭的味道，大家都想率先選殖出 B 型肝炎病毒基因。陽明小組成員比較年輕，除劉武哲外，都只有三十出頭，投入情況只能用「狂熱」兩個字來形容。

　　他們日以繼夜的趕工，每天都工作得很晚，而第二天又一大早開工。為此，羅時成還特別讓太太以及兩個年幼的小孩回高雄岳家，暫住一段時間。四個年輕人除了趕計畫外，還可以乘機相互切磋觀摩，學習別人的研究長處。例如，朱廣邦對實驗的控制做得很好；吳妍華則在實驗策劃和設計上，效率特別高，羅時成回憶：「第二天要做的工作，吳妍華準備工作前一天晚上都會先安排好，

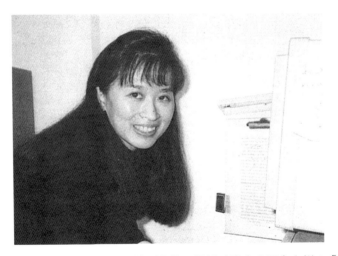

為什麼丁令白總是堅持把論文做到完整、精緻才發表？丁令白說：「我想關鍵在於你希不希望你的東西有比較大的影響力。因為有時候，論文是可以寫短一些，發表篇數多一些，但是可能變成沒有幾個人會去看。我自己的觀點是，既然做研究這麼辛苦，當然希望辛苦後的成果能對這個領域有貢獻。」
（楊玉齡 攝）

第二天一大早來，就有東西可以做了。」

　　實驗進行得很順利。劉武哲取來病人的血清，分離出病毒後，先由朱廣邦和丁令白負責抽取 B 型肝炎病毒的 DNA。然後，抽出的 DNA 再交給吳妍華、羅時成，用限制酶切割，與載體 DNA 連接後，送入大腸菌，再選殖重組成功的質體。由於之前已演練許久，結果，1982 年 10 月正式實驗時，一舉就選殖成功。陽明小組快樂得雀躍不已。不過，稍後就聽說，中研院植物所周德源那邊也選殖成功。所以接下來，還要再看看是哪個小組所選殖的基因能夠先在宿主細胞表現（expression，即做出正確蛋白質分子）。

　　但是在定基因序列方面，陽明小組的技術仍有瓶頸，需要突破。他們的做法是派人到海外取經去。

　　得知陽明小組選殖 B 型肝炎表面抗原基因片段成功後，國科會生物處處長田蔚城非常高興，馬上加給他們更好的儀器、設備。後來，看到他們在定序上頭遇到困難，田蔚城又提供贊助，要送一位成員出去進修相關技術。於是，小組派定羅時成於 1983 年 9 月，前往美國約翰霍普金斯醫學院黃周汝吉院士的研究室，進修半年。

　　「我在霍普金斯半年，才算是真正學到分子生物學，」羅時成指出。在那兒，羅時成從頭學習如何抽取傳訊核糖核酸（messenger RNA，簡稱 mRNA），如何完成定序等整套分子生物學，全面加強他在分子生物學上的功力，不論是基本概念或是操作技術。

搶搭台灣頭班生技列車

　　1984 年初，羅時成返回陽明，五人小組的階段性任務也已了卻，於是互道珍重，各奔前程。朱廣邦轉到山下的榮總教學研究部

任職。羅時成還是繼續 B 型肝炎研究，走到更基礎的部分。吳妍華雖然轉了方向，改為研究鏈黴菌，但是多年後又回到肝炎領域，以 C 型肝炎研究，揚名海內外。丁令白倒是一直固守著 B 型肝炎病毒，從此沒有變過。

1985 年，小組解散後，丁令白藉輪休之便，前往舉世聞名的冷泉港實驗室進修一年。「回來後轉到微生物暨免疫學研究所，我們的實驗室就開始轉向研究 B 型肝炎病毒基因的表現，也就是基因轉錄的調控方面。」

丁令白解釋，當時她很想問的是，B 型肝炎病毒為何主要是在肝細胞引起病變？很可能的原因在於它能影響肝臟細胞。而這又可能與病毒的接受器（receptor）有關，因為病毒的一切表現，都必須先經過接受器，進入細胞後，才可以進行轉錄、複製或是轉譯等工作。而且當時世界上雖然也有幾個小組在研究 B 型肝炎病毒的接受器，但是一直還沒有做出明確的結果。丁令白實驗室便想從病毒基因轉錄調控的角度，深入追蹤 B 型肝炎病毒在肝細胞致病的機轉。沒有想到，這麼一路追下去，轉眼就是十二、三年；而當年那個不懂分子生物學的年輕女孩，也變成這個領域的世界權威了。

中研院小組這方面的後續發展就沒有那麼活躍了，主要原因還是在於環境壓力。任職於中研院植物所，卻把重心擺在屬於生物醫學領域的肝炎病毒上，聽起來似乎總有點兒格格不入。也因此，周德源不久就放下 B 型肝炎病毒，改為研究水稻基因。倒是郭宗德院士，近年來依然斷斷續續做過一些 B 型肝炎病毒表面蛋白在酵母菌中的基因表現。然而整體說來，中研院植物所已經沒有原先參與 B 型肝炎疫苗基因工程計畫時的那股熱勁了。

而陽明五人小組的成員後來陸續發表了一系列論文，從 B 型肝

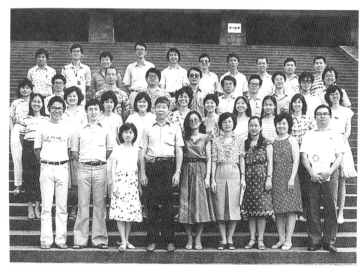

1983 年 7 月，為了分享基因工程經驗，陽明基因工程五人小組舉辦了第一次國人自辦的基因工程入門技術研習會。研習會後全體學員與教師於實驗大樓前合影留念。前排左一為羅時成、左二為朱廣邦、左三為丁令白、左五是吳妍華、右一是劉武哲。　　　　　　　　　　　　　　（羅時成 提供）

炎病毒表面抗原基因選殖成功、定序，到把基因放入大腸菌、酵母菌以及哺乳動物細胞都能夠表現，整個計畫到此可以算是真正告一段落。

　　基本上，田蔚城當年推動的這個大型計畫，只可以算是成功了一半。實驗室的部分，無論陽明或中研院，都順利達成目標；但是後半段的基因工程疫苗產品研發部分，卻因為種種因素，始終沒能落實。反觀中國大陸，這方面的研發成果已經超越台灣。

　　1980 年左右，中國科學院上海生化所在李載平的領導下，開始研究 B 型肝炎病毒基因的選殖，並於 1982 年定出完整的核苷

酸序列〔期間曾獲得美國羅賓森（William Robinson）及德國謝勒（Hans Schaller）的技術協助〕。而北京預防醫學研究院的趙鎧院士，則在同個時期致力發展血漿疫苗，但是品管欠佳，所以 1986年起，改和美國默克藥廠合作，在深圳、北京生產 B 型肝炎酵母菌基因工程疫苗。另外，趙鎧小組還嘗試發展中國倉鼠卵巢細胞（表現 *adr* 亞型的）表面抗原，成果尚可，後來轉移到北京生物製品研究所繼續研發，未來有希望達成千萬劑的量產。

　　因此田蔚城的這個大型計畫遭到一些譏評：這些教授拿了那麼多錢，做出了什麼？我們的（基因工程）疫苗在哪裡？

　　針對這一點，吳妍華提出當事人切身的看法：「這個計畫雖然與疫苗沒有關係，但是最重要的是，我們學了那些技術，而且能親自把它做出來。因此，接下來，我們可以做自己的研究。而這幾個人，現在至少水準都相當高——我不是誇自己，像丁令白就做得非常好，朱廣邦等人也都很好。而且這不是只有我們自己在講，其他像成大蘇益仁教授、台大許輝吉教授等人，也提起過。我們這幾個人，都是當年參與了那個計畫，然後才留下來的，在那之後，感覺好像就有一個（人才的）斷層。顯然那個計畫曾造成很大的衝擊。」

　　也因為這場衝擊，神農坡上的幾名年輕人搶搭上台灣頭班生物技術列車，從此各自開展出一片天空。

第9章

全面注射

　　這一天，許須美懷著忐忑的心情回到家裡，準備向肝炎專家老公陳定信求助，因為她剛剛接下一個「不可能的任務」，千頭萬緒，不知道如何著手。

　　當行政院正式敲定 B 型肝炎疫苗注射政策後，接下來最重要的就是趕緊擬一份詳盡的 B 型肝炎預防注射計畫；至於擬計畫的最佳人選，很自然的落到許須美頭上。頂著衛生署防疫科科長頭銜，兩年前又才完成 B 型肝炎防治計畫，在很多人心目中，這項任務對於許須美來說，想必駕輕就熟。但實際上並不是這麼回事。兩年前，許須美撰寫 B 型肝炎防治計畫時，先前已有很多學者專家針對這個議題，發表意見和研究結果，因此原始素材都是現成的，許須美只要把資料集結彙總起來，就可以完成一份紮實的報告。

　　「但是到了預防注射的時候，可不一樣了，因為基礎完全是零

啊，」許須美解釋，預防注射向來都是例行的，防疫處內並沒有專人在管預防注射的事。再加上，許須美是兩年前，也就是民國70年4月才進衛生署，之前都是在實驗室工作，等於完全不具備衛生行政的實務經驗。

怎麼辦？到底應該如何著手？

陳定信也不清楚衛生行政事務，但是看老婆這麼緊張，不覺得有點好笑：妳就去蒐集資料嘛！事後回憶，許須美很感激：「我覺得這句話對我受益無窮。真的，其實有什麼事不懂就去蒐集資料啊！」

許須美馬上開始行動，第一個要蒐集的是 B 型肝炎篩檢的現況資料。她先用電話調查各醫院，看看有沒有進行孕婦 B 型肝炎篩

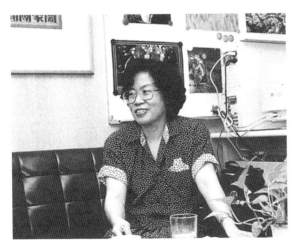

許須美：「在宣導 B 型肝炎防治時，我們工作人員必須要讓民眾了解，B 型肝炎帶原者得到肝硬化、肝癌的機率比較大；但是如果太強調，又會引起已感染者的恐慌，的確是很為難。」 （楊玉齡 攝）

檢。結果不出所料，根本沒幾家醫院在做，因為篩檢試劑當時都是進口的，價格貴得要命。接著，她又四處探聽各種疫苗注射的細部資料，然後便在田蔚城的聲聲催促下，拚命趕工，草擬B型肝炎預防注射計畫。由於各方屬意的都是美國默克廠疫苗，因此，許須美便按照默克的規格、價錢，把注射人數，總共要花多少錢，需要多少人力來進行血清檢驗等各種數據，全都細細的擬算出來。

沒想到，前方談判隊伍不久回報：改用法國賽諾菲藥廠的巴斯德廠疫苗。這下可好，許須美又趕緊重來一遍，數據全部改：默克三劑變成巴斯德的四劑，疫苗單價當然也不同。

半年左右，總算大功告成，許須美交出了B型肝炎預防注射計畫書。接下來，就等著層層長官批示嘍。令許須美非常意外，署長許子秋不但把這份報告從頭唸到尾，仔細的批改，而且還親自跟許須美解釋每一處更改的理由。「我那時真的很感動，本以為署長位置那麼高，怎麼會去看你這個計畫，這些計畫頂多到處長級。沒想到他親自拿下來，跟我說，你這個計畫OK，不過，有一些用詞要斟酌，因為也要顧到民眾的感受等等。所以，他真的是很認真的全本看過。」

全面注射，全球首見

民國72年11月，行政院正式核定B型肝炎預防注射計畫。這是全世界第一個國家級執行的B型肝炎預防注射計畫，預定要以十年時間，逐步讓尚未感染B型肝炎的年輕人得到免疫力。

至於預防注射的對象，則依感染危險性的高低，排定優先順序。在台灣，根據研究資料顯示，母子間垂直感染是B型肝炎流行

病學的特徵，因此，高危險群新生兒成為第一期預防注射的首要對象。再來，由於愈年幼愈容易被感染，所以接下來的注射對象為全體新生兒和幼兒，然後則是尚未感染的醫療工作人員、學齡兒童、帶原者家屬、青少年以及成年人。十年計畫的執行時間訂在民國73年7月至83年6月。最初兩年以帶原產婦的新生兒為對象；第三年開始，推展到全體新生兒，以後再逐年擴大年齡層以及其他感染風險較高的族群（醫護人員以及帶原者家屬）。

　　然而，在實施第一波高危險群新生兒預防注射前，馬上就遇到一個問題：要不要篩檢e抗原？

　　臨床研究顯示，表面抗原帶原孕婦如果也是e抗原帶原，則新生兒除了主動免疫（注射B型肝炎疫苗）外，最好再配合被動免疫（施打B型肝炎免疫球蛋白），才能達到良好的預防效果。反之，如果只是表面抗原陽性但e抗原陰性的孕婦，新生兒只要注射疫苗即可。這麼一來，就有了兩種選擇。第一種是只篩檢表面抗原，凡是陽性的孕婦，一律都給予B型肝炎免疫球蛋白和疫苗。第二種方式是，先篩檢表面抗原，如果是陽性，再檢查e抗原；然後，e抗原陰性的孕婦所生的新生兒只注射疫苗，e抗原呈陽性孕婦的新生兒，才給予B型肝炎免疫球蛋白及疫苗。

　　這兩種方式對於截斷母子垂直感染都很有效，差別主要在於價錢。前者要多花費許多B型肝炎免疫球蛋白的錢，因為表面抗原陽性但e抗原陰性孕婦的新生兒，由臨床試驗得知，只要注射疫苗，就有很好的免疫效果，不需要B型肝炎免疫球蛋白。若以民國70年的新生兒人數四十萬來估計，預計約有七萬名新生兒的母親是表面抗原陽性，但是在這七萬名新生兒中，母親也是e抗原陽性的只有約百分之四十，所以大約只有三萬名新生兒，真正需要疫苗加B

型肝炎免疫球蛋白，另外四萬名新生兒其實只需要施打疫苗即可。因此，第一個方案將會多支出四萬劑 B 型肝炎免疫球蛋白的經費，以當時市價每劑台幣一千元計，等於多支出四千萬元；但比第二方案可減少 e 抗原的篩檢費用。

第二個方案，由於所有表面抗原陽性的孕婦都要再篩檢 e 抗原，因此不會多支出 B 型肝炎免疫球蛋白的花費，但是需要另外支付 e 抗原試劑的經費。若以市價一百五十元，每年七萬名表面抗原陽性孕婦來計算，這筆 e 抗原篩檢費用約為一千零五十萬元。相比之下，第二個方案仍比第一個方案少支出約三千萬元。因此最後決定採納第二個方案：表面抗原陽性的孕婦要再進行 e 抗原篩檢。

不過，這裡所謂的篩檢 e 抗原，並不是直接去檢測 e 抗原，而是利用間接方式來測。這麼做的原因，主要是受限於技術和經費。當時檢驗 e 抗原有兩種方法，酵素免疫法（EIA）和放射免疫法（RIA），這兩種方法所需要的試劑都很貴，而且某些地區醫院也沒有相關的儀器設備。許須美指出：「我們一開始並沒有那麼多經費，再說各地區檢驗人員的素質也沒有那麼高。」陳定信進一步解釋：「那時全台灣在做 e 抗原檢驗的地方，不超過十個，你要怎樣全省推廣？」

他們採用比較便宜而且簡易的變通辦法：利用逆向被動血球凝集法測量表面抗原濃度，然後根據省立桃園醫院柯滄銘的研究數據，來推論受檢者的 e 抗原是否為陽性。因為 e 抗原陽性的帶原者，表面抗原的濃度都比較高。柯滄銘的研究數據顯示，孕婦表面抗原效價高於 10,000 倍時，約有 65% 的新生兒會成為帶原者。但是為了安全起見，不要有疏漏，衛生署把標準再降低許多，規定凡是表面抗原效價在 2,560 倍的孕婦，新生兒一律施打疫苗加 B 型肝

炎免疫球蛋白。預防注射的方法和內容敲定後，就得開始衛生行政
方面的籌備工作。

第一線衛生人員打前鋒

在許須美想來，各地區衛生局局長應該是計畫推行的重要關鍵
人物之一。於是，在計畫推動前，許須美便把各地區衛生局長召集
到衛生署，做了一次很詳細的簡報。「告訴他們之後，我心想，這
些局長回去就會告訴下面的人。誰知等我再打電話給他們的時候，
他們卻說：我們在等妳訓練我們的人啊——他們竟然在等我去訓練
他們的科長及辦事員！」

許須美這才體會到，原來公家行政體系是這個樣子的。沒辦
法，她只好重新再召訓一次，對象改為科長及承辦員，而且把訓練
手冊寫得非常詳細，包括疫苗需要維持在攝氏二至八度、不可凍結
等細節資料。

第二次召訓果然發揮了作用。科長級這批人回去後，確實把受
訓內容傳達下去，而且也依照指示，利用中央撥下來的補助款，辦
了許多訓練教育。雖然沒有正式評估這類扎根性地方衛教宣傳的成
效，但是，根據許須美四處下鄉考察的經驗，效果相當令人滿意。
「我發現這些衛生所的人，個個能說善道。因為他們常常在做衛生
教育，還會自己設計海報或是舉行各種推廣活動，像是演講比賽之
類，所以很容易就把我們的資訊轉給民眾。」

有了充沛的第一線衛生人員做前鋒，B型肝炎預防注射的推廣
工作大致可以放心了。接下來要處理的是疫苗本身的問題。

疫苗在運送及儲存過程都必須注意溫度，才能維持最佳的免

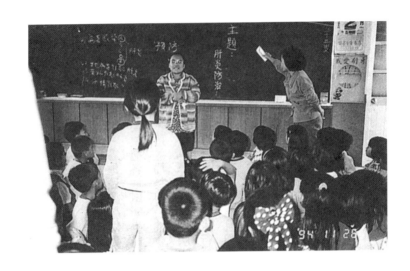

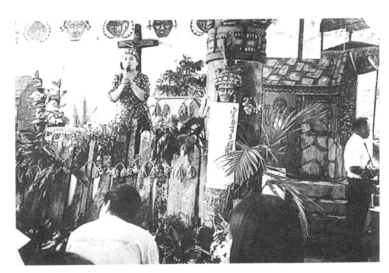

基層醫療人員的功績常常被大眾忽略，事實上，他（她）們在這場肝炎聖戰中，功不可沒。上圖是衛教人員進入學校向小朋友宣導，下圖是衛教人員深入屏東山地鄉，配合原住民節慶做宣導活動。　　　（許須美 提供）

疫效果，B型肝炎血漿疫苗也不例外，必須保存在攝氏二到八度之間。因此，疫苗從出巴斯德廠、空運到台灣、進關盤點分送到全省各基層醫療院所、儲存，直到為新生兒施打，全程都必須維持恆定溫度。整個過程叫做「冷運冷藏」（cold chain），聽起來容易，做起來不簡單，因為整個運送過程太繁複，其中只要有一個環節疏忽，疫苗品質就會有問題，施打的新生兒就沒法得到預防效果，有可能遺憾終生。因此這個問題是一點兒都馬虎不得的。

衛生署在最初和賽諾菲談判採購案時，就已經把冷運冷藏的各種規格都訂得明明白白，包括每一箱裡頭要擺放多少個溫度指示片等等。

許須美還清楚記得民國73年6月底，第一批疫苗抵台時的「盛況」。

許須美搭乘借來的冷運車，和部屬李聰輝親自到機場恭迎。疫苗一出來，馬上送進冷運車，人跟進車裡去盤點驗貨，一箱箱打開查看，一直查看到半夜十二點多。「結果發現，裡面的確有幾箱凍結了，有變色。我們馬上退貨，不接受。然後很緊急的叫他們馬上補貨。」

由巴斯德疫苗廠到台北這一段冷運冷藏，比較好控制，但是交到基層醫療機構之後那一段就比較難了。因為各地區各單位作風不一，難免有些積習。因此，許須美對於後半這段冷運冷藏也格外費心。

B型肝炎預防注射計畫開了好幾項先例：一、首創由中央統一採購疫苗；二、預防注射資料電腦化作業；三、建立全程冷運冷藏系統。

既然是由中央統一採購然後再免費分到各醫院、衛生所使用，

而且疫苗售價又很昂貴，因此管制工作就很重要。再加上冷運冷藏對溫控的要求很嚴，於是許須美把這幾個因素合併考量後，訂定很嚴格的控管系統。「我們規定，如果疫苗損毀或遺失，罰款是兩倍價錢，」許須美笑道：「說實話，那時我沒有行政經驗，這些辦法都是自己想的。」這樣規定果然有效，當他們下鄉視察時，發現很多協辦醫院都特地去買了一個冰箱，專門儲放 B 型肝炎疫苗，而且冰箱還上鎖，深怕被人亂開或是偷了去。

對於衛生所系統，許須美也大力推動讓所有疫苗貯存在專用地方，不要跟常備藥物或其他用品放在一起，以免冰箱開啟太頻繁，影響到疫苗的貯存品質。但是，像衛生所這樣的基層醫療單位，冰箱的用途可多了，絕不只是擺藥品而已。「我們這些衛生所，你去看，冰箱一打開，裡面總是會擺著菜呀什麼的，這是一定有的，」許須美說得很白：「所以我們當時就編了很多錢，專門買冰箱。你們冰箱要放菜？沒關係；但是我專門給你一個冰箱，你要放疫苗。同時我們也規定一定要放溫度指示計，訓練他們要每天登錄溫度。這套方法現在也都引用到其他預防注射上頭。」

鉅細靡遺追蹤孕婦

最後，也是最重要的環節是客戶——孕婦。

衛生署一方面需要確實掌握孕婦的資料，但另一方面又要顧及她們的便利，因為孕婦做檢驗和生產不見得是在同一個地方，她可能在甲醫院做血清篩檢，最後卻跑到乙醫院去生產；這麼一來，如何能掌握在她生產的二十四小時內，就為新生兒施打 B 型肝炎免疫球蛋白呢？

　　許須美和同事商討一番，想出了解決妙方：設計一本孕婦小手冊，在手冊封面，還請手下組員林雪蓉設計了一對可愛的娃娃。小手冊首先要登錄孕婦的身分證號碼，然後是 B 型肝炎檢驗結果，這欄由檢驗的醫院填寫，同時也由他們負責教導孕婦，什麼樣的檢驗結果應該怎樣打疫苗等等。當然，所有協辦醫院的醫護人員也必須具備相關知識，才能指導孕婦，因此，防疫處又另外編了一本專門給醫護人員的小冊子，裡頭有各式各樣的說明。

　　在教育醫護人員的過程中，衛生署肝炎防治小組內也曾引起了許多爭論，主要是關於名稱的問題。例如，廖運範就很主張：應該用乙型肝炎而非 B 型肝炎，因為民眾看不懂什麼 A、B、C 的。不過，大部分人認為，名詞叫久了，即使 A、B、C，民眾也會習慣。

　　另外一個曾引起爭議的名詞是「帶原者」。有人認為帶原者這個名詞很不清楚，應該叫「帶菌者」還更貼切些。「但這又不是帶細菌，是帶表面抗原啊，」許須美回憶：「所以當時我們等於是去創造名詞，我們認為，只要去教育民眾，大家就會了。這個『原』，本來是指『表面抗原』，後來想想，也可以當成『病原』啦。」有趣的是，帶原者這個名詞日後變得非常普及，竟然擴充為各種傳染病攜帶者的代號。

　　小手冊內除了登錄孕婦資料和檢驗結果外，還包括詳盡的新生兒預防注射資料，例如該名嬰兒應該注射的方式、免費的注射卡、嬰兒注射紀錄、下次應注射的日期以及帶原者須知等。

　　關於免費注射卡，陳定信解釋這個點子的出處：「當時已經設計好新生兒疫苗是免費的，但是又怕被人拿去盜賣，很傷腦筋。有一次去開會，好像是美國，發現他們發餐券的點子很好。所以，我們這樣設計：當孕婦產檢時，如果發現是 B 型肝炎帶原者，就發給

她免費注射卡。這些卡將來由施打疫苗的單位蒐集起來，送回衛生署，然後再鍵入電腦。一方面可以證明是免費的，另一方面也可以做為資料追蹤。」

小冊子裡的注射卡共有五張，一張是 B 型肝炎免疫球蛋白，四張是疫苗。每注射一劑，就填寫一張注射卡表格，內容包括母親的身分證號碼、住址、生日、電話，以及嬰兒姓名、出生日期、身分證號碼、孿生別、注射日期、批號、醫療院所名稱等。這些注射卡按月蒐集，再彙整回衛生署登錄電腦，後來果真成為一批非常重要而且完整的檔案資料。

排除萬難計畫成功

在這麼周密的事前計劃下，B 型肝炎預防注射計畫很順利的如期展開，運作得井井有條。不過，還是免不了會有一些臨時出現的小問題。通知帶原者的技巧就是其中之一。

當初要開始宣傳 B 型肝炎時，工作人員發現，如果不把 B 型肝炎與肝硬化及肝癌的關係講清楚，民眾根本就不在乎。因此，為了要達到宣導目的，工作人員都會特別強調感染 B 型肝炎的危險性；然而，太過強調，又引起民眾恐慌，結果在社會上造成許多不必要的緊張或是歧視，出現一些奇奇怪怪的案例：婆婆以媳婦是帶原者為由，要求兒子離婚；某些工作應徵條件上，赫然出現一條「不得是 B 型肝炎帶原者」等等。也因此，民國 70 年代初期，許多民眾都很害怕讓人知道自己是 B 型肝炎帶原者。

全台灣每年約四十萬新生兒，全面篩檢孕婦 B 型肝炎稱得上是一項浩大工程。或許就是因為工作太繁重，計畫的初期，工作人員

竟然很疏忽的用明信片通知孕婦檢驗結果。然而，第一個拿到明信片的人可能不是孕婦本人，而是公婆或其他家人，有時甚至會引發婆媳紛爭，使得失去隱私的帶原孕婦非常生氣。

「這個事情後來我們也知道了，」許須美很懊惱：「馬上全面禁止用明信片來通知檢驗結果。當然，通知還是要的，尤其是 e 抗原陽性的母親，嬰兒出生一天內就要打針，所以孕婦一定得事先得知。但是大家現在都比較有技巧了，有時候用電話通知對方『來領本子』。」

另外一項缺憾在於檔案資料蒐集方面。由於孕婦的 B 型肝炎檢驗結果檔和嬰兒的注射資料檔，都是靠孕婦身分證號碼來串連的，因此，衛生所規定：孕婦在產前檢查時，必須攜帶身分證或是戶口名簿，以便確實登錄身分證號碼；同時，新生兒在注射時，也必須攜帶戶口名簿，以便填寫嬰兒和母親的身分證號碼。然而，一般民眾並沒有攜帶身分證或戶口名簿上醫院的習慣，因此在計畫實施初期，出現很多沒有填身分證的情況。後來，在衛生署一方面嚴格執行退件，另一方面又對資料完整的登錄表每份給付二元的「威脅利誘」下，情況才在計畫實施半年後，漸漸好轉。

總的來說，B 型肝炎預防注射第一期，也就是高危險群新生兒注射，可以說相當成功。根據統計，從民國 73 年 7 月到 75 年 6 月的兩年實施期間，共有 77% 的孕婦接受 B 型肝炎篩檢，而前三劑疫苗的注射率也都在九成左右，只有第四劑疫苗，也許是因為相隔時間較久（出生後第十二個月），注射率降為八成。至於 B 型肝炎免疫球蛋白的注射率，也有八成左右。

以這個注射計畫的複雜程度來說，能有這樣高的篩檢率以及注射率，執行成果非常了不起。

許子秋的眼淚

按照原訂計畫，接下來，就該進入新生兒全面注射的階段了。

和高危險群新生兒一樣，新生兒全面注射 B 型肝炎疫苗也是免費辦理。然而原本國家的政策並不是這樣的。最後之所以這樣決定，和衛生署長許子秋有關。陳定信指出，許子秋曾經為了自費與否這件事，專程跑去找行政院長說項，後來，行政院總算同意把新生兒的預算全部編進去。許子秋當時非常高興，眼淚都差點掉下來。

許子秋為何如此在意這件事呢？因為嫻熟公共衛生事務的他心裡很清楚，如果政府不肯全額補助，注射率絕對高不起來，而未來國民的帶原率也一定沒法大幅降低。

這只是眾多「許子秋傳奇」裡的一個小小插曲，但是卻鮮明點出許子秋那種「事事以國民健康為己任」的熱情負責作風。

有了第一階段成功的經驗，第二波新生兒全面注射實施起來，駕輕就熟得多。

同樣的，第二波注射計畫也面臨要不要全面篩檢孕婦的表面抗原及 e 抗原的問題。第一案，全面篩檢：e 抗原陽性者，新生兒加打 B 型肝炎免疫球蛋白。第二案，不篩檢：全體新生兒只注射疫苗。

從純經濟效益角度看，實施第一案，每年會增加四千萬元的篩檢費及 B 型肝炎免疫球蛋白注射費用。但如果實施第二案，由於 e 抗原陽性孕婦的新生兒若只施打疫苗，保護效率只有百分之七十，因此每年大約會增加約二千名到四千名帶原者，按照罹病率計算，相當於增加六百五十名到一千三百名慢性肝病及肝癌病人，醫療費

用每人終生三十萬元計，大約是每年增加一億七千萬到三億五千萬元。而這只是醫療費用而已，若再計入社會成本，就更可觀了。兩相對照之下，第一案明顯可以大幅減少帶原者，進而減少慢性肝炎、肝癌的醫療費用，所以決定採行第一案，孕婦全面篩檢 B 型肝炎表面抗原及 e 抗原。

但是若從民國 80 年代富裕社會的眼光來看，也有人認為當年這個新生兒全面注射計畫實在太過繁複了，因為它必須進行兩道篩檢，第一道是檢驗孕婦是否為帶原者，若為陽性，又要再進行是否為高危險群的第二道檢驗。「光是這一點，所需要的實驗後備能力，就不是一般開發中國家做得到的。而且它執行起來也太複雜，基層容易出錯。再加上你還得建立資料庫，持續追蹤等等，你每增加一種分類，所增加的複雜度到最後都是呈指數在增加的，」前衛生署防疫處長張鴻仁指出。

張鴻仁認為，還是「簡而笨」（simple and stupid）的方法在行政上最為可行，也最容易成功。就拿 B 型肝炎預防注射計畫為例，其實最簡單的就是只分帶原者與非帶原者，所有帶原者的新生兒不論是不是高危險群，全部注射 B 型肝炎免疫球蛋白。換句話說，等於是用錢（增加 B 型肝炎免疫球蛋白費用）來簡化問題。

「不過，當時他們做那樣的決策也跟財政預算有關，」張鴻仁補充道：「當時台灣有辦法設計出這麼複雜的系統，而且還能執行得這麼成功，代表我們的公共衛生體系真的是不簡單。這些主要是許副處長（許須美）的功勞，令人敬佩。」

預防計畫中有關其他年齡層的部分，也陸續逐年納入 B 型肝炎預防注射計畫，差別只在於免費或自費。後來，在實施第三波學齡前自願自費注射（民國 76 年 7 月開始）一段時間，發現注射率不

夠高（僅三成多），才將免費注射的範圍擴及學齡前兒童，以便充分涵蓋最容易變成帶原者的嬰幼兒年齡層族群。

至於始終採行自願自費方式的青少年及成人部分，許須美承認，效果一直不是很好，還有待加強。

值得一提的是，B型肝炎預防注射計畫還有一項意外的收穫：加速衛生署全面電腦化。「以前衛生署沒有電腦，只有一台終端機，和主計處電腦相連，」許須美回憶：「是B型肝炎防治計畫推動後，才有一個肝炎資訊中心。而這批人後來就變成衛生署的資訊中心。」

五年、七年一路追蹤

回顧整個B型肝炎預防注射計畫，許須美覺得很驕傲的是：「期間我們一直在做相關的研究，做各種評估，不是計畫推出去後就不管了。」

他們的評估可以分成好幾個方向。在計畫展開前，由於疫苗價錢不便宜，衛生署曾委託榮總羅光瑞實驗室，進行疫苗減量臨床試驗。看看能不能藉著減低劑量，來壓低成本。結果發現，劑量減半後，對於非帶原孕婦的新生兒，保護效果很不錯，但是對於e抗原陽性孕婦的小孩，效果並不理想，還是得維持原廠劑量才行。此外，從經濟角度來計算，減半劑量其實並不能節省多少錢，因為疫苗包裝和處理流程還是一樣的。後來，衛生署就放棄了疫苗劑量減半的點子。

另外一個很重要的問題是：B型肝炎疫苗的有效保護期究竟多長？這牽涉到疫苗是否需要追加的問題。如果是，多久之後需要追

加？由於 B 型肝炎疫苗甫問世不久，在 1980 年代初，沒有人敢肯定回答這個問題。

美國和法國學者都分別做過這方面的追蹤研究。綜合結果顯示，巴斯德廠疫苗的耐久性比默克廠疫苗略勝一籌，很可能是因為巴斯德廠疫苗得注射四劑，比默克廠疫苗多一劑的緣故。但是，據估計有效保護期大概都只有五六年，因此研究結果建議每五六年最好追加一次。

台灣地區最早進行 B 型肝炎疫苗臨床試驗的李慶雲、羅光瑞團隊，也分別提出默克廠疫苗和巴斯德廠疫苗的效力研究。經過五年追蹤研究，李慶雲和羅光瑞團隊在 1988 年提出來的結果和美國、法國差不多，都是五年內保護效力沒有問題。

防疫處許須美這邊，也從預防注射計畫實施後，開始進行長期效益追蹤研究，「我們按照媽媽帶原的情況，把打針的小孩分成十組，然後再去區分，他如果應該打 B 型肝炎免疫球蛋白，是不是真的有打？有沒有按時注射疫苗等等。我們這樣子去追蹤，一共是七年的研究。」

在這個大型研究中，追蹤人數約為三四千人。這麼多人要追蹤七年，非常不容易，期間每年都會追丟將近一半的人數，因此只好又再補另外的抽樣進來，以湊齊原來的人數。但整個過程中，還是有一千至二千人是長期追蹤的案例，「而根據這個（二千人的）數據看起來，應該是不需要追加，」許須美進一步援引國外的例子：「1996 年羅馬那次世界病毒性肝炎及肝癌細胞會議，有一些這方面的討論，好像所有數據也都顯示不需要追加。而我們到現在也還沒有做過追加。當然，將來是不是需要再繼續追蹤下去，還不知道。」

除了追加問題外，許須美還從這筆龐大的資料檔中，發現了另一個有趣的現象：e抗原陽性率下降了。

在預防注射計畫實施頭幾年，限於經費人力，衛生署採用逆向被動血球凝集法來檢驗表面抗原，然後再以該數值推估e抗原；後來已全部改用比較先進的酵素免疫法，直接檢測e抗原。檢驗法改過後，孕婦整體的表面抗原帶原率並沒有太大變化，還是在百分之十六、十七左右，但是e抗原陽性的比率卻下降了百分之五十。

「我覺得很有趣，但是不知道怎麼解釋。是不是人為因素，因為我們改換檢驗試劑造成的？還是孕婦的e抗原帶原真的在下降之中？」

許須美也跟陳定信提起這個現象。陳定信指出，不只是衛生署有這樣的數據，日本以及台大婦產科林鶴雄都有類似的發現。日本學者甚至推論說，日本女子e抗原陽性率下降，是因為戰後營養狀況改善所造成的。

不過，1968年任職亞培藥廠生化研究室，並率先研發出B型肝炎檢驗試劑的台灣旅美學者林仲梅指出，e抗原比率其實並沒有下降，只是第一種間接推算e抗原的方法，為避免造成e抗原假陰性，自動把標準降低一些，結果自然會造成一些假陽性；但是直接檢測的結果會剔除假陽性部分，得到的數據自然就會減低。

法治村的小故事

總計從民國73年7月到83年6月，B型肝炎疫苗大概施打了二千萬劑，孕婦篩檢約三百萬人。早年率先從事疫苗臨床試驗的羅光瑞安慰的說：「我計算過，三百萬新生兒，孕婦帶原率百分之十

五到二十，我們至少救了十幾、二十萬個新生兒免於成為 B 型肝炎帶原者。」許須美補充，中研院統計科學研究所的學者陳瑾瑛用數學模型來推估，結果顯示，如果我們的新生兒 B 型肝炎疫苗注射率是百分之九十的話，這些新生兒的下一代，也就是 2010 年之後，帶原率將下降為 0.1%，和美國現在的帶原率相同。

B 型肝炎疫苗預防注射能夠推廣得這麼徹底，陳定信認為，站在第一線的衛生醫療人員功不可沒，沒有他們，不可能做得到這樣的成績。

陳定信轉述畢思理親身經歷的一則小故事，做為見證。

民國 60 年代初，畢思理剛到台灣從事肝炎調查時，曾經到南投一個山地村（法治村）訪問。那個莊落非常偏遠，交通極不方便，南投下車後，還要再走三、四個小時山路才能到達。民國 73 年全面注射疫苗後，有一次，畢思理又有機會重遊舊地。去到後，畢思理好奇問道：好多年前，我們來這裡時，曾訪問過一個小孩子，現在應該已經成年了吧？

大家回答：她都結婚囉，今天剛生小孩呢。

大夥興起，馬上就動身去看她。令畢思理驚訝的是，她的新生兒出生才半天，竟然已經打過 B 型肝炎免疫球白了。那裡雖然沒有醫院，但是衛生所護理師卻對居民的生育資料掌握得清清楚楚。

這件插曲令畢思理印象深刻，他沒想到，在這麼偏遠的地方能有這樣高的效率，直呼這群基層醫護人員實在太厲害了。

除了基層醫療人員的功績常常被大眾忽略之外，許須美特別提醒，許多協力單位主事者的功勞也不應該忘記。例如，她就很感謝前國科會生物處處長田蔚城。預防注射計畫是一個跨部會的計畫，而當年國科會一直非常主動的把各種資料傳給防疫處，讓衛生

署能夠彙整成一份完整的報告,「他完全不會想說,這是我們國科會的東西,憑什麼要報給你衛生署,可以說一點都沒有本位主義心態。」

以一介衛生行政新兵,成功策劃執行 B 型肝炎預防注射大型計畫,許須美回顧這十幾年來的點點滴滴,總結道:「上層有李國鼎、許子秋這些很有遠見的長官全力支持,旁邊又有學界或專家提供很好的資訊和建議,然後在第一線又有健全的基層公衛人員去執行,真的是讓我們很好辦事,能夠全力去規劃和推動。至於我個人的感想,我覺得我的人生已經夠了,因為真的有做到事。」

第10章

保生的故事

　　1984 年，台灣第一家高科技疫苗工廠「保生公司」即將成立的消息傳開後，台灣氰胺公司（台灣惠氏股份有限公司前身）內部很多同仁都躍躍欲試，想追隨他們的前副總經理曲滋綱，到這家號稱台灣第一家生物製劑公司工作。不過，曲滋綱還是一貫老作風：公事公辦。他只帶了手下一名建廠工程師，就輕衣簡從的前往保生公司，擔任創廠的總經理兼廠長，至於其他人事，都透過公開招考方式來聘用。

　　曲滋綱是工程師出身，管理工廠的實務經驗非常豐富，以副總經理職位從台灣氰胺公司退休。這次他之所以會在退休後，重新被重用，主要是因為保生董事長汪彝定的賞識。汪彝定認為，保生公司需要一名具有國際合作經驗的人來擔綱，再加上汪彝定過去是台糖董事長，而氰胺公司又是台糖的子公司，兩人可以算是老同事，

所以特地把他延聘過來領軍。

曲滋綱公開招募將士

上任第一件事曲滋綱開始招兵買馬。他採用高薪延攬、公開招募制度，理由是，這是疫苗工廠，馬虎不得，要找，就要找最好的人；招募過程也一切公開，昔日氰胺公司同事若想追隨他，必須和其他應徵者一樣，報名參加甄試。

四十歲的張大為，也在甄試行列中。雖然他是氰胺公司製造部門出身，擁有十年的西藥製造經驗，但是並沒有做過生物技術，為

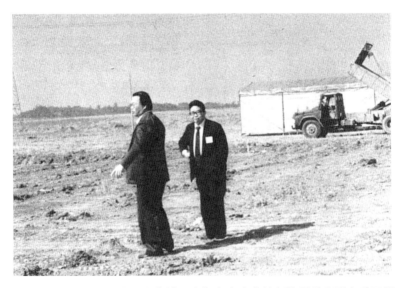

1985 年 1 月 21 日保生破土典禮，右為負責疫苗談判的國科會副主委王紀五，左為掌管保生財務的賴本隊。 （張大為 提供）

什麼敢在四十歲這把年紀，做這麼大的生涯轉換，一下子跳到生物
製劑公司？「怎麼說呢，在氰胺公司待得那麼久，總覺得美國人只
是想利用台糖既有的設備，能從中獲得多少，就多少，沒有企圖心
要開發新產品。所以，我去保生的時候，就抱持一個心，想要做我
們自己的東西。」

　　通過甄試，張大為以製造處處長的職銜上任。

　　曲滋綱果然經驗豐富，1984 年 8 月保生公司才成立，次年 1
月，新竹科學園區廠房破土開工，4 月中旬，即派出小組人員前往
法國巴斯德疫苗廠，接受一百六十六人週的專業訓練。換句話說，
時間一點都沒浪費，硬體建廠和軟體人員培訓，兩個現場進度平行
推展。台灣這邊，整地建廠；萬里外的巴黎，則在如火如荼的進行
密集技術轉移。

　　當初洽談技術轉移程序時，法方是由賽諾菲製藥公司代表，因
為巴斯德疫苗廠的大部分股權，已經被賽諾菲製藥公司買去，雖然
疫苗研發技術都是在巴斯德疫苗廠手上，但市場部分還是由賽諾菲
製藥公司主導。台方則由生物技術開發中心出面交涉。等到全部細
節都談妥後，雙方再分別把談判結果交給第二主角，也就是實際進
行技術轉移的雙方：巴斯德疫苗廠與保生公司。

　　整個技術轉移程序擬定得非常細膩完備。早在保生受訓人員
出發之前，就已經拿到賽諾菲藥廠整理出來的作業手冊，厚厚一大
疊，B 型肝炎血漿疫苗產製的全部流程、規格，都在裡面。為確保
受訓成果，法方希望受訓人員在出發前，能先熟讀一切理論，包括
軟、硬體原理以及注意事項等，如此準備就緒，當人員到了法國現
場後，就能直接上線學習臨場操作的實務技術，省去書面學習時間。

　　學習程序採四階段漸進式。第一階段是在旁觀摩。由於已熟悉

流程和原理，這時受訓者可以一邊看，一邊在腦裡對照複習原先所讀的理論。第二階段是開始協助部分線上作業，主要操作者仍是法方工程人員。等到這部分也沒有問題後，就進入第三階段，由受訓人員主控，法方人員從旁協助。最後，則是一次結訓實務測驗，完全由受訓者擔綱，法方人員不但不協助，還會故意設計大大小小的「意外」和「狀況」，來測試受訓人員的臨場應變能力。全部通過後，受訓人員還得在最後一個月內，把將來在台灣的所有標準操作程序，從理論到實務，完全寫出來，交由法方技術人員驗收簽字，整個訓練才算大功告成，前後為期三至六個月。

保生公司前後共派出十四位人員赴法國受訓，主要分成製造及品管兩個小組，分別由張大為、林彰揚領軍，另外再加上一位專攻電腦的人員。

不見天日的「花都」歲月

1985 年 4 月，受訓人員懷著興奮又有點兒驕傲的心情出發了，他們大多三十來歲，雖然在化學製藥界早已擁有豐富的經驗，但是在生物製劑方面，都是菜鳥，而且做出來的疫苗，將來主要是注射在自己的下一代身上，真的是只許成功，不許失敗。再說，台灣的藥師又有多少人有機會赴法國巴斯德疫苗廠受訓？當然，另一方面，他們的薪水待遇也很高，高薪加上強烈的使命感，把這群人凝聚成一個士氣高昂的戰鬥小組，隨時準備面對任何挑戰。

受訓的日子果然不好過。

受訓小組下了飛機，和法方人員一交鋒，馬上就感受到那股蕭穆的氣氛。法國人很看重自己的技術，不願意隨隨便便的轉移出

去，壞了名聲，因此對於每個細節都不放過，要求非常嚴格。「他們可不是一般人想像裡的那種浪漫法國人，整天聽音樂呀、跳舞呀，」張大為回憶：「他們非常嚴格，嚴格得近乎殘酷，一點兒情面都不留，這是他們為什麼那麼有效率的原因。可是他們這種高科技，這種敬業精神，也帶動了我們這批人。」

沒有人願意在異國讓台灣漏氣，不論要求多嚴苛，大家還是卯足了勁，兢兢業業的拚命學習。另一方面，賽諾菲製藥公司的組織力也令人佩服，它們就是有辦法設計到「讓你在法國學習時的設備，絕對和將來在台灣使用到的一模一樣，」張大為指出。在軟硬體合作無間的搭配下，保生人員受訓的效率相當高，因為他們等於是在「有人保護的情況」下，學習操作未來的機器設備，因此可以很安心的一邊學習，一邊把人和硬體適應上的各種小問題給挑出來。

法國廠方人員態度起先並不很友善，頗有點兒「教會你們，好來搶我市場呀？」的味道。然而，經過一番相處，由於雙方都是技術人員，而且都很敬業，訓練者和受訓者愈處愈融洽，法方感受到保生人員很認真的要學習他們的東西，心裡也很驕傲，最後雙方反而結成了好朋友。

對於手下帶領的成員，張大為真是滿意得沒話說：「我從沒見過像他們這樣單純的人。單純到說，為了要把工作做好，睡在工廠都可以，有沒有宿舍都沒關係。」

然而，當時受訓人員承受的壓力，也實在超乎事前預期。尤其是法方負責人，作風最是嚴厲。他總是在大夥忙了一整天，黃昏筋疲力盡之際，才挪得出時間要和他們開會。受訓人員原本期望能早點回宿舍，休息一下，給家裡寫寫信；但開會通知一來，連寫家書這類小小心願都沒法達成，只好乖乖留在工廠，繼續研討、反省

的功課。受訓人員忍不住自嘲，在浪漫的花都巴黎，他們過的卻是「不見天日」的日子，因為「天沒亮就進工廠；天黑之後才出來，整天看不到太陽。」

　　成員壓力大，小組長壓力更大，尤其是訓練中途不論哪個小環節出現任何問題，都會令兩個帶隊小組長心驚肉跳一番，因為做疫苗真的不是開玩笑的呀，將來要打在台灣的新生兒身上，不容許誤差，也不容許從錯誤中學習，一定得完全掌握才能開工。到了假日，法國上司和受訓的屬下都出外休閒去也，張大為和林彰揚兩人卻常常心情沉重的坐在塞納河畔，一邊嘆氣，一邊開玩笑：「怎麼樣，跳下去算了吧？」

　　好在，大家將士用命，順利通過結訓考試，所有狀況都應付得

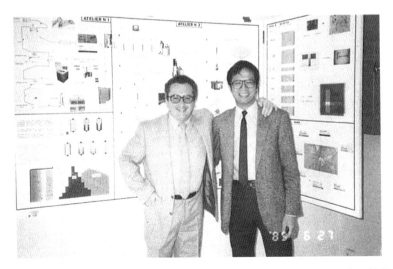

經過一段魔鬼訓練，中法人員結為好友；這是保生領隊張大為與法國藥師
在Ｂ型肝炎疫苗製程看板前的留影。　　　　　　　　　　（張大為 提供）

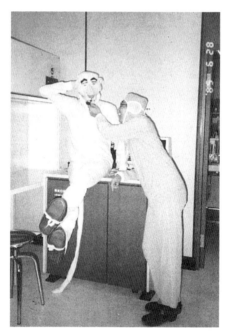

結業了，為了娛樂遠自東方來的嘉賓，巴斯德疫苗廠人員特別把清淨衣製
做成頑皮豹的模樣，逗保生受訓人員開心。　　　　　　（張大為 提供）

一絲不苟；整個流程也都完整的寫出來，得到巴斯德廠方的認證簽
字，完成技術轉移的受訓課程。

七只寶貝貨櫃上路

　　人員結訓驗證後，接著要反過來，由保生人員親自驗收法方為
台灣保生公司打造的硬體設備。

　　負責製造並運送硬體設備的高科技工廠，位在馬賽，非常擅長

設計與製造精密器械，主要產品是精密的深海儀器，例如深海鋪架電纜的機器人、壓力艙等。保生人員來到馬賽後，首次見到他們未來的工廠雛形：那是七只裝在貨櫃裡的工作站，裡面的操作檯完全按照製造流程的動線來設計。檢查過工廠後，接下來再逐一清點工廠內部的大小儀器，完全無誤後，廠方再將這些大小儀器妥善裝填入貨櫃操作間，然後直接將七只貨櫃送上船，啟程前往基隆港。

受訓人員則另外搭機返台，靜候貨櫃到達。這個時候，他們已經不再是半年前那批心裡忐忑不安的菜鳥，可以說，每個人在一下飛機的時候，都已經很清楚自己要做什麼了。而且經過這番磨練，保生工廠員工也承接了巴斯德疫苗廠的認真傳統，養成凡事皆可公開討論的文化。討論事情時，絕不鄉愿，大家可以拍桌子，吵翻天，但事情一過，就沒事了。

除了人員訓練流程外，法國人運送貨櫃廠房的嚴謹方式也讓習慣粗枝大葉的台灣人開了眼界。當時任職國科會生物處的白壽雄回憶道：「沒想到法國人那麼慎重，那時我真的被他們嚇壞了。」早在好幾個月前，他們就派了先遣人員從基隆、台北到新竹科學園區，全程走一遍，途中每一座陸橋的高度，都測量得清清楚楚，然後才依著這些數據，把廠房做到最大高度；也就是說，在某些陸橋，貨櫃拖車必須把輪胎放氣才能通過去，而且拖車也必須租用底盤最低的那種。另外，由於內部裝的都是超精密儀器，最怕撞擊，所以貨櫃也是特製的，「我猜那幾只貨櫃大概是全台灣最健康的貨櫃了，那真的是特製的呀，」白壽雄讚歎道。

在如此精準的前置作業下，當七只寶貝貨櫃登上基隆港後，便選在一個深夜裡，暢通無阻的安然拖進新竹科學園區，完成由馬賽到新竹的零缺點運送過程。新竹園區這邊，受訓人員也早就候在現

場，貨櫃一到，立即把儀器拆空，進行第二次驗收。完備後，把東西都架設起來，人員即進入高廠房內，操作在巴斯德原廠所學到的那套技術。

　　走到這一步，技術轉移還不能算是一切 OK，因為合約有規定，在人員、廠房、儀器全部驗收通過後，還得實際做出二千公升的血漿產品，才能算是整個操作流程合格。而法方也派了很多人員來到新竹現場，全程陪同保生進行驗收，直到第一批產品出爐，完全沒有問題，巴斯德人員方才撤離。期間很感人的是，幾名法國藥師為了表示負責，在保生產品執照申請前，還與保生負責同仁一起先行注射一劑保生所產製的 B 型肝炎疫苗，顯示他們對技術轉移疫苗的信心與保證態度，而這些早就超越了合約書裡白紙黑字的法律條文。

騎虎難下

　　1985 年 11 月，台灣第一家生物製劑工廠保生公司順利開工，距離它 1 月破土動工，還不滿一年時間。

　　當初決策設立血漿疫苗工廠的主因之一，就是看準台灣在原料取得上的優勢，以百分之十五到二十的帶原率來估算，台灣 B 型肝炎帶原者約有三四百萬人。也就是說，未來帶原血漿原料的潛在供應者有三四百萬左右；這麼高的數字，當然令主事者非常安心，認為原料絕對不成問題。

　　保生公司成立，第一批原料便是捐血中心貯存的十四萬袋 B 型肝炎帶原者廢血。這批廢血原本打算賣到國外去，讓外國人去製造的，這會兒就轉賣給保生。保生取得這十四萬袋廢血後，便著手和

巴斯德疫苗廠一塊兒分析這批原料。不料，分析後赫然發現，這十四萬袋廢血的抗原效價普遍偏低，符合經濟效益的，只有百分之十幾，另外還要再剔除 e 抗原陽性者，最後竟然只剩下百分之四為有效原料。算一算，保生公司花了二千萬元，只向捐血中心買得十四萬袋帶原者廢血中的百分之四而已，這樣的利用率實在太低了，顯然此路不通，血漿原料必須另外設法。

在這之前，保生為了確保日後原料來源無虞，除了先行買下捐血中心的十四萬袋廢血，還指稱廢血屬於國家資源，應設法限制捐血中心日後不得出口廢血，使捐血中心原本洽談中的商機硬是被腰斬。等到十四萬袋廢血篩檢完，發現不符合 B 型肝炎血漿疫苗經濟效益後，保生才對捐血中心改口：好啦！你們可以去外銷了。但是原本的商機已經錯過，害得捐血中心又得重新慢慢累積廢血，等待下次的販售機會；然而幾年後，由於 B 型肝炎基因工程疫苗出現，這些廢血變得沒人要了，送都送不出去。捐血中心嚥不下這口氣，從此和保生公司結下難解的樑子。

保生這邊暫時還顧不得與捐血中心的恩怨，迫在眼前最急切的問題是：到哪裡去找血漿原料？廠房蓋好，儀器設備安裝妥當，人員也受訓完畢，這時才發現原料來源有問題，等於是已經騎在虎背上了。

人人帶原也沒用

怎麼辦呢？第一個想法，還是先從國內搜尋。

國科會馬上緊急贊助了五個血漿採集中心，到處徵求健康帶原者的血液；為求速效，甚至也補助幾家醫學院協助採血。採血過程

中，還得注意法規，「不能跟捐血中心相違背，因為他們是不付費的，所以我們也不能付費，」張大為解釋：「但是我們這些東西又是有商業價值的，不付費，你要怎麼去跟人家談呢？」

經過一陣子忙忙亂亂的搜尋，結果還是不理想。採得的血液抗原效價還是普遍偏低。「原本以為帶原者這麼多，血源一定不成問題，」白壽雄很無奈的雙手一攤：「沒想到，人人帶原，人人效價都低。因為事實上，效價高的都是剛剛感染的人，慢性長期感染的人，都是老鳥，效價早就降到不具經濟價值了。」

除了效價低，另外還有 B 型肝炎病毒亞型的問題。前面提過，台灣多是 ad 亞型（僅 adw 和 adr 的差別），而缺少 ay 亞型。但是，無論巴斯德疫苗廠或默克藥廠產製的血漿疫苗，都混有 ad 與 ay，兼具兩種亞型的抗原。當時大家對亞型的了解並不很深，只知道好像和民族血源有些關係，例如亞洲人多 ad 型，ay 型則主要出現在中東、歐洲族群中。雖然也有研究顯示，ad 亞型疫苗對 ad 及 ay 亞型的保護效益，並沒有太大差異（茲目尼斯等人在 1982 年發表於《新英格蘭醫學期刊》），然而，規定就是規定，原廠配方不能不遵守，保生只能盡力搜尋 ay 亞型的健康帶原者。

大家拚命找啊，找啊，最後找到台灣原住民身上。「找得半死，結果找到的 ay 亞型都是原住民，跟民族學有點關係。當然現在不必用這個來證明了，用 DNA 就好，但在十幾年前，這真的是一個很有意思的發現，」白壽雄指出。

由於合乎經濟效益的血源還是不足，保生最後終於放棄台灣，決定變通一下，把觸角伸向海外。

跨海搜尋血漿原料

第一個被相中的海外地區，是同文、同種的中國大陸，那兒人口多、B 型肝炎盛行率高、而且物資便宜。

負責搜尋廢血的先鋒部隊是業務中心人員。這點聽起來可能有點奇怪，因為原料採買照理應該是採購人員的工作，怎麼會輪到業務人員？關於這一點，純粹是因為產品的特殊性質。因為疫苗推廣牽涉到篩檢是否已患有肝炎，如果沒有感染過，那麼正適合打疫苗，是潛在客戶；如果已感染、且是健康帶原者的話，則可成為潛在的血漿原料來源。換言之，在整個過程裡，業務人員所接觸的廣大群眾，有可能是客戶，也有可能是原料供應者，因此，由他們負責原料初步接頭工作，也就變得順理成章了。

進軍的第一個目標是中國大陸生物技術大本營上海，但由於該地 B 型肝炎亞型與台灣雷同而放棄。最後找上的是長春生物製品研究所。中國大陸共有七大軍區，每一個軍區都設有一個生物製品研究所，生物技術普遍來講，都還不錯；只不過，他們主要是強在前半段的基礎研究方面，至於後半段製藥部分，就比較遜色了。

保生滿懷希望的和長春生物製品研究所談起採購案，對方開出的價錢真是便宜得沒話說，寄來的廢血樣本也很好，案子很快就敲定了。然而，等到真正訂單下去，東西來的時候，哇！品質完全不是那回事。保生大驚，連忙詢問到底是哪裡出了差錯。

仔細一查，才發現問題可多著呢。大陸方面的要求很多，尤其是設備上頭，「你看，我們天花板都快發霉了」、「我們沒有空氣濾菌裝置」……。

採血的工作現場，更是讓保生驚嚇不已。只見工作人員拿起斗

大的針頭，就往農民身上扎，那針孔大得肉眼都看得見，「看了真是不忍，可是，聽說那些農民抽一次，就可以一個月不要工作，」提起這段往事，張大為就忍不住搖頭：「他們的血液當然是沒有問題。可是那種採血工作品質粗糙得難以想像，因為他們沒有那種三連袋，所以一袋子、一袋子，居然就在那個露天情況下，連來連去。」

　　這樣採得的血漿，送到台灣來，幾乎沒法使用，大半都得丟棄。大陸方面得知後，立即怒火沖天：我們中華人民共和國的血，我自己不會丟，要拿到你們那裡去丟？雙方為此發生很大誤會。保生公司只好一再解釋品管問題，甚至還寄了檢驗試劑過去，教他們如何篩檢。可是這種一來一往的溝通方式效果並不好，保生發覺，除非有人長駐在那兒監督著看，否則很難奏效。

　　保生終於打了退堂鼓。因為這些血漿篩選完畢之後，得到的有效量，算一算價格，竟然遠超過技術、品質一流的美國貨。既然如此，何不乾脆向美國買？美國血漿原料的整套系統相當清楚，完全按照世界衛生組織的規定，血源必須有完整的捐血紀錄，捐血者也經過嚴格篩選，都是非瘧疾疫區或是有外來病毒區的健康帶原者。因此，雖然美國的單價比較貴，但是因為血漿品質好，夠乾淨，比較起來，反而划算。

夢中情人黑猩猩

　　除了血液之外，剛成立的保生還得搜尋另一件讓人頭痛的動物──黑猩猩。

　　由於黑猩猩對於 B 型肝炎病毒的免疫反應是唯一最貼近人類反應的動物，因此公認最適合用來研究人類 B 型肝炎病毒，成為世界

衛生組織規定的 B 型肝炎病毒安全試驗動物。

　　然而，由於黑猩猩已經是瀕臨絕種動物，來源稀有，因此黑猩猩安全試驗的價格也非常昂貴。在這種情況下，有些國家為了降低疫苗價格，只要是由已證明安全有效的美、法兩大廠技術轉移過來的疫苗，即使是在自己國內生產的，也一併視作已通過動物安全試驗，並不會要求另外再進行黑猩猩試驗。那麼，保生公司在台灣所生產的巴斯德原廠技術轉移 B 型肝炎疫苗，是否也可以免除昂貴的黑猩猩試驗？這個問題，衛生署內部討論後決定：保生還是得進行黑猩猩安全試驗。

　　當時擔任藥政處處長的黃文鴻解釋：「由於缺乏經驗，對於巴斯德技術轉移進來的產品，究竟應該把它當成安全核准有案的產品，還是把它當成全新的產品，當時國內在生物製劑的管理上，並沒有這樣的前例。因此，雖然保生所引進的產能設備比巴斯德原廠還好，還要先進，但終究是換了一個地方生產，所以還是決定把它當成 NDA（new drug applicaion，新藥申請）來處理。」

　　這道命令一下來，保生又有得忙了。因為一下子又蹦出了三個新問題：成本、貨源，以及時間。

　　依世界衛生組織的建議，黑猩猩安全試驗至少要連續五批產品都能通過檢測（通常遠高過此數字，例如，保生在疫苗核准前後，共通過二十二批黑猩猩安全試驗），才能確定產製品質的穩定性。每批疫苗通常需要兩隻以上的黑猩猩，所以最起碼需要十隻黑猩猩。而黑猩猩時價一隻就要五萬美金。所以，這是成本暴增的部分。

　　然而，肯花錢並不代表就能萬事 OK，貨源也是一個棘手問題。當時愛滋病問題剛剛浮現，許多相關實驗也都得用到寶貴的黑猩猩，所以很多人都不願意把黑猩猩讓出來，進行已知安全產品的

例行品管試驗，他們覺得太浪費了。因此，光是搜尋黑猩猩就有困難。當時主管國內生技相關事務的田蔚城，甚至憂心到天天夢見黑猩猩的程度：「我們為了黑猩猩，全世界都跑啦，結果是一半在荷蘭訂，一半在美國訂的。那時候是張天鴻（保生副總經理）一手去跑出來的。」

黑猩猩安全試驗引發的第三個問題，也是最嚴重的問題則是：時間。

試驗開始前，每隻黑猩猩都必須先接受六個月的觀測檢驗期，以便確定牠的健康狀況完全符合試驗條件。這部分通過後，才能正式展開 B 型肝炎疫苗的安全試驗，而注射後所需要的觀察時間，也是六個月。因此，每一批檢驗前後至少需要一整年的時間。換句話說，產品上市的時間最少要延後一年半載，因為黑猩猩試驗必須一批批分開進行。但是頭幾批試驗連續證明安全後，衛生署特別准許保生公司，可以二、三批產品合併進行安全試驗，以爭取上市時機；可是有一個條件，合併試驗中只要有一批出問題，全部都要再分批試驗。如此一來，若真的有一批出問題，耗費就更慘了。

繁瑣的黑猩猩試驗過程中，也首次暴露出國內缺乏相關人士與經驗的窘境。當時的檢測工作是委託美國一家專門做黑猩猩檢測的實驗室來進行。它並不隸屬法國巴斯德疫苗廠，和台灣的生物技術開發中心也沒有關係，立場是完全獨立的。

然而，或許是因為缺乏經驗的關係，國內學者有時候顯得過於謹慎，數值上只要有一點點的偏差，大家就懷疑會不會有問題，即使國外專家已經簽字通過，檢驗報告到了肝炎防治小組，大家還是不敢做決定。可以說，國內主管機關也在摸索「應如何審核黑猩猩試驗結果」。

　　張大為提起這段公案，忍不住神情激動：「那個發照過程又是另一樁滑稽事。結果，黑猩猩計畫主持人榮總毒理室的劉宗榮博士沒辦法參與到這個審核過程，反倒是一大堆醫師在那裡指指點點：這個黑猩猩怎樣，那個黑猩猩又怎樣，連美國委託單位的黑猩猩專家所寫的證明，都不被這個委員會接受。結果，許可證真的是一拖就不知多少年。」

　　等待證照期間，為避免損失擴大以及累積庫存，保生只好停工，改辦員工訓練；然而，資本還是隨著時間流失，粗估每耽擱一個月，成本支出就要增加一千多萬元。「所以你看，等到產品上市時，保生的資本額都已經用得差不多了，」黃文鴻也覺得抱歉：「因此當時保生對我們的立場也很不諒解。可是，我們覺得既然過去沒有經驗，尤其又是對新生兒，我們衛生單位的立場寧願嚴謹一

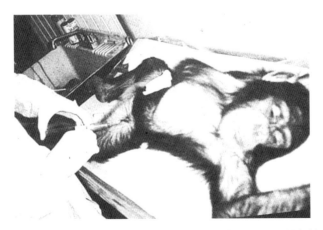

在保生於全球苦苦搜尋黑猩猩進行動物安全試驗期間，黑猩猩忽然成為許多主管相關事務官員的夢中情人，不只國科會的田蔚城天天夢見黑猩猩，衛生署的黃文鴻也是一樣。　　　　　　　　　　　（張大為 提供）

點,也不希望對民眾造成任何傷害。」

不過,如果用事後諸葛的角度來看,黃文鴻也不得不承認:「我們當時對保生所做的種種要求,實在是太嚴格了一點。可是,也正因為這樣,後來我們衛生署講話才可以這麼大聲,因為我們對保生真的是一點都沒有放鬆。」

看哪,血袋在飛!

1987 年 6 月 30 日,保生公司終於拿到了 B 型肝炎血漿疫苗的製售許可證,並隨即上市;這時距離 1985 年 11 月開工,已將近兩年時間。

兩年並不算很長,但遺憾的是,保生創廠靈魂人物曲滋綱,沒能來得及親眼目睹他的產品——國內第一件生物製劑產品上市。辛勞加上壓力,曲滋綱早在 1986 年 9 月 9 日,便因心肌梗塞導致心肺衰竭,病逝在總經理兼廠長崗位上。

要怎樣形容曲滋綱這個人?

黃文鴻:「寫保生,一定要提曲滋綱,他是一個非常好的技術人員。」

田蔚城:「這個人,了不起。曲滋綱,山東大漢,是為國家做事的人。這人如果不死的話,保生不會落得這個樣子。」

白壽雄:「曲滋綱如果健在,保生或許又是另外一回事了。因為他有那種眼光,有那種幹勁。」

只要提起曲滋綱,認識的人沒有不讚好的;但是最深刻、動人的描繪,還是來自朝夕相處的工廠弟兄口中。

「他是死在任上的。臨死前一天晚上,他還夢見病房天花板上

有很多血袋在那裡飛呀，飛呀，結果他跟太太說，快點去告訴張大為，叫他趕快去拿那個血袋，血袋在飛！」張大為停頓了一會兒，神情黯然：「他是這麼一個人。」

在保生工廠弟兄眼中，曲滋綱是一個工程師出身的純技術人員，儘管在管理工廠方面，經驗非常豐富，但骨子裡依然是個工程師，個性就事論事，單純、執著。

最初，汪彝定把曲滋綱找了來，委以重任，要他開創台灣第一家生物製劑工廠。然而，不久之後，兩人之間卻發生了許多齟齬。

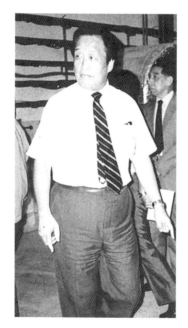

這是保生新創時，曲滋綱神采飛揚的留影。當時誰也料不到，精力充沛、以廠為家的曲總經理會壯志未酬身先死；在他過世後，曲夫人忍不住嘆道：「他什麼都想到了，就是沒想到這個家。」　　　　　（張大為 提供）

保生剛開工，就發生血源荒，曲滋綱身兼總經理和廠長，本身又是一個工程師，可以說，保生每一個細節規劃，從頭到尾他都參與了；加上他又是一個非常負責的人，當時幾乎沒有辦法克服「血漿沒有了」的困境。然而，董事長汪彝定竟然選在這個時候，常常當著眾人面前，給曲滋綱難堪。這些衝突，看在員工眼裡，卻都比較偏袒曲滋綱。因為保生高級主管很多都帶有酬庸性質，「真正在管事的，變成只有曲滋綱一人，」張大為不客氣的直言。

儘管創廠以來就沒好日子過，風波不斷，問題連連，曲滋綱卻有本事凝聚工廠同仁的士氣，「是一個將才，」張大為解釋：「可是他其實口才很鈍的，不是一般人眼裡的領袖魅力，但他會讓你覺得：我都在做，你們還在說什麼？」

曲滋綱一直用身先士卒的方式來帶領，例如，他希望所有員工，包括行政人員，都應該在工廠裡，而他本人更是馬上由台北搬到新竹去住。但這個主張惹得原來在台北辦公的行政部門很不高興。

由於產品一直出不來，公司不願意調薪，員工心裡當然會嘀咕。但是曲滋綱卻用埋頭苦幹的精神，讓大夥知道：今天大家很辛苦的出去學了技術回來，可是如果沒辦法把東西拿出去的話，我要怎麼辦呢？我總不能還是隨便拿錢來加大家的薪水呀！

沒有錢，曲滋綱用使命感來激勵大家。他告訴工廠員工：其實今天你們在做的事，是有利你們子孫的。大家不要只想得那麼現實。在 1986 年 2 月，也就是他去世前半年的一份春節文告中，曲滋綱對保生員工寫下了一段非常懇切的話：「各位都知道，保生公司的成立和一般製藥公司有所不同，我們不是僅以營利為唯一目標，我們尚肩負著消滅多少世代以來，危害國人健康的 B 型肝炎的民族使命，以及減輕同胞醫療支出的社會責任。大家都有了這個共

識，我們就會以投身於保生的工作行列為榮。等到十幾年後，國內
B 型肝炎滅絕了，我們將可以很驕傲的告訴我們的子孫：這份造福
全民健康的工作，我也有一份心力在。」

「一個團隊常常需要一股士氣去承擔更大的任務，」張大為指
出：「如果沒有這股士氣，事情很難做成。所以我說，他真的是一
個將才。」

痛失主帥

除了鞠躬盡瘁之外，曲滋綱的遠見也超過眾人。

早在保生公司上下找血源找得人仰馬翻，第一項產品都還沒有
辦法上市之前，曲滋綱已經開始建議：我們應該做血漿分層產品。
因為血漿疫苗和血漿分層兩組產品之間，是有相似性的。也就是
說，當眾人只忙著計較眼前工作時，曲滋綱已經開始設想保生的第
二組產品（不是第二項產品）。而且直到《肝炎聖戰》成書，衛生
署都還沒有辦法實現這個國內自製血漿分層產品的願望。

事後證明，保生最大的致命傷就是在於單一產品；而這個問
題，早在創廠之初，曲滋綱就已經考慮到了。然而，當資深工程
師碰上資深公務員，理念、作風上的衝突，卻是一發不可收拾。
最後，這些衝突令曲滋綱非常、非常氣餒。張大為丟下一句短評：
「很簡單，技術人員大概是永遠玩不過那些搞政治的人。」

心力交瘁下，曲滋綱終於病倒了，以六十一歲的英年離開人
間，離開臨終前仍放心不下的疫苗工廠，化為一則長存保生人心中
的傳奇故事。

第11章

新生代接棒

　　進入 1980 年代，隨著硬體器材和軟體學理基礎的快速進展，台灣肝炎臨床研究也開始奮力追上世界醫學潮流，開闢出更多不同的研究路線，同時也吸納了更多新生代人才。不過，並不是每一個和肝病研究結緣的人，都是衝著肝臟而來，許金川就是一個例子。

許金川迷上超音波

　　民國 64 年，許金川在台大擔任第二年住院醫師，有一次選擇剛剛問世的超音波做為讀書報告演講的題目。「我講到超音波在人體的各種應用。講完後，就有股衝動想去做超音波。所以就在晚上，偷偷帶病人去婦產科做。」

　　當時的超音波非常簡陋，有點類似目前加護病房的監視器，影

像也沒辦法固定。當時全台大只有兩台超音波,另一台在內科,可是不大好用,所以許金川都趁晚上,偷偷帶病人到婦產科去做;技術方面,也都是一邊參考文獻,一邊自己摸索。

當上總住院醫師那年,有一天,許金川遇上陳定信。陳定信招呼道:喂,許金川,要不要來胃腸科?這裡超音波都給你做。「那時很傻,覺得老師賞識,叫你來,就應該趕快過來,其實並沒有想一定要去胃腸科。只是為了繼續做超音波,所以就來了。因為我已經做到上癮,好像小朋友玩電腦遊戲,玩到上癮。」

結果,許金川跑去見宋瑞樓,宋瑞樓開口第一句話就是:我們

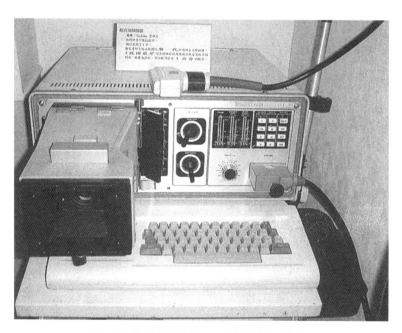

第一代超音波掃描儀。 (許金川 提供)

胃腸科沒有職缺哦！「那時，我心裡還偷偷嘀咕：哼，我來胃腸科才不是為了什麼職缺。老實講，我們那個時候真的都不是為了職位來的，也沒有想很多，心智方面其實很不成熟。」

總住院醫師結束後，許金川也步上眾師兄後塵，變成兼任主治醫師，月入二千元。不過，資歷雖淺，許金川在腹部超音波上的功力卻是台大第一，「全台大醫院，大概除了婦產科及外科王醫師之外，全部的醫師都來找我做超音波。」憑著一股狂熱，許金川一頭栽進超音波世界。剛開始的確很有趣，可是日久之後，情況漸漸失控，工作量愈來愈不堪負荷，「例如，做完超音波，相片要整理、探頭要清洗，都沒有人幫我，只好自己做。後來我跟宋教授說，這樣下去不行啊，可是他也沒辦法，我只好自己請人。那時醫院給我兩千塊薪水，我自己卻花五千塊，請了一個工讀生。」

錢從哪裡來？當然是從「另一半」的口袋裡。

許金川在等職缺的期間，進入臨床醫學研究所攻讀博士。夫妻倆原本商量好，許金川負責念書、做研究，牙醫太座負責賺錢養家。「本來講得好好的，可是後來（太太）常常反悔，每次提起來都會哭啊。沒辦法，賺錢好像是男生的事情。有些自然法則大概是不能破壞的，要女生賺錢養家，變得有點像在吃軟飯，違反了人類正常運轉的法則。」

話雖如此，為了心愛的超音波，許金川還是繼續違背自然法則，一連吃了好幾年的「軟飯」，不顧內外交加的逆境，埋首在病人的肚皮上尋求突破。

1980年代，第二代即時顯像超音波開發出來，許金川興奮極了，連忙向院方申請，結果卻是無人理睬。提起這段痛苦往事，快人快語的許金川又有驚人之語：「我們這個醫院真的是很官僚。年

輕人在台大醫院做事，如果沒有上面的人給你穿針引線，實際上是
非常痛苦。」

　　那麼宋瑞樓教授呢？「宋教授對下面的人都很好，沒話說；但
是他在外面非常客氣，典型溫良恭儉讓的那一型，他是不會去跟人
家吵架、爭東西的。所以超音波等於是我一個人去弄，非常辛苦。
我找院長，他們都不理我。」

　　沒辦法，許金川改找儀器商，跟他們簽下「賣身契」：由廠商
出借機器給許金川用，然後許金川負責幫廠商訓練買機器的醫師客
戶，教他們操作超音波儀器。這真是一個很奇怪的契約，很難想
像會出現在 1980 年代台灣最頂尖的教學醫院，「因為沒有錢買儀器
嘛，等於是以技能來換取，有點像那個藝妓，」性格詼諧的許金川

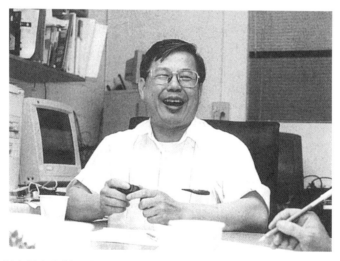

許金川奉勸有心做研究的醫學生，起步要趁早：「李政道三十二歲拿諾貝
爾獎；我三十八到四十歲才去美國進修，太晚了，太老了。」（楊玉齡 攝）

又幽了自己一默。

　　然而借來的東西終究沒有保障。廠商今天可能需要展示，明天可能需要調貨，隨時可以把它抬走。病人只有耐心等候，大排長龍；有些人都排到三個月以後了。「因為只有我一個人做全台大醫院病人的超音波。我那時和賴（明陽）醫師一樣，都是兼任的缺，領兩千塊，但是要做很多工作，等於是專任的工作分量。大概以前才有我們這種傻人，現在應該是不會有了。」

　　好不容易，機器的事後來終於圓滿解決。原來，院長的親戚也因病加入超音波長龍陣，這才引起院方注意到借機器這件不合理的事情。民國 71 年，台大總算核准購買了一台只不過一百多萬元的即時顯像超音波，解決了許金川的窘境。這會兒，他可以專心診療、研究，不必到處「賣藝」了。

坐上小型肝癌診斷第一把交椅

　　即時顯像超音波出來後，對於肝癌診斷造成兩個重大影響。第一、省時間，幾分鐘就可以診斷出受測者是否患有肝癌。第二、解像力高，連直徑一公分的肝癌都找得到，因此可以早期診斷。而早期診斷小型肝癌，正是許金川那幾年最熱中的題目。許金川解釋：「本來我並沒有特別要看肝病。只是因為超音波本身對肝膽特別有用，尤其台灣肝癌又特別多。因為天天做，一直接觸到肝癌病人，所以後來就偏到肝臟那邊去了。這並不是故意的，也不是什麼天將降大任於斯人也，就是這樣迷迷糊糊的走上了肝癌的不歸路。」

　　雖然是迷迷糊糊入門，但是成績卻不含糊。在小型肝癌診斷方面，許金川很快登上了全國第一把交椅。

　　不過，套句許金川自己的話，這些都要感謝「那時候做官的人」。民國 71 年，肝炎防治成為重點科技，國科會和衛生署都撥了研究經費下來，台大胃腸科採購了幾台即時顯像超音波，而且還請了研究助理。所以到了這個時候，許金川終於可以開始做一些東西出來。除了宋瑞樓，許金川特別感謝李國鼎：「我們可以有一些人做研究，真的要感謝上位者。那時候做官的人，很多真的是在為國家做事，不像現在，很多做官的人都是有許多其他的想法在做事。」

　　關於小型肝癌名稱由來，陳定信指出，由於日本人曾經創出「早期胃癌」，因此當時院內就有人提議，這種診斷應該叫做「早期肝癌」，「但是我反對，因為從科學角度說起來，我其實不確定它是不是早期，但是我確定它比較小。因此，我只要定義它的大小就好了。」事後回想，陳定信很高興當時堅持用「小型」而不是「早期」，因為從最新的分子生物學觀點來看，能變成癌症，全部都已經是晚期了，哪能算是「早期」肝癌。至於多小才能叫做「小型」肝癌，因地而異。醫學愈進步，標準愈嚴。例如，中國大陸，直徑五公分以下就是小型肝癌。鄰國日本，則要小於一公分，才能叫做小型肝癌。我們台灣介於兩者間，三公分以下的肝癌，稱為小型。

　　1982 年，台大團隊提出台灣最早的小型肝癌診斷論文，登上著名的《胃腸學》期刊。這篇論文是由許金川做的研究，然後再由宋瑞樓指派陳定信撰寫，最後由陳定信掛第一作者，許金川只能掛到第二作者。由於台大傳統一向是大老闆指定論文排名，因此許金川也不以為意，只是「後來去美國演講時，我同學卻說：好奇怪，怎麼你做的東西，由別人來掛第一作者？其實我並不在意這個。」不過，許金川回憶，多年後，有一次和宋瑞樓一同搭計程車，宋瑞

樓主動提起當年那一篇小型肝癌論文:「他跟我說,那篇論文很抱歉。他那時候考慮了很久,不知道應該給我還是陳教授當第一作者。後來因為考慮我們那時還很少有論文發表在國際期刊上,所以最後還是給了陳教授。」

後來,許金川又發表了第二篇小型肝癌診斷的論文,由他本人掛第一作者,探討肝癌成長的速率,藉以推測隔多久需要追蹤檢查。這篇論文相當精采,日後被引用的次數非常高;而許金川在超音波診斷小型肝癌上的地位,也從此確立。

「賣身」研習分子生物學

早年肝癌被臨床醫師發現時,都已經很大了,開刀很容易;如今,找出小型肝癌後,又帶出了另一問題。直徑一兩公分的小型肝癌,在動手術時很難摸到。診斷歸診斷,外科醫師經常切不到,很麻煩。於是,許金川便提議使用開刀中超音波,把超音波探頭直接送進病人肝臟。外科猶豫了一陣子,終於接受。當時台大外科負責開小型肝癌的,主要是李治學。而許金川也因此和李治學合作了好幾年,二人一同開肝癌,一個動刀,一個動超音波,因為當時外科不會做超音波,還是要許金川親臨開刀房協助。

在使用即時顯像超音波之前,許金川接觸到的多半是肝癌末期病人,在那之後,則接觸到許多肝癌早期病人。許金川滿心以為,這麼一來就可以救回很多病人了。沒想到,後來發現,肝癌再發的情形非常嚴重。有時,甚至一再發就是好幾粒,而且沒辦法開刀,例如長在血管旁,無法清除癌瘤的周邊組織。

　　許金川舉了一個實例。有一個病人的肝癌很深，許金川雖然已經用超音波定出它的方位，但是外科醫師挖進去時，因為看不到、摸不到腫瘤，方位還是偏了。結果，這個一公分的肝癌，只挖出0.1公分，就已經大出血，不能再挖，只好關起來。大概一年後，這個病人原來的位置又再長出腫瘤，就去世了。

　　許金川指出，這些例子顯示出開刀是有極限的。看到這麼多病人開完刀後還會再發，許金川覺得壓力很大，開始想到：或許還是應該從分子生物學的層次，探討肝癌發生的原因。當時正在攻讀臨床研究所博士班的許金川，動起「赴美進修分子生物學」的大膽念頭，雖然他從來沒有基礎實驗室的底子。「我是比較喜歡去做那些不可能做的事情，去做那些有挑戰性的事情。」

　　1986 年，當時念到博士班第五年的許金川，在宋瑞樓大力幫忙下，終於排除各種行政障礙，爭取到赴美進修的機會，以三十八歲高齡，飛往美國國家衛生研究院轄下的國家癌症研究所，學習分子生物技術。

　　在申請出國進修時，還曾發生一件有趣的小插曲。院方行政人員指出，按照公務員法規，出國進修回來必須服務。但是，許金川並沒有職缺，回來要怎麼服務？宋瑞樓只好跑去找院長楊思標幫忙。當時正在大力推動阿拉伯醫療服務團的楊思標想了想說：那不然這樣吧，就寫一張賣身契，許某人出國進修回來，萬一沒有缺，自願去阿拉伯服務。

　　1988 年，許金川回國；不過剛好前一年宋瑞樓退休，多出的職缺就給許金川，及時救了他，省得他「自願」去中東服務。

張美惠由小兒轉進肝臟

　　和許金川比起來，小一屆的學妹張美惠境遇就平順多了。不過，兩人有一個共通點：繞了一小段路之後，才與肝臟結緣。

　　從北一女保送台大醫科，原本就很有書卷氣息的張美惠，對讀書更有興趣了，尤其是生物和化學。畢業後，張美惠申請進小兒科擔任住院醫師。為何選擇小兒科，主要有兩個理由：「在實習的時候，我盲腸開得不太好，所以知道自己不適合外科，應該走內科系。會選擇小兒科是因為，一方面我喜歡小孩；另一方面，我自己個子比較小，也有關係。況且我是女生，將來要照顧自己的小孩，也比較方便。」當然她沒想到，此後她都在忙著照顧別人家的小孩，反而沒法分太多時間給自己的孩子。

　　就在第一年住院醫師時，張美惠發現自己滿喜歡寫論文，也滿喜歡創新的東西。臨床醫師工作繁重，「那時，其實沒有人要求你必須寫論文，但是你可以主動去寫。」因此，張美惠從第一年住院醫師時，就開始自動自發的做起研究、寫點東西。

　　有一天，有個小病人肚子很大，張美惠不是很有經驗，不知道應該怎麼診斷，所以想送他去做超音波。當時小兒科沒人做超音波，因此，張美惠便把小病人送到婦產科去做，自己順便也跟著去，想看看別人是怎麼做的。沒想到這麼一看，又看出興趣來了。回來後，張美惠向科裡老師反應，老師也同意，就派她去婦產科學做超音波。

　　「當時並沒有想太多。只覺得超音波很有用，對它很有興趣，所以想學。」和以前一樣，張美惠不只是「學一學」而已，她還順便寫了幾篇關於腹部超音波的論文。沒想到，後來竟然得到了中華

民國小兒科醫學會的論文獎，成為張美惠升任總醫師的一大助力。
因為當時台大醫院臨床缺額有限，住院醫師採金字塔式，愈到後
來，職缺愈少。就以張美惠為例，第一年住院醫師有六名，到第四
年只剩下一人能升總住院醫師。

　　總住院醫師做完後，接下來是一個轉捩點：要繼續在臨床方面

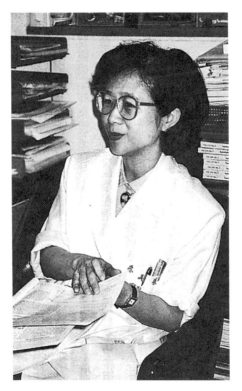

張美惠：「我並不相信『現代年輕人比較不努力』的説法。我覺得，每個
時代，只要是人類，都會有好奇心，因此每個時代應該都會有喜歡做研究
的人，沒有所謂『一代比一代差』之類的。」　　　　　　（楊玉齡 攝）

發展，還是要留在台大，兼顧研究？台大小兒科主任想派張美惠去新創設不久的省立桃園醫院，擔任小兒科主任。就臨床生涯來說，這其實是一件很不錯的發展機會，但是張美惠卻婉拒了，她希望能留在台大。「主任說，可是現在這裡沒有缺，你當兼任主治醫師，每個月只能給你兩千塊薪水。我說，好啊，我寧願要兩千塊薪水，不要出去當主任。」

就這樣，張美惠還是忠於個人性向，選擇留在台大醫院這塊豐沃的研究土壤上。

切入兒童肝炎自然史

張美惠一開始就專攻小兒胃腸科，難免會碰到很多肝病，因此，張美惠就這樣和肝臟結下不解緣。

基本上，張美惠的研究路線主要圍繞在 B 型肝炎自然史，以及 B 型肝炎病毒與肝癌的關係上。雖然後來她也做 C 型、G 型肝炎，但是最令她滿意的，還是最初結緣的 B 型肝炎。另外，她也搭上肝炎防治重點科技的列車，進行一系列與流行病學有關的肝炎防治結果追蹤。經過整個 1980 年代的孜孜耕耘，張美惠的研究成果在 1990 年代開始陸續綻放光芒。

在 B 型肝炎自然史方面，張美惠的材料占了一項很大的優勢：從小兒科開始。因為在張美惠實驗室投入前，世界上討論 B 型肝炎自然史的文獻，幾乎全都以成人為主。但是成人肝炎很多也是從小感染的，而孩童時期這部分，大家都還有一段不太了解的地方。這條路線，張美惠最早是跟畢思理小組合作，幫他們做一些小兒肝穿刺，然後自己也漸漸累積了一些健康帶原小孩的案例，才開始探討

B 型肝炎在小孩體內的自然史。

　　「我們第一次大概是做了十八個 B 型肝炎帶原小孩的肝組織檢查。結論是說，這些健康帶原小孩的肝臟裡，其實已經可以找到感染 B 型肝炎病毒的肝傷害證據了。」這些變化其實都非常輕微，多半是散發型壞死，或是輕微發炎，但足以顯示出肝炎早在孩童時候就已經開始了。為了要精確判讀病理切片，張美惠還特地去找肝臟病理高手許輝吉幫忙，另外，兩人又找了一名美國病理學家再看過一次，才確定這樣的結果。

　　有了好的開始，張美惠繼續追蹤，主動利用各種管道蒐集案例，然後進行長期追蹤。「也就是說，我研究的對象和別人不同的是，我有一些完全沒有症狀的帶原者，他們都是肝功能完全正常的人。而一般的研究，多半是來找醫師的病人，因此大部分都已經發病了，應該算是已篩選過的族群。換句話說，一般醫師看到的大部分都是很嚴重的案例；但我研究的自然史，對象是我自己出去找的，因此他們代表的是廣大群眾中一般的帶原者。」張美惠的想法是，把這些人找來，長期追蹤，看看他們到底是如何從正常，慢慢轉變為不正常。

　　針對約三百名兒童、平均觀察七年多之後，張美惠得到幾項初步結果。首先，她發現 e 抗原抗體轉變（HBeAg conversion，即從 e 抗原陽性變成 e 抗原陰性，且 e 抗體陽性的現象）的前後，會出現肝功能異常；但在 e 抗原抗體轉變之後，大部分會回復正常。在一般觀念裡頭，大都認為這種 e 抗原抗體轉變愈早愈好，因為它等於是干擾素治療希望達到的目的。但是，張美惠的研究卻為這種說法打上了一個小問號。

　　在張美惠的一般案例中，e 抗原抗體轉變的過程很緩慢，很少

發生在三歲以前。然而其中一個案例，e 抗原抗體轉變時間早於三歲，當時在轉換前，病人曾出現很厲害的肝功能異常，可是轉變後就一切正常了。因此，在那之後，家長就不願意再帶他回來接受肝穿刺檢查。直到有一天，家長帶著當時已經十歲的他，突然跑來找張美惠，這時病童已臉色發黃。檢查結果是，膽管裡頭塞了一塊癌瘤，而這種位置是沒有辦法動手術的。小孩就這樣過世了。

而這個案例並不是唯一的，還有其他類似案例，顯示在 e 抗原抗體轉變過程中，所造成的肝臟損傷很值得注意，如果年紀太小就發生這個過程，可能反而不妙。

探索兒童肝癌源頭

研究肝炎自然史，很自然的會研究到肝癌。在這方面，張美惠也做出一系列非常精采的研究。

台灣成人肝癌源自 B 型肝炎的比率相當高，早期檢驗約在百分之九十；不過 C 型肝炎出來後，B 型肝炎與肝癌的相關性逐年下降，目前已降到百分之六十多。因此，張美惠也回頭到兒童肝癌裡去找 C 型肝炎證據，但是沒有發現什麼重要性，目前根據張美惠手上的數據，兒童肝癌患者仍然百分之百是 B 型肝炎帶原者，而且他們的母親帶原率，也高達 93.6%；相對的，沒有發生肝癌的 B 型肝炎帶原小孩，母親帶原率只有 50%，與前者有明顯差異。

「所以我們可以發現『母親為帶原者』好像是產生肝癌的原因之一。因為百分之九十多，真的是很高。」張美惠指出，宋瑞樓和陳定信也曾經做過同類型成人肝癌患者母親的調查，規模較小，只有十來人，因為很多成人罹患肝癌時，母親已經過世了，因此他們

只好找了一些較年輕的病人，得到的母親帶原率是百分之七十多，「也同樣支持我們的數據，只是我們的數據更高。因此我認為，這在台灣應該是很重要的事。」

同時，張美惠實驗室也研究了病毒 DNA 嵌入宿主染色體 DNA 的頻率，發現這些罹患肝癌的孩童，B 型肝炎病毒 DNA 單一嵌入肝細胞基因的比率，也較成人高些。「我覺得兒童肝癌是一個很好的材料來源，可以用來研究 B 型肝炎病毒致癌的可能機轉。因為和成人案例相比，兒童肝癌的潛伏期比較短，而且兒童期所接觸的環境致癌因子也比較少。」

其實，最早觸動張美惠研究肝癌的源頭，是因為研究過程中，曾經出現多個令人黯然神傷的家族性肝癌案例，也就是說，同家族裡有兩個以上成員罹患肝癌。而且，更奇怪的是，不論發病成員關係是父子、兄弟姊妹或其他，也不論彼此年齡大小，發病的時間通常都很接近。張美惠舉了一個門診例子。有一家澎湖人送小孩來看診，不幸證明是肝癌。然後，張美惠照例也安排病童父母接受檢查，沒想到這才發現父親竟然也有肝癌；「我們就想，怎麼會這麼不幸！而且那個孩子家裡實在很窮啊。我記得後來還拿了點錢給那個媽媽。因為我覺得她實在很不幸，突然一下子，發現先生和一個小孩都得肝癌。」

另外也有一個非常傷感的案例。最先是一個女孩子得肝癌，前後大約一年，她的母親、舅舅也一個個發病。張美惠禁不住要想：這到底是什麼原因？是不是環境因素也很重要？「我到現在還是奇怪，為什麼他們是同個時間發病？目前沒有答案，還是值得探討。其實，我們臨床醫師就是從臨床發現中，去思考為什麼會有這樣的情形，然後去找答案在哪裡。」

　　除了以上兩條研究主軸外，張美惠實驗室還有另外一條流行病學路線，主要是追蹤肝炎防治的成效，屬於長期的研究調查。在這方面，張美惠的時機也選得很好，切入的時間正好趕在全面注射前，因此，她手上擁有一組 1984 年的調查數據，可以做為日後成效檢驗的基準線。

　　多年來，獨自一個人懸在小兒科研究肝病與肝癌，少了同儕的激盪，張美惠如何能維持這麼高昂、有效率的研究步調？心裡的感覺又是什麼？

　　「其實我們小兒科醫師要做這些研究，比內科醫師還更辛苦吧，因為沒有很多同伴，必須自己去想，自己去做。而實際上，我們真的很需要學基礎的人給我們一些指導，或是內科醫師告訴我們，他們發現了什麼問題，沒有解決的又是什麼。」講到這裡，張美惠不忘一一列舉她曾經有過的學習對象，諸如台大的宋瑞樓、陳定信、賴明陽、許輝吉、陳培哲、陳建仁，長庚廖運範，以及陽明大學的羅時成、丁令白、胡承波等人，不論他們給予的是直接或間接協助。

　　個性如此謙和、好學，不難看出為何孤懸在小兒科的張美惠，還是有辦法在肝病領域，走出一條搶眼的路線。

陳定信延攬陳培哲

　　1986 年底，就在許金川不辭辛勞赴美學習分子生物學的同時，太平洋彼岸也正有一位兼具醫學與分子生物學雙背景的新生代人才回流台大，他就是 1990 年代享譽台灣生命醫學，通吃臨床、基礎的明星陳培哲。

故事要從 1985 年說起。甫接任台大臨床醫學研究所所長的陳定信，有一天忽然接到一封署名陳培哲的來信。寫信者先表明曾經看過陳定信發表的論文，覺得很有興趣，而他自己是 1981 年台大醫科畢業，曾經被陳定信教過，即將拿到美國賓州大學醫學院哲學博士學位，如果有機會，可不可以回來加入陳定信的實驗室等等。

按照慣例，陳定信得先查查此人的「底細」，調閱一下大學成績單。嗯，很不錯，台大醫學系前十名左右。接下來是人品調查，找到同班同學探聽一番。陳培哲？哦，這個人很好，天才型的，但是很樂於助人，一點兒都不臭屁。

陳定信動心了。這樣的人才，得想辦法跟他見見面才好。碰巧陳定信這時原本就計劃赴美，一方面代表國科會和美國國家衛生研究院簽訂雙邊合作合約，另一方面也順便考察幾所著名醫學院，以做為發展台大臨床研究所的參考。簽約、考察的幾個地點都在美國東部，離賓州大學所在地費城不遠。於是，陳定信便和陳培哲定了個約。那天傍晚，兩人在美國國家衛生研究院門口的旅館見面，一塊兒參加完台大校友會的飯局後，十點半回到陳定信下榻的旅館，開始促膝長談。這一談，幾乎停不下來。兩人相見恨晚，談肝炎、談學問、談將來，一直說到次日凌晨三、四點，陳培哲才駕車離去。

最令陳定信印象深刻的是，這個年輕人一點都不驕傲。「有些人是很有才華，也很有潛力，因此有時候就會比較驕傲。但是他不會，他很喜歡幫助別人。他的好幾個同學也都這麼說。這點很重要，因為有的人是很好，但是一進來，把整個團隊都搞砸了。」

不過，關於工作內容，陳定信還是得先聲明，基於現實考量，陳培哲如果要回台大，必須放棄當時專攻的反轉錄病毒，改為研

究肝炎，才方便循肝炎重點科技的路線延聘。陳培哲也一口答應下來。巧的是，陳培哲的老闆泰勒（John Taylor）在他研究的那條路上正碰上瓶頸，也樂得讓陳培哲從反轉錄病毒改做 D 型肝炎病毒。因此，陳培哲在寫博士論文時，事實上已經開始進行 D 型肝炎病毒研究，而且進度很快。

博士學位拿到手，1986 年 12 月，陳培哲馬上整裝回國。出了中正機場，陳培哲沒有回家，而是直奔台大醫院肝炎實驗室，先把實驗材料處理冰凍好之後，才放心回家。

其實，陳培哲在美國攻讀博士期間，表現很好，研究環境也很理想。而且他們當時做出 D 型肝炎病毒的基因組結構和複製時，《紐約時報》都曾採訪他們。留在美國，陳培哲在科學研究路途上，肯定可以更順暢。為什麼他要這麼急著趕回台灣？

身材瘦削，講話很快，帶點兒神經質的陳培哲，自我分析道：「我想，（回國）純粹是個人感情問題，不是科學原因，如果分析科學原因，為了個人發展，是應該留在那邊的。但是，話說回來，我留在那邊，現在搞不好已經發瘋了，因為那種疏離感，那種被社會接受的程度，你的取捨要想清楚。例如，我在這裡，也可以去示威呀，我對這些事情，像政治立場啦，也都很有興趣。這些對我來講，都是很重要的事情，不只有科學。所以我想，我這樣做還是比較正確，或許應該說，比較愉快。」

很少有科學家會表示，科學對他而言不是最重要的，尤其是表現傑出的科學家。在這方面，陳培哲的確與眾不同，可以說是一個哲人科學家；因為骨子裡，他衷心推崇的其實是哲學與文學，「經過了十幾年來，我還是認為哲學、文學比較有意思，而且也比科學重要。科學根本只是雕蟲小技。」

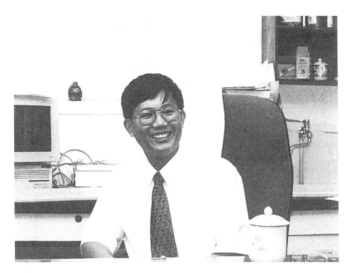

陳培哲:「學生時代我讀了很多哲學書,對於後來我做科學研究也很有幫助。
因為哲學是一種非常基本的邏輯思考訓練,可以幫助你練習用自己的觀點
去看事情。」　　　　　　　　　　　　　　　　　　　　（楊玉齡 攝）

　　不過話雖如此,陳培哲在經營心目中的「雕蟲小技」時,態度
仍然是極端嚴謹認真。1987年到1990年間,陳培哲按照陳定信的
規劃,一邊從第一年住院開始補足住院醫師的臨床訓練,一邊要兼
顧實驗室的創設與運轉,兩件事都是打不得折扣的累人差事。這段
期間,陳培哲過著超速運轉的生活。據陳定信透露,這位高徒的每
日作息如下:早上七點報到,七點到八點之間,與研究助理先討論
當日實驗室工作,八點以後開始忙病房之類的事,直到黃昏五點,
又再和助理討論一次。至於住院醫師該值的班、該服的務,也是樣
樣平等,不能因為陳培哲是擁有博士學位的副教授而打折扣。「結
果他還不錯,這樣子忙,實驗室還是可以照顧,」陳定信很是滿

意，不過，隨後又略帶遺憾的加上一句：「也許就是因為安排太緊了，後來他在這段期間得了十二指腸潰瘍，本來是沒有的，唉！」

其實陳定信倒也沒有嚴格到不近人情的程度，有時候，看見陳培哲要同時處理實驗室問題和病房問題，也會告訴他：研究上面可以稍緩一些，沒有關係。然而，陳培哲卻不願意放鬆自我要求，他一直牢記著陳定信的「青出於藍」哲學。

陳定信曾經對他說過：你一定要做得比我好，否則我就白費心了。因為青如果不勝於藍，後面的人如果沒有比前面的好，那就沒希望了。而激勵陳培哲奮力往前的動力，多少也和這個信念有關。「你當人家的學生，責任就是要超過老師，如果做不到，就不配當他的學生。」

吳肇卿神農坡上下奔忙

天色剛明，陽明醫學院和榮民總醫院間的神農坡頂上，出現了一個行色匆匆的年輕人。和眾多睡眠飽滿，準備上山晨間運動的阿公、阿婆不同，他是剛剛結束博士研究生的徹夜實驗，要趕往山下榮總，準備接續第二攤臨床醫師的工作。回到宿舍，時間只夠刷牙、洗臉、上廁所。有時候，他甚至累得就坐在馬桶上睡著了。不過這場清夢頂多只能維持十來分鐘，因為醫院的工作可是不等人的。

1987年，就在陳培哲以醫學博士身分，進入台大醫院補受臨床醫師訓練的同時，台北市的另一端，卻有一名已接受過全套臨床醫學訓練的青年，正以主治醫師的身分，進入研究所，忙著攻讀醫學博士。

　　這名鎮日在神農坡忙上忙下的青年醫師，名叫吳肇卿。

　　雖然吳肇卿的發展路線剛好和陳培哲相反，先臨床、再讀博士，但是勞累程度卻是一樣的，「那段時間，我想最大困擾就是時間不夠，」吳肇卿皺眉回憶，但是語氣裡並沒有後悔。選擇這麼辛苦的路，不滿足於一般臨床醫師看診賺錢的生活，多少都和個性有關；如果說陳培哲像是哲人科學家，那麼吳肇卿應該比較接近浪漫科學家。

　　吳肇卿的浪漫不是風花雪月式的，而是理想主義式的。從小生長在小鎮開業醫師家庭中，看著父親的一舉一動長大。「我們住在

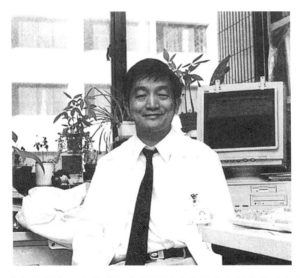

吳肇卿：「在我看來，臨床研究人員還是應該把主力放在臨床加研究上；若純粹做基礎，變成東施效顰，若只看臨床，又太淺太表面。因此，我認為臨床和基礎研究人員的重心不一樣，彼此應該互相欣賞、合作，而非批評。」
（楊玉齡 攝）

台中烏日鄉；那個時代，病患半夜都會來敲門，全家都會吵醒的。我父親是非常認真的開業醫師，還會把病人的大便什麼的，拿去看顯微鏡。他沒有要求我們兄弟要怎麼做，但是那種精神自會潛移默化。」

　　早在台北醫學院時代，吳肇卿的浪漫個性便顯露出來：狂熱追求執著的事物。大一、大二，吳肇卿迷上運動，結果換來「體育系的」稱號；大三、大四，吳肇卿覺得山地服務非常重要，花了幾乎一半時間到新竹尖石鄉服務；但是後來他警惕到，要服務別人，必須先擁有基本的學養，「四年級以後，我就把功課擺在第一位了。」

　　住院醫師訓練完之後，吳肇卿在總住院醫師和臨床研究員間，選擇了後者。這是當時榮總的一項新制度，兩種職位階級相當，但發展不同。前者走臨床行政，後者則偏向研究。那時，榮總胃腸科正想發展 B 型肝炎病毒基因研究的技術，而大家也都知道陽明的丁令白老師是這方面的專家之一。於是，吳肇卿便找上丁令白合作。「擔任臨床醫師，在看病的時候，常會發現有很多問題是醫學目前還沒法完全解決的，而這些問題必須再做深入的實驗性研究，才能解答，這就是我去念研究所的動機。」

　　臨床醫學研究所這條醫師深造之路，原本設計就是只收主治醫師級以上的人，因此入學年齡普遍都是三十好幾的高齡學生。吳肇卿是在第二年主治醫師入學的，比起來還不算老，有些同窗甚至已四十幾歲了。由於早就有過合作關係，吳肇卿進入研究所後，很自然的選擇了丁令白做為指導老師，「雖然她只不過大我幾個月，可是她當教授時，我還是個講師，由此可以看出我們這些人都是很老才去讀的。」

進入研究狂的實驗室

主治醫師在醫院裡已是能獨立作業的資深醫師，可是一旦進入實驗室，卻得一切從頭來過，「在那邊，我把自己當成幼稚園學生，凡事多問；常常覺得面子不值一文錢，有問題就多問人家。」

丁令白實驗室在陽明是出了名的不好混，從老闆到學生，幾乎個個都是拚命三郎。也因此，「入境隨俗」的吳肇卿，才會擁有這麼多無眠之夜，「那三年，一般睡眠平均大概是三到五個小時，」吳肇卿估算了一下。不過，辛苦當中自有樂趣，尤其是和許多同學、同僚一同成長的經驗，最令他津津樂道。他舉一名女同學為例。有次大夥談起拿破崙晚上只睡五個鐘頭，她的反應竟是：「怎麼睡那麼多？」言下之意，彷彿拿破崙太混了。因為這位仁姊一做起實驗，什麼都不顧，「咖啡喝到沒反應，改換茶，茶之後又換成咖啡。」

說起來，這股狂熱風氣還是跟實驗室主持人丁令白脫不了關係。研究生在文憑、前程壓力下，為了要做出精采論文，力拚個幾年，少睡、少玩，是常有的事。但是丁令白不同，雖然早已坐上教授寶座，狂熱工作的態度卻絲毫不改，天天早出晚歸，在學界博得「Seven-Eleven」的綽號（早上七點來，晚上十一點才走）。「她是一個非常認真，律己很嚴，比學生還認真的好老師，」吳肇卿對於這位「小」老師，非常佩服：「她以前經常待到半夜，十二點、一點。當然我們有時候也會比她晚；但她是十幾年都這樣過，連春節都只回去一下子。」

1990 年，吳肇卿順利拿到陽明醫學院臨床醫學研究所博士學位；豐富的臨床經驗，加上嚴師督導，吳肇卿的博士論文系列果然

表現精采，有四篇登上國際一流學術期刊。榮總胃腸科也從此多了一名生力軍。

肝炎研究圈世代交替

　　就在新人紛紛冒出頭的 1980、1990 年代之交，一場世代交替風也吹進了肝炎研究圈子。1987 年，台大團隊掌門人宋瑞樓宣布榮退，正式把棒子交給陳定信。三年後，榮總團隊大家長羅光瑞也屆齡退休，由李壽東接棒領導。

　　1990 年代初，長庚團隊創始人廖運範竟然也萌生了退意，想放掉一些責任，爭取更多自由時間。只比陳定信大一歲的廖運範，正值壯年，為何也會想退下研究舞台？廖運範的回答還是一貫直率作風：「因為我覺得我已經到頂了，已經開始走下坡了。你們不覺得嗎？如果摸著良心講的話，很多人年過五十，心智、體力、記憶各方面都開始退化。」

　　另外還有一個比較私密的動機。原來，廖運範又開始重溫少年時代的最愛──讀詩書、寫毛筆字、搖筆桿，「愛得不得了，想找時間再回去寫點東西。」

　　然而，人在江湖，廖運範終究還是繼續扛起肩上的擔子。長庚肝炎研究團隊裡頭還有很多優秀的年輕學者，像是朱嘉明、林燈寅、沈一嫻、簡榮南，和加入不久的葉昭廷、蔡順隆、連昭明、謝森永、戴達英等具有醫學博士學位的新秀，陣容相當堅強；但是大家都還年輕，需要廖運範來營造一個更理想的研究環境。畢竟廖運範是長庚學術研究上的台柱，在院內說話分量十足。對於院方經營者，廖運範每每勇於據理力爭，但是對於科內的人，他又會盡量保

護，支持他們的發展。

　　另外，在學術上，他也有新作風。不同於一般醫院「老闆當然掛名」的傳統，他堅持：不相關的人不得列名為論文作者。「我們發表的論文很少有名字掛一大串的。當然，第一作者更要名副其實，不是真正出點子或指導的人，也不掛名通訊作者。」這些細膩關照，對於團隊裡發展中的年輕人非常重要，所以一時之間，廖運範還是不可能脫身的；文學，只有再等一等了。

第 12 章

本土公衛出頭

　　陳建仁瞪著眼前這份評鑑結果，臉都氣綠了。

　　1989 年，中研院生物醫學科學研究所（簡稱生醫所）第一任所長吳成文走馬上任，第一件事，就是著手評估所內各組研究水準。當時生醫所仍在籌備處階段，只有三組：心臟血管、神經科學以及公共衛生。一方面為了提升考核標準，另一方面也為了公允起見，吳成文特別從海外找來每組三位知名學者，組成九人評鑑小組，展開考核。

　　然而，原本滿有信心的生醫所合聘研究員陳建仁，卻拿到一份非常意外的評鑑結果。這份報告共有兩、三頁。但是只有第一段，略略稱讚了幾句「此人曾經得過哪些獎，表現還不錯」等等，接下來，整整兩頁，淨是嚴厲的批評：研究缺乏焦點、不夠深入，最重要的是，沒有辦法趕上國際潮流。最後的結論是，若以台灣的流行

病學家而言，陳建仁也許還算不錯；但是，如果生醫所想成為國際著名研究所，而它的學者也需要達到那種要求的話，陳建仁還有很長的一段路要走。

這份評鑑令陳建仁心情跌到谷底，「我說，這輩子沒有被人這樣侮辱過，那時我真的覺得這是侮辱。」環顧台灣公衛學界，拿過三次傑出研究獎的學者有幾人？更何況陳建仁當時才只有三十六、七歲呢，這樣的努力，這樣的成績，怎麼會換來如此殘忍的批評！

怎麼想，怎麼氣，陳建仁怒沖沖的回家了。

陳夫人旁觀者清，等他怒氣稍歇，好言相勸：你自己想想看，人家說得是不是有道理；要不然，有誰會吃太飽沒事做，找了一群

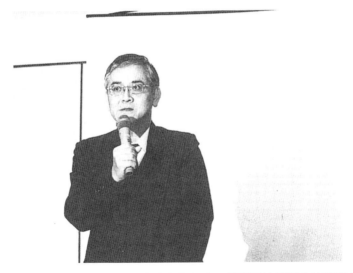

國家衛生研究院院長吳成文經常在各個場合，提醒已站穩腳步的科學家，不要忘記培養新血，他說：「不論今天各位研究做得多好，如果沒有優秀的年輕人接棒，我們不會有未來。」
（楊玉齡 攝）

人來電你，然後專門罵你，沒有必要嘛，對不對？這番話說得頭頭是道，平服了陳建仁的怒氣。於是，他又拿出評鑑報告，好好的重讀一遍，居然發覺裡頭的建議很有道理。「然後，我就想找一個新的領域。當時分子劑量學（molecular dosimetry）剛剛開始，所以我就申請了美國國家衛生研究院的獎助金，到哥倫比亞大學進修一年。」

事後證明，這場「天大的侮辱」，使得 1980 年代新崛起的本土公衛明星陳建仁，從此更上一層樓。

蛻變的 1980 年代

1980 年代，對於台灣公共衛生學界來說，是一個蛻變的年代，舊世代正在結束，新世代漸漸開展。

1986 年，享譽國際肝炎學術圈的美籍學者畢思理，在完成一連串響噹噹的研究後，感到自己在台灣的 B 型肝炎研究任務已了，再加上考量家庭等私人因素，與妻子黃綠玉一同返回美國定居。而當年畢思理手下的小徒弟，也就是拿著他的推薦信到約翰霍普金斯大學攻讀遺傳流行病學的陳建仁，就在這一年升上台大醫學院正教授，開始在專業領域嶄露頭角；顯示出，接受新觀念、新方法洗禮的本土公衛學家，已經準備好，要從早期進出台灣的外籍學者手中，接過家鄉流行病學研究的棒子。

從約翰霍普金斯大學回國後，陳建仁最感興趣的研究主題有兩個，第一個是砷與烏腳病的關係，另一個則是雙胞胎的遺傳因子研究，其中也包括雙胞胎 B 型肝炎帶原的一致性。經過一番統計，陳建仁發現，同卵雙胞胎帶原的一致性要比異卵雙胞胎來得大，而兩

者除了遺傳因子外，其他條件（例如母親產道分娩、孩提生活環境等）都相同，「所以說，為何會有這樣的差別呢？我們發現遺傳因子可能也會決定一個人是否會變成帶原。」

　　大約 1980 年代起，流行病學界開始強調「兩個以上危險因子的互動」，也就是所謂「多原病因學」（multifactorial etiology）。陳建仁在約翰霍普金斯大學攻讀博士時，就學到很多這方面的新觀念。回顧 1970 年代畢思理等老一輩公衛學者的研究方法，很顯然，有些現象似乎不是單一因子就能夠解釋的，「譬如，B 型肝炎帶原對於形成肝癌很重要。但是，為什麼不是所有帶原者都發病？另外，為什麼還是有百分之二十的人，不是帶原者也發病？很顯然，這裡頭還有第二、第三因子；而這些東西，在當年畢思理的研究裡，統統沒法看出來。」

　　於是，陳建仁便和來自高醫的碩士班學生盧勝男，重新探討肝癌這個熟悉的主題。師生兩人最想探究的是，為什麼有些帶原者會變成肝癌，有些不會；裡頭是不是還有一些 B 型肝炎以外的危險因子？他們決定做一個病例對照研究，因此積極尋求各大醫院的合作，如台大、榮總、長庚、國泰、高醫等。然而或許是陳建仁的知名度尚未打開，或許是因為各大醫院覺得這類研究自己可以做，最後只得到長庚和盧勝男母校高醫的合作。

　　由於是採取病例對照的橫斷式研究，陳建仁小組覺得，不論是探討 e 抗原、喝酒、抽菸、吃花生等因子，得到的結果都不夠精準，還是得下苦功夫，建立一個長期追蹤系統才行。於是陳建仁和博士班學生于明暉，又向衛生署肝炎防治計畫申請了一個長期追蹤世代研究，與公保及長庚一塊合作，以無症狀帶原者為對象，展開一萬人的世代追蹤。但是後來他們發覺，這個計畫裡的研究對象不

夠多樣化。也就是說，個案同質性偏高，因為追蹤對象幾乎都是不抽菸、不喝酒，身體健康，又有很好的飲食。

　　不過，在追蹤過程當中，衛生署還有另一個機會，讓他們進行社區癌症篩檢計畫。經過通盤評估，陳建仁小組接下肝癌和子宮頸癌的篩檢計畫。肝癌方面，他們根據陳拱北教授的癌症地圖，知道澎湖是肝癌的好發地區，所以就列為首要目標地區，找了馬公、白沙跟湖西三個鄉鎮，另外又在台灣本島挑了四個地方，三芝、竹東、朴子、高樹，以這七個社區來蒐集個案，進行追蹤。這是陳建仁小組的第二個肝細胞癌長期追蹤計畫，由於有游山林、孫建安和王豐裕等博士班學生幫忙，再加上他以前在畢思理手下受訓的經

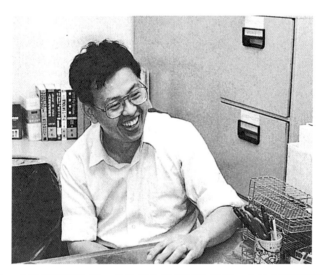

陳建仁：「我常跟學生說，公共衛生最好玩的就是，由於每個國家地區的周邊條件不一樣，例如生活習慣、飲水和衛生條件、國家財政……，同樣問題，不同地方自有不同的解決辦法。」　　　　　　（楊玉齡 攝）

驗，凡是問卷調查、檢體採集和儲存等步驟，都處理得井井有條，不成問題。倒是技術層面又出現了一個大困擾。

「過程中，我們發現，如果要探討 B 型肝炎以外的東西，如何精確檢定其他危險因子，就成為很重要的問題，需要技術方面的突破。」例如黃麴毒素一直是陳建仁小組很熱中的題目，國外已有很多地方在做，尤其是中國大陸廣西省，他們得出來的黃麴毒素與肝細胞癌呈現劑量效應關係，相關係數 R 高達 1，也就是百分之百。許多人都不敢相信。

畢思理也不信邪，為此還專門繞到廣西去實地勘察一番。但是親眼一看，他就相信了。只見廣西的黃豆發黴發到長出茸茸的長

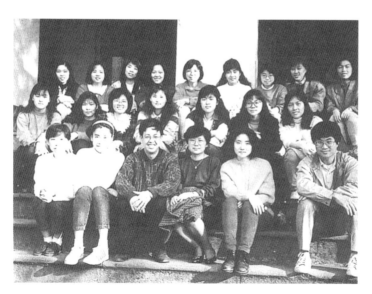

陳建仁教授、夫人與流行病學研究小組的同仁合影於台大醫學院。後排最中間為于明暉教授，前排最右為游山林博士。　　　（陳建仁 提供）

毛,當地人管它叫做「毛豆」,裡頭黃麴毒素的含量有多高,可想而知。台灣的食物被黃麴毒素汙染的程度,當然沒有這麼可怕,但也不是不存在,只是有地區性差異,而這就是陳建仁很感興趣的主題。

但是,黃麴毒素研究最大的困難在於,以往都是從社區生態來看:找出某地區的人群,從他們的食物當中,測量黃麴毒素暴露量大概是多少。但得到的都是群體的數據,沒有辦法測量出個人的暴露劑量,因為早年沒有人發展這方面的檢驗技巧。直到 1980 年代以後,分子流行病學開始發達,才試著用分子生物學方法,去測量人類致癌物的個人暴露劑量,而非群體的暴露劑量。

巧的很,就在研究遇上瓶頸的這個節骨眼上,陳建仁遭到吳成文棒喝,促使他下定決心,前往分子劑量學最先進的美國哥倫比亞大學進修一年。

從此放眼國際

「我是 1989 年出去,1990 年回來。回來後,大概所有研究都有完全不同的方向了。另外,因為我們 1984 年開始收案,到了1991 年,也累積有足夠的案子可以開始做實驗;所以,1991 年起,我們大概每年都有二十到三十篇論文,那以後就是完全不同的故事了。」

早年放的線,如今時刻成熟,加上新學得的方法技術,陳建仁小組開始交出理想的成績。

然而,實驗技術只是直接呈現出來的成果,這趟進修之旅,陳建仁還有另外的斬獲:「我覺得,這次獎助對我的幫忙不只在於那

一年的研究，而是那一年過程中，讓我們深刻了解到國際合作的重要性。回來後，我一直和哥倫比亞大學有很好的合作，而且也因著這層關係，更清楚全世界跟我們競爭的有哪幾個小組。我覺得這對我很重要，因為我開始把眼光放到國際，而不只是盯著台灣看。」

放眼天下之後，陳建仁果真不再以升任教授，拿到傑出研究獎為滿足，反而開始思量：好像還有另一座山要爬呢。有了這樣的企圖心，整個小組的眼光和水準自然也跟著提升起來。

至於研究路線，由於和哥倫比亞大學合作密切，陳建仁小組也傾向專攻化學致癌物質的分子劑量研究。他們開始分析黃麴毒素以及和吸菸有關的化學致癌物，例如3,4－苯駢芘（3,4-benzoapyrene）、二甲基亞硝胺（dimethylnitrosamine）與肝癌的關係。這些化學致癌物在動物模式都已經證實過了，現在要看的是它們在人體裡的作用。

實驗材料方面完全沒有問題。這是因為陳建仁在建立長期追蹤體系之初，已經預想周全，每人抽到的血液立即分裝成七八管，冰凍庫存。因此，當需要測量某種因子，或是有新測量方法問世時，隨時都可以拿出來檢測。這種未雨綢繆的好習慣，也是早年從畢思理那兒學來的。

由於化學致癌物都需要化學的激活，才可能發生作用，因此在研究過程裡，也一定會牽涉到相關的第一級和第二級代謝酵素，因此，第一級和第二級代謝酵素的基因多形性，也成為陳建仁小組不能避開的因素。陳建仁解釋，有些人黃麴毒素暴露劑量很高，可是很奇怪，一輩子都不發病。相反的，有人暴露劑量不是那麼高，卻會發病。為什麼會有這種不同的易感性（susceptibility）？同時，除了先天遺傳易感性差異外，會不會也有後天的易感性差異？他們

推想，如果真有後天易感性，或許就和微量營養素有關，因為在很多動物模式裡，這些抗氧化微量營養素是可以預防癌症的。研究結果發現，愈常攝食深綠蔬菜的人，或是血清維生素 A 濃度愈高的人，罹患肝細胞癌的危險性也愈低。

另外，在分子流行病學領域裡，還有一個很重要的因素——荷爾蒙，在肝癌也是一個非常值得探討的因子。因為，全世界不論肝癌盛行率是高、中或低，男性罹患肝癌的比率，一直是女性的二倍到四倍。兩性為何會出現這麼放諸四海皆準的差異？荷爾蒙顯然可能涉有重嫌。

在動物模式，這方面的實驗結果非常漂亮。凡是肝癌的動物模式，不論是化學致癌物或是 B 型肝炎病毒引起，或其他自然發生者，統統是雄鼠高於雌鼠；然而，一旦摘掉雄性睪丸後，肝癌罹病率立刻就降下來，但是再注射睪固酮，馬上又回升。

因此，陳建仁小組的傑出研究者于明暉在個案發生肝癌後，也把該個案以及健康對照時期的血清調出來，比對其中睪固酮是否有上升，檢測結果證明確實如此。但因為是人類，不能任意操控病人體內的荷爾蒙量，沒有辦法做出像去勢動物模式那麼漂亮的結果。不過，陳建仁倒是提出一個公共衛生學上很流行的假說，提醒喜愛服用壯陽藥物的男士，要特別留意了，顯然體內睪固酮含量愈高，愈容易罹患肝癌，「很多人平常吃什麼鹿鞭呀、虎鞭這類中國壯陽藥，會不會實際上提高了罹患肝癌的風險？」

當然這個假說目前還沒有得到證實，只是在公衛學界廣為流傳而已。

探究黃麴毒素與肝癌

　　在黃麴毒素方面，陳建仁小組發現，由於第二級代謝酵素基因型的關係，黃麴毒素的影響才會出現差異。也就是說，不具備麩胺基硫轉移酶（glutathione S-transferase，簡稱 GST）M1 或 T1 基因型的人，因黃麴毒素而引發肝癌的危險性就比較高；反之，如果具有良好的解毒基因，由黃麴毒素引起肝細胞癌的危險性就會降低。套句流行病學的用語，GST M1 可以修飾黃麴毒素與肝細胞癌的關係，因此可以稱為「修飾因子」。這篇論文後來投到《美國人類遺傳學期刊》（*American Journal of Human Genetics*），很受好評。

　　經過這麼多年的研究，最近陳建仁對於肝癌的想法是：「目前看起來，B 型肝炎的確很重要。台灣大部分肝癌好像都少不了 B 型肝炎的樣子。例如我們發現黃麴毒素有影響的，大部分也還是在 B 型肝炎帶原者身上，其他因子如抽菸，大部分也是在 B 型肝炎帶原者身上。」

　　但是陳建仁也補充，中國大陸情形和我們不同，即使沒有 B 型肝炎，單是黃麴毒素，危險性也大約有兩倍；若只有 B 型肝炎，沒有黃麴毒素，危險性大約五倍；但是如果 B 型肝炎和黃麴毒素兩者兼備，危險性則猛然提升為六十倍。「哇，那篇（中國大陸的）論文在《刺胳針》上登出來時，我們二、三天都睡不著覺，」陳建仁猛搖頭，非常惋惜：「因為那正是我們一直想要做的東西。但還是他們比較快。他們論文出來一年多後，我們的才發表，當然就不可能上《刺胳針》了。」

長年吃戰備米的緣故？

　　關於如何測量人體內的黃麴毒素劑量，傳統方法是用高效液相層析法（HPLC）去測量尿液中的黃麴毒素代謝產物，但是這個方法非常費時，簡直不可能大量篩檢，會累死人。新方法則是利用黃麴毒素鍵結化合物的單株或多株抗體，來測量人體組織、尿液或是血清裡的黃麴毒素含量，而這三種數據的意義也各不相同。

　　先看尿液。黃麴毒素進入人體後，如果在肝臟形成鍵結物，當然不好，但是如果統統從尿裡排出來，而非進入肝臟，就沒有什麼大礙。因此，黃麴毒素在人體內的代謝排泄動向，和罹患肝細胞癌的風險有很大的關係。換言之，測量重點不只是黃麴毒素，還包括各式各樣的黃麴毒素代謝產物，以及它所形成的大分子鍵結物。

　　要測量大分子鍵結物，最好的方法就是直接取一塊目標器官來測量，在這兒，也就是取一塊肝臟組織。然而，在陳建仁小組案例中，不可能要四萬名健康的人都捐出一塊肝組織，好讓他們來測量裡頭有多少黃麴毒素。也因此，他們就改為測量血清中的白蛋白鍵結物。因為黃麴毒素一旦進入肝臟，很容易便會和正在形成的白蛋白產生鍵結物，釋放到血清中。白蛋白鍵結物的代謝分解比較慢，可以反映二到三個月期間肝臟的黃麴毒素暴露量，比較具有流行病學上的意義。反觀，如果是測量尿液中的黃麴毒素鍵結物，只能反應一到兩天內的暴露劑量，例如，如果某人今天吃了一盤受汙染的花生，進入肝臟的黃麴毒素百分之八九十都會和肝細胞 DNA 的鳥糞嘌呤形成鍵結物，排出體外；因此，尿液中的黃麴毒素鍵結物劑量會突然暴增，但隔一天就降下來了。而這種單天暴露劑量，對於流行病學研究沒什麼大用。

陳建仁小組所進行的黃麴毒素調查結果如下：台大肝癌病人檢體約百分之五十發現有黃麴毒素 DNA 鍵結物，高醫的檢體為百分之七十多，澎湖地區則為百分之百（不過，澎湖這個數據不太準，因為個案太少，只有三個），「所以，黃麴毒素對於肝癌的形成重不重要，我覺得還是要看地區而定。」就拿金門、馬祖、澎湖三個地區來說，肝癌罹病率均高，而且黃麴毒素的暴露劑量也很高。許多當地居民抱怨：都是因為長年吃戰備米。

陳建仁指出：「我學生的媽媽就是肝癌過世，才四十五歲。金門像這樣的人很多。而且整個金門肝癌發病率年齡，比台灣大概移前了十五到二十年，馬祖也一樣，澎湖還沒有那麼糟，稍微晚一點點。」

雖然台灣肝癌大都和 B 型肝炎有關，但是發病時間卻有很大差異，因此陳建仁近年夢想探討的是：那些三四十歲肝癌就發病的人，是否和黃麴毒素有關？另外，十五歲以下的人發病，又是什麼原因？會不會是因為病毒突變得比較毒，所以較易造成癌變，加快病程？

追獵「主要易感基因」

除了這些路線還要繼續推展外，陳建仁和于明暉的研究小組還有一個很富野心的計畫：尋找肝癌的「主要易感基因」（major susceptibility gene）。

陳建仁解釋：「我認為，所有肝癌一定跟遺傳因子有關。」但是，這裡頭可能有些基因是主要易感基因，有些是次要易感基因。只要具有前者，發病率就很高，可以高到百分之七八十，最少也有

百分之三四十。然而後者只會把罹癌風險提高個十幾、二十倍，但是因為肝癌發病率原本就只有十萬分之三十，因此，高十倍也不過十萬分之三百，也就是百分之三，所以稱為次要易感基因。

很顯然，主要易感基因出現的機率一定很小，否則人口早就大量滅絕了；相反的，大部分癌症可能都是次要易感基因與環境因子互動，所造成的結果。就像陳建仁小組找到的 GST M1 基因就屬於次要易感基因，缺少它，黃麴毒素和 B 型肝炎便容易提高肝癌的發病率。

至於陳建仁所夢想的肝癌主要易感基因，由於在肝癌病例中屬於極少數，如何把它們找出來，就得花些心思了。他們的方法和病理學家不同。病理學家在尋找與癌症相關的易感基因時，都是先蒐集大量癌病組織，然後篩檢看看哪一個基因遺失率或突變率最高，可能就是罪魁禍首。用這種方法，很快就可以找出占百分之九十以上的次要易感基因，也就是能提高罹癌風險的基因；然而不可能留意到頻率極低、但是發病命中率極高的主要易感基因。

分析家族基因組

陳建仁小組把研究目標鎖定在家族聚集的個案，也就是有兩個以上成員罹患肝癌的家庭。找到這種家庭後，不論有沒有發病，全家採血，分析整個基因組。

陳建仁舉了一個非常令人難過的實例，這是在長庚找到的。有一家人兄弟五個，已經有三個兄弟死於肝癌，而且是每隔兩年過世一位，而他們的年齡又剛好相隔了兩歲。五兄弟的母親正是 B 型肝炎帶原者，五兄弟本身也都有 B 型肝炎。「但是，全家都是帶原者

的例子也很多，可是不會一個接一個的罹患肝癌，而且發病年齡又都這麼接近，」陳建仁指出：「我們常說，遺傳疾病的發病年齡通常會比較集中，而且也比較早發病。」由於三兄弟已經過世，陳建仁小組只能到長庚庫存的切除組織裡頭，去尋找非癌組織細胞，以便建立三兄弟的正常基因組資料。據陳建仁估計，大概總共需要篩檢三千個肝癌病人，才能找出符合小組條件的足夠家族；然後才能再進一步去分析基因的關聯性。所以，展望未來，這個追獵主要易感基因的夢想，還有很長的路要走。

除肝癌外，陳建仁小組也同時在探究鼻咽癌的主要易感基因。這條路線進行得比肝癌快，一來，鼻咽癌也是國人常發癌症，二來，鼻咽癌的家族傾向比肝癌更強。根據陳建仁的經驗，每一百個鼻咽癌病例中，約有七個有家族傾向。目前，他們手上已經蒐集到一百多個鼻咽癌聚集的家族，其中一個家族，甚至有九人罹患鼻咽癌。

初步估算，陳建仁小組發現，有一個基因極有可能就是鼻咽癌的主要易感基因。他們利用很複雜的統計方法，估算出這個基因的頻率約為百分之十八，因此同型合子（homozygote，即同源染色體相同的位置上，攜帶了完全相同的對偶基因）出現機率大約為百分之四。而這百分之四的人，卻有將近五分之四會罹患鼻咽癌。這樣的頻率實在是高得可怕。中研院海外院士、同時也是釣基因高手李文華，早已聲聲催促陳建仁快點提供細節，他好趕緊幫他們把基因選殖出來。

不過，陳建仁透露，這些都只是初步估算，「現在我們還在試一些新發現。但是人數還不夠多，還不夠理想。」

相較之下，同樣是追獵主要易感基因，肝癌困難度就大得多，

因為肝癌病人過世很快，等到研究人員發現有家族聚集時，某些成員經常已過世多年。這種情形的確比較棘手，但也不是無技可施，研究人員還是可以從當事人配偶、子女的基因型去推測。做法更複雜一些，但還是有希望。

真理藏在羊腸鳥道中

不過，提起這場追獵主要易感基因的長期抗戰，陳建仁總是不忘提醒學生：千萬不要以為這個研究在公共衛生領域，會占據很重要的地位。因為，即使找到這只假想中的主要易感基因，也不過解釋百分之三的肝癌病例，並沒有解決另外那百分之九十七的肝癌病例。反觀，勸導人們不要抽菸，或許就可能解決百分之五或十的肝癌，而施打 B 型肝炎疫苗或許更可以解決百分之八十的肝癌也不一定。

聽到這番叮嚀，學生常忍不住要問：那麼，陳老師你為什麼要做這個研究？

陳建仁自有一番研究哲學。這個研究從公衛角度看，雖然不是非常重要，但是從科學角度看，卻是意義非凡的重大發現。「換句話說，科學和公共衛生，實際上完全是兩回事，」陳建仁回憶：「我以前在約翰霍普金斯的老師常常講一句話：真理是藏在羊腸鳥道裡面的。這是一位很有名的人類遺傳學家麥庫西克（Victor A. Mckusick, 1921-2008）所說的。意思是說，你不要去康莊大道採真理，因為都給人家採完了，你應該要鑽到羊腸鳥道裡，才找得到。」

也因此，陳建仁在公衛學界博得「怪胎」的封號，主要就是指

他經常不去探尋「大多數」的部分，反而喜歡探索那些「少數」的部分。

話雖如此，陳建仁小組這些年來的研究表現，論文的質與量，確實都為台灣公共衛生學界帶來一股朝氣與動力。1997年，台大內科肝病研究小組終於願意和陳建仁小組合作，顯示他們的努力得到國內肝炎龍頭的肯定。另外，陳建仁本人更是在1998年，以四十六歲的年齡獲選中研院院士，成為國內第三位以肝炎研究獲選的院士（第一位是宋瑞樓，1982年；第二位是陳定信，1992年）。

然而，當時擔任國科會生物處處長的陳建仁，並沒有被這些年忽然增添的官職和院士頭銜沖昏頭，依然「把研究看成生命，行政看成工作」，而且也還是把眼光與期許放在國際上。可以說，從哥倫比亞大學回來後，陳建仁的視野變遠了，朋友多了，競爭者多了，邀他演講的也多了，「當然，被電得也更慘，但是這樣你就更知道別人在做什麼。」

而這些，部分也得歸功吳成文。

「整個說來，如果我們的肝細胞癌研究能夠慢慢有所發展，我想當年生醫所那場評鑑的衝擊很大，」陳建仁笑道：「那是我這輩子被罵得最慘的一次，但是最有用。否則，以台灣的立場來說，我那時升了教授，也拿了獎，可能就會很滿足，很安穩了，不會想到還有另外一座山要爬。所以那真的是一個很好的經驗。我想，吳成文大概不知道，他請那九個人來罵我們，罵得最有效的，恐怕就是我了。」

第13章

實驗室全面出擊

　　1980 年代起，台灣在原本落後甚多的肝炎基礎研究方面，急起直追。1980 年代中期，已積蓄起相當實力，可以躋身國際了。

　　自從 1979 年，歐美三個不同研究群將 B 型肝炎病毒基因選殖、定序完畢，B 型肝炎病毒便從此踏入了分子生物學的層次。於是，幾位在這研究領域領先的世界知名學者，如森莫斯（J. Summers）、帝歐雷（P. Tiollais）、羅賓森、謝勒（請參閱第 187 頁）等人便提議，不妨每年到全球聞名的分子生物學重鎮冷泉港實驗室，召開 B 型肝炎病毒的分子生物學研討會。

　　1986 年是這個會議的第三屆。這一年，由台灣前往與會的學者，主要以陽明和榮總的老師為主，像是張仲明、羅時成、蘇宗笙等，再加上從歐洲開完會繞道而來的周成功、前往哈佛攻讀博士的陳宜民、原本正在冷泉港進修的丁令白，以及台大的賴明陽。至於

其他旅美華人學者則有李昭鉉、施嘉和、歐競雄、嚴天賜、連昭敏和陳培哲等人。

　　開會前，微免所的張仲明顯得很興奮，因為他的實驗室最近才有一個新突破，準備在這場會議中公布。

陽明肝炎團隊揚名國際

　　雖然 1970 年丹恩（請參閱第 46 頁）就利用電子顯微鏡確認了 B 型肝炎病毒，使得臨床標識方面有長足進展，但是在基礎病毒學方面的進展卻很有限，主要是因為這種病毒的宿主窄狹，除了人類及黑猩猩靈長類可感染之外，無法在小型實驗動物或細胞組織中繁殖。為了打破這層限制，基礎科學家分頭朝三個方向進軍。

　　第一個方向是，在其他動物身上尋找類 B 型肝炎病毒。這方面陸續找到土撥鼠肝炎病毒（WHV）、松鼠肝炎病毒（GSHV）以及北京鴨 B 型肝炎病毒（DHBV）。這些病毒的結構都很類似，但彼此無法跨物種感染。其中森莫斯和梅生（William Mason）還利用北京鴨 B 型肝炎病毒發現到：這一類病毒在生活史中，都需要反轉錄酶的活性來幫助它複製。由於這一大類的病毒相當特殊，因此在病毒分類學上被歸入「肝病毒科」，也就是感染肝細胞的病毒。除了上述四種病毒，近年又在絨毛猴屬的物種找到與人類 B 型肝炎病毒結構最類似的絨毛猴 B 型肝炎病毒（WMHBV）。另外，從演化的角度來看，肝病毒和反轉錄病毒（包括 HIV，即免疫不全病毒）都是由同一類病毒演化出來的。

　　第二個方向是培養肝細胞株，使其能分泌 B 型肝炎表面蛋白質。

　　第三個方向則是把 B 型肝炎病毒的基因選殖並定序。這方面的工作已在 1979 年，由英、法、德、美等國的三群科學家完成，得知 B 型肝炎病毒的核酸長度約 3.2 kb（1 kb 等於一千個核苷酸的長度），是目前已知所有動物病毒的 DNA 中，基因組最小的。既然基因組序列揭曉，那麼其基因的讀序框架（reading frame）及位置也跟著曝光。結果顯示，這個小小的基因組共有四個基因：核心蛋白（C）、表面蛋白（S）、聚合酶（P）以及一個未知的 X 基因。前兩者分別為病毒的結構蛋白質，P 為反轉錄酶和聚合酶，至於 X 基因是否會產生蛋白質，以及它的生物功能究竟為何，在 1980 年代初期都還是未知數。

　　以上就是張仲明這段故事發生之前的背景。當時，B 型肝炎病毒研究雖然已經進入分子層次，但卻一直存有個大瓶頸：無法利用細胞株生產製造出病毒顆粒。

　　就在這個時候，專攻肝癌細胞研究的張仲明、胡承波夫婦卻適時有了突破。他們的實驗室裡本來就養了很多肝癌細胞株。有一天，張仲明在《自然》期刊上看到，德國的謝勒把 B 型肝炎病毒的 DNA 打進黑猩猩肝臟內，結果隔一陣子病毒跑出來。他就想到，如果把 B 型肝炎病毒的 DNA 送進細胞株裡，病毒是不是也會跑出來？於是，張仲明便向謝勒要來他們的病毒 DNA，並把這個工作委託給研究生鄭金松，結果做出來了。

　　只是沒想到，這次冷泉港的 B 型肝炎分子生物研討會裡，竟然就有四家實驗室（它們分別是來自哈佛、東京大學、大阪大學及陽明醫學院），英雄所見略同，都做出同樣結果。不過，由於張仲明是免疫學出身，他的實驗有一項比別人精采的地方：他們不只看到病毒，還利用免疫沉澱法，證明表面抗原也出來了；換句話說，細

胞株經轉染（transfection）含病毒 DNA 的質體後，不但產生出病毒，而且這個病毒還含有表面抗原蛋白、核心蛋白以及 X 蛋白。

　　至於其他三家實驗室，只是做到用電子顯微鏡證明病毒存在，並沒有更進一步證實這些病毒蛋白質的產生。張仲明回憶當年這場演講：「好像在選美一樣，四個排在一起，大家都做得很好，只看誰做得最好、最完整。」

　　那年，陽明肝炎團隊真的是非常風光。不過，哈佛研究群的文章已經搶先於 10 月份登上頂尖的《細胞》（Cell）期刊，於是張仲明就發表在歐洲一家很好的期刊《歐聯分子生物期刊》（The EMBO Journal）上。由於這是很重要的一篇經典論文，張仲明把所有算得上有貢獻的人，都放上去了，除了主要的張仲明夫婦和鄭金松之外，羅時成、蘇宗笙、丁令白、周成功、韓韶華以及謝勒和他的兩個學生，共十一位作者列名（然而，也有貢獻的陳宜民卻被漏掉了，對他來說，難免遺憾）。

　　「這個大概可以算是台灣在肝炎基礎科學上的一個里程碑吧，」羅時成指出：「你有所謂的細胞株產生病毒後，才可以知道病毒的一些調控，包括丁令白後續的所有工作，都是踩在這個基礎上；也包括後來蘇宗笙有一個很重要的發現，就是 B 型肝炎病毒的 RNA 有剪接現象。這些算是很獨特，或多或少變成台灣領先全世界的地方，像轉錄因子，丁令白實驗室都是世界領先的。」

蘇宗笙發現剪接的病毒 RNA

　　蘇宗笙於 1983 年回國進入榮總醫學研究部，第二年開始接的第一個計畫，就是應醫研部主任韓韶華的召集，與張仲明、丁令白

以及周成功，組成一個小團隊，專門研究肝癌。蘇宗笙感興趣的是 B 型肝炎病毒和肝癌的關係，因為當時已經知道，很多肝癌組織裡都有 B 型肝炎病毒的 DNA 插入。

在研究病毒基因插入宿主基因的過程中，蘇宗笙發現一個很有趣的現象，除了 B 型肝炎病毒 3.5 kb 長的 mRNA 外，另外還跑出 2.2 kb 的 mRNA。「當時我其實對這個很有興趣，可是把它放了很久，」蘇宗笙解釋：「因為我們後來看到另一個細胞株，有一個滿大的 RNA，是 B 型肝炎病毒和宿主的 RNA 合在一起形成的，結果就花了一些力氣在分析這個，倒是沒去選殖前面說的那個 2.2 kb 的 mRNA。不過，我一直認為它們可能是剪接造成的。因為利用黏附法，可以發現帶有製造核心蛋白基因的序列，而大小又只有這麼

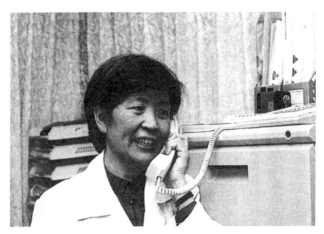

蘇宗笙很早就想好將來要做研究，但是念了台大動物系之後，她決定絕對不碰動物研究，理由很絕：「因為每次我一看見動物，不管是哪一種動物，就覺得很緊張，而動物一看到我，也是變得很緊張；我們就在那裡互相緊張，實驗根本沒辦法做下去。」
　　　　　　　　　　　　　　　　　　　　　　　　　（楊玉齡 攝）

小，那麼很可能就是中間有一段不見了。」

　　自從張仲明的「DNA 質體轉染肝癌細胞株，產生 B 型肝炎病毒系統」發展出來以後，人工培養系統也可分離出 RNA，實驗材料立刻豐富起來，不必再擔心病人的材料來源有限。於是，蘇宗笙便著手建構一個互補 DNA 庫（cDNA library），找來陽明微免所碩士班學生賴正榮，一起做這個實驗。證實這確實是剪接的 RNA。

　　蘇宗笙算是全世界第一個發現這個現象的人，她在 1988 年的冷泉港研討會中已經做過報告了。而當時剛回國的陳培哲也覺得這個很重要，就到臨床病人身上去找，結果也在臨床上證實了這個現象，而且論文發表只慢蘇宗笙一個月。但是蘇、陳兩人的發現還是略有不同，除了一個是在人工培養細胞株內，一個是在 B 型肝炎病人體內，蘇宗笙看到的是單剪接，而陳培哲看到的則是雙剪接現象。可惜的是，這個剪接過的 RNA 所製造的蛋白質，和 B 型肝炎病毒複製無關，不像 AIDS 病毒的一些蛋白質，需經過 RNA 剪接後才能生產，否則這個發現的重要性還會提高許多。

　　不論如何，蘇宗笙發現的這個現象，終究可以算是一個經典之作。因為後來病人身上也出現了所謂的缺陷病毒（defective virus）。這類病毒做出來的這種 mRNA，雖然具有複製能力，但卻無法完成整個生活史。

　　這樣的缺陷病毒到底具有什麼意義呢？「法國有個小組一直追蹤下去，研究了很多病人，尋找相關的臨床現象，」蘇宗笙指出：「最後，他們認為這是一個缺陷子（defector），也就是說，產生這個剪接，並非為了要幫助 B 型肝炎病毒複製；相反的，是要減低它的複製。因為病毒有一種策略，有時候它不一定要產生很多，反而是希望維持穩定的感染。寧願細水長流，不能讓宿主一下子垮掉。

所以，它會有一個等於是減毒的機轉，如果怕量太多時，就產生一些剪接 RNA，讓它產生一些缺陷。」

丁令白研究獨步全球

丁令白也是拜「細胞株可以培養 B 型肝炎病毒」之便，做了許多精采的 B 型肝炎病毒基因調控研究。

丁令白最初想了解的是，B 型肝炎病毒基因是不是只有在肝細胞才具有很強的轉錄功能。「因為病毒進入細胞後，它的 DNA 要先修補，修補後的 DNA 才能進行轉錄。所以我們認為，轉錄可能就會決定這個病毒在細胞裡到底能不能好好的複製。」

他們採用三個肝癌細胞株（其中之一為張仲明和胡承波自己建立的，另外兩個分別來自美、日），以及一個非肝臟細胞株做對照組。經過研究，發現 B 型肝炎病毒基因的表現，確實有肝臟特異性。在那之後，丁令白便把研究方向集中在病毒基因的轉錄調控上，「也就是說，剛開始可以看 B 型肝炎病毒的 mRNA。之後，再進入到個別基因。」

B 型肝炎病毒表面蛋白共有三種：大蛋白、中蛋白和主蛋白。其中，大表面蛋白是由一個獨立的啟動子所做出，另外兩個蛋白質則共用一個啟動子。由於大表面蛋白與 B 型肝炎病毒顆粒的成熟有密切關係，所以丁令白覺得很有興趣，想深究這只蛋白質，「主要是從轉錄調控的角度去看，所以，這個時候我們就把重點放在它的啟動子上。」

果然，1988 年、1989 年，丁令白小組在 B 型肝炎病毒製造大表面蛋白的基因啟動子上，發現了一個肝細胞特異蛋白 HNF1 的結

合序列，因此而證實大表面蛋白的產生，具有很強的肝臟特異性。

在研究 B 型肝炎病毒的 X 蛋白基因轉錄時，他們曾發現有一段 DNA 序列對於病毒基因的表現，有很大的影響。後來實驗證明，這段序列與製造 X 蛋白無關，但確實能加強病毒 RNA 的表現。換句話說，丁令白小組在 B 型肝炎病毒 DNA 上，找到了一個強化子。由於之前已有人發現一個強化子，因此他們就把這個命名為「第二強化子」。這是一個滿重要的發現，但很可惜，1990 年，就在丁令白小組發表前一點兒，美國有個小組也發表了這個第二強化子，論文登上《科學》期刊。

丁令白小組把目標繼續鎖定第二強化子，探究它的特性與功能。他們發現，第二強化子是由兩個特別序列所組成，因此命名為「box α」及「box β」；同時，第二強化子和核心蛋白的基因啟動子，有所重疊。因此，他們又開始釐清核心蛋白基因啟動子的特性與功能。不過這個問題並不容易解決。在他們之前，雖然也有一些小組做過這類努力，但是丁令白認為他們的研究都不很清楚。主要原因在於，核心蛋白基因啟動子會產生兩種 RNA，分別是前核心蛋白 RNA（precore RNA）以及前基因組 RNA（pregenomic RNA）。因此很多研究觀察到的事實是兩個合起來的結果。如果想要分別看到它們的作用，只能用比較複雜的方法。

於是丁令白小組就採用比較繁複的方法，釐清核心蛋白基因啟動子的整個區域，逐一研究每一部分的調控情形。「在這個階段，我們大都是在研究它在 DNA 序列上的需求條件，以及結合的蛋白。之後，我們已經知道哪些地方的 DNA 序列很重要，所以就開始選殖這些 DNA 序列的結合蛋白。因為在細胞內，必須要有結合蛋白才能讓 DNA 序列發揮作用。」

　　除了第二強化子以及核心蛋白基因啟動子外，1990 年代初，丁令白小組還發現到，在核心蛋白基因啟動子前面存有一段負調控子（negative regulation element）。這個負調控子會讓第二強化子及核心蛋白啟動子的作用變得很弱。接下來，他們又發現，核心蛋白基因啟動子之所以會產生兩種 RNA，是由一個重疊在一起的 TATA 匣（TATA box）和始動子（initiator）所控制的。這個重疊的 TATA 匣和始動子的結構十分簡單，只有十五個核苷酸。

　　「而這些有關核心蛋白啟動子的組成，過去都沒有被報告過，」丁令白表示：「之後我們就開始選殖這個轉錄因子。目前我們主要是針對轉錄因子在研究。因為這樣的話，才可能真正了解這個病毒如何利用肝細胞來調控它的基因表現。」

　　十多年來，丁令白的論文產量一直不算頂豐盛，但質感十足，篇篇都很完整豐富，而且論文引用率也相當高。在她的領域裡頭，可以說是世界數一數二的。但是，由於丁令白所做的研究領域很基礎，一般人連聽都聽不懂，因此經常會有人問：這些成果可以應用到臨床嗎？

　　對於這個問題，丁令白答道，看起來很基礎的問題，如果深入了解，是可以應用到臨床上的，「例如，肝炎病人的預後狀態都不一樣。很多時候是因為他們的 B 型肝炎病毒序列上有一些改變。我們對這方面如果了解較清楚，就可以知道這些序列到底是怎樣來改變並影響病毒的複製，然後更進一步知道病人的預後為何會如此。」

獨行俠施嘉和

　　除了蘇宗笙、丁令白之外，1986 年張仲明的那項突破，也影響到一名台灣旅美的青年科學家施嘉和。

　　提起施嘉和，台灣生物醫學界少有人不知道他的大名，因為他在麻省理工讀博士的時候，曾經做出世界級的重大突破：發現人類致癌基因，並成功的分離出來。這個結果連同發現此基因的方法，都成為癌症基因研究的經典。直到今天，很多教科書上，都還記載施嘉和與他那有名的老闆溫伯格（Robert A. Weinberg）的發現。根據邱英明教授的轉述，幾年前在一場慶祝發現病毒致癌基因二十週年的研討會上，諾貝爾獎得主畢夏普（John Michael Bishop）更是一再提及施嘉和與溫伯格的名字和工作。

　　從生命科學最熱門的癌症分子生物學研究領域，轉入國際冷門的 B 型肝炎及肝癌研究，施嘉和的轉行原委最是引人好奇，幾乎所有朋友都想一探究竟。

　　故事的起頭是在 1983 年，施嘉和在哈佛總醫院做博士後研究。有一天，兩位同事閒聊，問他知不知道台灣最常見的癌症是哪一種？施嘉和想了想，瞎猜是肺癌。對方說，錯啦，是肝癌。這本是同事間的閒話，不值什麼，但是，施嘉和在那當兒卻感到非常困窘。他自我分析：「一方面，大概我當時對自己的博士論文還滿得意的，因為滿引人矚目，感覺上有點兒沾沾自喜；另一方面，我也很關心台灣，喜歡讀黃春明的小說，自認是很關心台灣的人。因此，在這雙重背景下，我竟然不知道台灣最常見的癌症。自己有股很奇怪的感覺。」

　　這件生活裡的小小插曲，影響到施嘉和的觀念，他開始覺得，自己應該做有意義的工作，而不一定要做最有興趣的工作。另一方面，由於當時台灣政治環境處在高壓狀態，旅美後，施嘉和因細故被政府取消護照，直到1993年才第一次回國，期間十八年來都是有家歸不得。「因此，我做這個（肝炎及肝癌）研究，大概也是為了一解自己的鄉愁吧！覺得好像可以離台灣近一點。」

　　這種因情緒所引導的轉行，既無師承背景的人脈，手邊又缺乏實驗材料，並不是一條容易的路。好在，台大母校的教授李治學和楊照雄即時伸出援手，萬里迢迢寄上材料，支持施嘉和在異鄉做故鄉的重要題材。

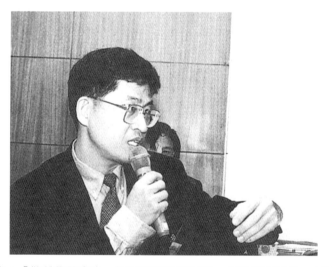

施嘉和：「做科學要成功，必須要有很高的 EQ，你得懂得管理，才能讓下面的人維持高昂士氣，願意跟你工作。也就是說，你必須是一個好教練，好啦啦隊長，以及一個好心理學家。因為底下的人經常會出問題，有時候他情緒低落，你得鼓舞他，雖說你自己可能比他更低落。」　（楊玉齡 攝）

　　1984 年，施嘉和在哈佛以博士後研究員的身分，正式轉入這個領域，探討 B 型肝炎病毒基因嵌入與肝癌是否有關。

　　當時有人發現，在土撥鼠的病毒中，這只 B 型肝炎病毒會嵌入到致癌基因附近，開啟致癌基因，而導致癌症。但是這種方式致癌很慢，因為它嵌入的「地點」是隨機的，有點像在買彩券，不知什麼時候才會中獎插到致癌基因旁。

　　施嘉和參考人類肝臟病程，總覺得兩者很相像，因此就提出一個模型，來詮釋 B 型肝炎病毒與人類肝癌的關係。這個模型，在這十幾年，一直是許多科學家的研究題材。

　　做完博士後研究，施嘉和來到費城的私立賓州大學。這時正好趕上 1986 年張仲明等人在研究技術上的突破。於是，施嘉和很快便把 B 型肝炎病毒的細胞培養系統建立起來。接下來，施嘉和終於有了他自己的突破：在大鼠的肝癌細胞中，成功繁殖出 B 型肝炎病毒。這項實驗證明了，B 型肝炎病毒是可以跨種繁殖的；只不過，在天然環境下，它不能跨種傳染給大鼠，主要障礙在於它無法「進入」大鼠的細胞，然而，一旦用人工方式把 B 型肝炎病毒的 DNA 注入大鼠的肝細胞，它便能夠生長繁殖。這個成果，不僅拿到了美國的專利，也為日後美國醫生齊薩瑞（Francis Chisari）在小鼠的 B 型肝炎病毒跨種繁殖研究上，打下了理論基礎。

　　當時，施嘉和是在賓州大學的生化系，同儕大都是分子生物學家，影響所及，他的實驗路線也不免走向基礎，「老實說，我當時並不覺得自己是繞著這個疾病在做，而是著重病毒如何表達、複製。」

　　1993 年，施嘉和轉到德州大學病理學科及世界衛生組織熱帶疾病研究中心任職，這回，他的興趣就比較轉向 B 型肝炎本身，主

要研究方向之一在於 B 型肝炎病毒的變異型。這段時期，施嘉和比較重要的研究成果包括：發現了人類病毒自然感染中，第一個缺陷干擾變異型（這個成果已得到美國專利），以及第一個分泌異常的核心抗原變異型。

如今，單槍匹馬闖入肝炎領域的施嘉和，雖然自立門戶十多年來，研究計畫從來沒有一天「斷過炊」。事實上，當時在美國 B 型肝炎的研究人員中，像施嘉和一樣，針對同一個病毒就有兩個研究計畫在執行的人，屈指可數。1992 年到 1997 年，施嘉和還得過美國國家衛生研究院的「研究癌症發展獎」（RCDA）。

然而，直到今天，學界還是有人在背後替施嘉和惋惜，認為才氣縱橫的他，轉到美國大冷門的肝炎領域，虧大了。私底下，施嘉和是否也有過短暫的懊惱？「那倒是沒有，」施嘉和很誠懇的說道：「因為我覺得，每一個領域都有它的天地。倒是能不能專注，我覺得更重要。」想一想，他又補充說明他的「專注論」研究哲學：「我經常覺得，人其實智商都差不多。只不過，有些人能夠很專注，就好像高跟鞋鞋跟那一點，因為全身所有力量都集中在那一點上，因此很容易突破。」

胡承波寂寞經營肝炎免疫

1980 年代末期，就在國內肝炎分子生物學研究蓬勃發展起來之後，在榮總從事肝癌細胞研究多年的胡承波，開始覺得是時候了，可以回到她最有興趣的本行──免疫學。

因為材料愈來愈豐富，B 型肝炎病毒的各種基因與抗原都已經有比較清楚的了解，換句話說，他們可以有比較多的工具來研究慢

性肝炎病人的免疫反應。

　　和很多人一樣，胡承波最想問的問題也是：為何同一個病毒在人身上，會造成那麼多不同的現象？可能的原因有兩個，一個在於病毒，另一個在於宿主免疫系統。和很多人不同，胡承波選擇的切入點不是病毒的分子生物學，而是人類宿主的免疫系統。而且，胡承波想探測的是更困難的細胞性免疫反應（也就是偵測 T 細胞的反應），而不是世界各地已經做了很多的血清學反應（偵測抗體反應），「因為我們相信，和病情有關的是細胞免疫反應。」

　　病毒的慢性感染對病毒學者及免疫學者而言，都是最大的挑戰。因此，胡承波把研究重點放在 B 型肝炎慢性感染者身上。她的實驗設計共分三項：健康帶原者、慢性 B 型肝炎病人舒緩期，以及慢性 B 型肝炎病人發作期。然後分別測量他們對於 B 型肝炎表面抗原，以及核心抗原的細胞免疫反應。

　　胡承波小組做出來的結果，在表面抗原方面，三組都只有極少部分人會產生 T 細胞增殖反應，顯見慢性感染 B 型肝炎的人，對於表面抗原的細胞免疫反應都很差。但是，對於核心抗原的反應就不同了，三組都有明顯差異：健康帶原者反應最強，慢性肝炎舒緩期病人反應次之，慢性肝炎發作期病人反應最弱。同時，胡承波也發現，在健康帶原者體內，可以選殖到對抗病毒的殺傷性 T 細胞，但在慢性肝炎的病人中卻不易得到，可見慢性肝炎病人對抗病毒的免疫反應較差。原因是什麼呢？胡承波說：「其中原因還不完全明白，我希望能深入了解，所以還在研究中。」

　　胡承波指出，細胞免疫反應基本上是測量到某種現象，研究者所得到的多半是敘述性的結果，一時間還不容易了解它的緣由，因為造成那些現象的原因和反應路線非常複雜，不容易釐清。

　　生命醫學裡，分子的層次最簡單明瞭，也最容易掌握；進入細胞層次，裡頭就多出許多變數，不易掌控；最後是進到系統層次，也就是免疫學所要問的層次，而系統是由許多不同種細胞交互作用的結果，其中可能包含了幾十種不同反應，但研究者觀察到的，卻只有那些反應最後加減乘除的結果。除此之外，細胞免疫還有兩大困難，第一、受限於技術，有些活的細胞目前還沒有辦法在試管裡培養；第二、由於研究材料來自病人，因此實驗操作和設計方面的限制特別大。也因此，臨床免疫學雖然非常重要，可以說是人類與疾病的第一戰線，但是它在生命科學裡的進展卻相當緩慢、冷清，在台灣投入的人才也十分稀少，不像分子生物學那般花團錦簇。

　　為什麼會出現這種失衡現象？

　　胡承波指出，一來是因為生存不容易——由於實驗難度高，論文發表就會少，嚴重影響研究人員的「績效」；此外，研究成果大多是描述性的東西，需要較長的時間才能釐清其中的作用機制，確實比較不容易滿足研究者的成就感。

　　那麼胡承波又是如何「生存」的？

　　「憑良心講，我的計畫經費大部分都不是靠它（肝炎免疫）來的。我想，如果我完全靠它，說不定（生存）也會有問題。」這些年來，胡承波手上的研究計畫除了肝炎免疫，還包括腫瘤生物學、細胞學、分子生物學上的相關研究，而那些領域，成果就快得多，比較容易有論文，也比較容易申請到經費。不過，從小酷愛文學、個性直率的胡承波，並不後悔走上這條冷清路，「我個人對成果看得滿淡的，我還是比較在乎研究題材是不是有意義，做的時候是不是有趣。所以在內心，我是把它當成嗜好，假使一時進展慢，就讓它慢吧，我不想因為生存困難而放棄。」

倒是「為了生存，不能把全力放在肝炎免疫學上」，最令胡承波遺憾：「結果變成，本來就很難做的研究，而你又不能全力投入，不是更難做了嗎？想起來不是滿不合理的？」

D 型肝炎病毒借穿外套

隨著世界學術潮流演變，1980 年代後期，部分台灣肝炎領域學者也開始從 B 型肝炎轉到研究其他型的肝炎，例如 D 型肝炎、C 型肝炎，以及更晚才出場的 E 型肝炎及 G 型肝炎。

D 型肝炎最早是在 1977 年，由一名義大利醫師所提出來的。這名醫師在 B 型肝炎病人體內發現一種奇怪抗原，起初以為是還沒被發現的 B 型肝炎病毒眾多抗原之一，所以就命名為「得爾他抗原」（Delta Ag）。後來，他把這個樣本送到美國去做黑猩猩實驗，學界才弄清楚，原來這種抗原也會感染，也會引起肝炎，是一種新病毒。這時已是 1980 年代初。由於一開始它被稱為 Delta 抗原，所以後來就改命名為 D 型肝炎病毒。

D 型肝炎病毒和 B 型肝炎病毒相同，也是血清性感染，但是它的遺傳物質不是 DNA，而是一段很小的 RNA，只會製造兩種蛋白質，分別稱做大 D 抗原及小 D 抗原。D 型肝炎病毒在演化上與高等植物的類病毒（viroid）很接近。

在肝炎病毒家族中，D 型肝炎病毒最獨特的地方在於，它一定得依靠 B 型肝炎病毒來存活，因為 D 型肝炎病毒沒有自己的外套，必須借穿 B 型肝炎病毒的外套，才能成為成熟病毒顆粒，再感染其他肝細胞。因此，感染 D 型肝炎的先決條件是，必須為 B 型肝炎帶原者。

　　除了需要向 B 型肝炎病毒借外套之外，D 型肝炎病毒還需要借用細胞的核酸聚合酶，來幫它複製基因組。目前已知所有動物病毒都具有病毒的核酸聚合酶，以便複製自己的基因，但這裡頭，唯獨 D 型肝炎病毒沒有自己的核酸聚合酶。雖然目前的假說是認為，D 型肝炎病毒利用細胞的 RNA 聚合酶 II（簡稱 pol II）來幫忙複製核酸；但是 pol II 只會利用 DNA 模板做 RNA，如何才能讓 pol II 改為辨識 RNA，來合成 RNA 呢？顯然小 D 抗原扮演了一些重要角色，但實際狀況還是未知。另外，也有人認為，D 型肝炎病毒是利用細胞的 RNA 依賴性 RNA 聚合酶（RNA dependent RNA polymerase，簡稱 RDRP）來複製核酸。可是這個說法也一樣有待證實，因為細胞裡究竟有沒有 RDRP，目前都還不知道呢。

　　算起來，陳培哲應該是台灣最早研究 D 型肝炎病毒分子生物學的人。早在 1983 年至 1986 年，陳培哲還在賓州大學修博士時，就為原本專攻反轉錄病毒的老闆泰勒，開創了 D 型肝炎病毒的研究。初步結果於 1986 年發表在《美國國家科學院研究彙刊》（*PNAS*）上，闡明 D 型肝炎病毒的 RNA 結構複製的機轉，建立了全世界 D 型肝炎病毒分子生物學的兩大陣營之一；另一陣營是美國西岸南加州大學賴明詔的實驗室。

　　三年拿到博士學位後，陳培哲立刻回台灣加入台大肝炎團隊，以分子生物學角度，同時進行多種肝炎病毒研究，成果都很輝煌，表現完全不輸給基礎科班出身的分子生物學家。在 D 型肝炎方面，陳培哲除了臨床流行病學調查外，也在基礎研究上證實了小 D 抗原與複製有關，而大 D 抗原則與包裝有關；同時，B 型肝炎病毒的三個表面抗原中，只需主蛋白這一種抗原，即可提供 D 型肝炎病毒基因的組裝與分泌。

　　此外，陳培哲與丁令白實驗室也有合作，兩人還曾經共同指導過研究生吳肇卿，成功建立起在試管中產生 D 型肝炎病毒顆粒的模式。這是全球第一個報告的小組，成果非常漂亮。

轉戰 D 型肝炎病毒

　　當時，世界各國在 D 型肝炎病毒的複製過程研究上，正遇到瓶頸，由於 D 型肝炎病毒的人體和動物實驗都不方便，大家對於這種病毒的包裝過程，還是一知半解。因此，吳肇卿在選擇這個題目時，心底其實很緊張，「當時認為，世上那麼有名的人都做不出來，我們恐怕也做不出來，那我豈不是畢不了業？」

　　苦工加上幸運，他們終於有了突破，成功做出 D 型肝炎與 B 型肝炎病毒的體外基因複製系統，讓 D 型肝炎病毒在活體外很完整的完成複製以及包裝過程。而且吳肇卿很興奮的指出，體外複製效率非常高，「和我臨床照顧過的幾百位病人中，最高濃度的一樣高。」這個系統於 1991 年發表後，世界各地研究 D 型肝炎病毒包裝，都是使用吳肇卿、丁令白他們提出的這個模式。

　　此外，最初科學家的觀念是：D 型肝炎病毒需要 B 型肝炎病毒的幫忙，才能複製。但是他們那篇論文證明了，D 型肝炎病毒複製過程不需要 B 型肝炎病毒幫忙，只有在包裝過程中，才需要 B 型肝炎病毒蛋白質外套的幫忙。

　　除了上述實驗之外，吳肇卿的博士論文系列中，還有另外一項重大發現：釐清 D 型肝炎在台灣的主要傳播途徑。

　　在歐美地區，D 型肝炎主要是藉由靜脈注射傳染，然而，吳肇卿在臨床看診時遇到的 D 型肝炎病人，卻少有毒癮患者。經過詳細

詢問，吳肇卿發現，這些病人有百分之六十到七十，都於發病前三個月與娼妓有過性行為。如果真是這樣，那麼娼妓和嫖客的罹病率應該都很高。於是，吳肇卿又專門針對娼妓做調查，果然發現在娼妓的 B 型肝炎帶原者中，約有百分之三十到五十的人同時也是 D 型肝炎帶原者。這個數值和一般婦女的小於百分之一相比，高出了幾十倍；至於嫖客的百分之十，也比一般無嫖妓行為男性的小於百分之一，高出十倍以上。經過多變方危險分析，最後確定：在台灣地區，D 型肝炎最重要的傳染途徑確定為娼妓，其次才是非拋棄式針頭。

「所以，D 型肝炎在世界各地傳染途徑不同，我們那篇論文第一個發現台灣是以娼妓為主，雖然很不光彩，但是很獨特，因此，找出這種傳染途徑很重要。」

這項結果發表後，透過大眾傳播，自 1990 年起，由全國消化系專科醫師和內科醫師一同展開長期全面衛生教育，這項訊息也在 B 型肝炎帶原者之間很快傳播開來。七年後，吳肇卿又發表了一篇追蹤論文，發現自 1990 年起，D 型肝炎帶原確實顯著減少，「在1994、1995、1996 年間，我們（榮總）這裡幾乎找不到新的案例。不是我們沒有調查，而是新案例幾乎為零，」吳肇卿露出欣慰的笑容：「所以說，很多疾病在找出傳染途徑後，對它的防治都會有幫助。」

吳肇卿的原創發現

臨床醫學研究所畢業後，吳肇卿的研究重點依然放在 D 型肝炎上，而且不減攻讀博士時的衝勁，繼續做出許多精采成果。和陳

培哲實驗室不同，吳肇卿的研究不是深入病毒本身，而是比較配合臨床。

吳肇卿曾經分析臨床上猛爆性肝炎的病因，發現 D 型肝炎大概占百分之二十到三十，其他醫院也是一樣。然而 D 型肝炎感染率在台灣並不高，因此相對而言，一旦感染它，發生猛爆性肝炎的機率就是最高的。於是，吳肇卿繼續追擊，利用各種方法來探討 D 型肝炎的自然病程。由於感染 D 型肝炎的先決條件，是同時感染 B 型肝炎，因此過程中，必須小心釐清 B 型肝炎因素。這篇論文 1991 年發表在肝臟學領域最權威的期刊《胃腸學》上，可以說是當時有關 D 型肝炎自然病程結合臨床與病毒學，討論得最完整的一篇論文。「那期的卷首〈本期要目〉還特別推薦我們這篇論文。」

1993 年左右，南美發現第三型 D 型肝炎病毒；當時世界上大部分地區（美洲、義大利、歐洲等）的 D 型肝炎都是第一型，至於第二型，只有日本有過個案報告。

吳肇卿追蹤調查後發現，台灣的 D 型肝炎病毒竟然絕大部分都是第二型，但是台灣由 D 型肝炎引起的猛爆性肝炎中，卻有百分之六十七是第一型所引起。「換言之，我們發現不同的 D 型肝炎病毒基因型，可以造成不同病程，而台灣是以第二型為主。而且，我們還發展出 D 型肝炎病毒各種基因型的快速鑑定方法。」

由於這三項發現都屬於原創性的發現，因此這篇論文於 1995 年獲《刺胳針》接受為原創論文，這在台灣生物醫學界非常難得。

處在狹窄擁擠的實驗室裡，在身旁離心機吱喳吱喳的伴奏聲中，吳肇卿緩緩道出國內臨床醫師兼顧研究的困境：臨床工作分量太重，如果想從事研究，必須犧牲自己的睡眠、休閒時光；另外，有經驗的助理更是難找。為此，吳肇卿還大力遊說學牙醫的太座沈

一錚，進到實驗室來幫忙做研究，夫妻倆一塊為這個只有三名成員的迷你研究室打拚。

研究環境這麼困難，為何如此堅持呢？

吳肇卿想了一會，指出：「研究帶給我最大的樂趣是，能發現疾病的重要傳染途徑，提供給有關單位做為實施政策的參考，最後希望能讓疾病減少。這種快樂，遠勝爬山、攝影、吃美食什麼的，是比較持久的喜悅。」

C 型肝炎病毒登場

早在 1970 年代，科學家已經知道還有另一種既不是 A 型也不是 B 型的肝炎病毒，但是卻一直無法偵測到它的真面貌，因此就暫時稱為「非 A 非 B 型肝炎」。直到 1989 年，也就是美國的開隆（Chiron）生技公司努力了五年之後，才終於找到這種神祕病毒，從此便命名為「C 型肝炎病毒」。C 型肝炎病毒和 D 型肝炎病毒一樣，也屬於 RNA 病毒，不過它的基因組 RNA 非常長，約 9.4 kb，也就是約九千四百個核苷酸所組成。

1990 年代初，台灣在肝炎領域已經算是相當有規模，C 型肝炎一登場，許多學者便躍躍欲試，而且四處勸說從前做 B 型肝炎的老戰友歸隊。吳妍華就是在這種情況下，回到闊別七八年的肝炎領域。

這次對她影響最大的是林榮耀。

「他對我說，妳怎麼不再回去做肝炎病毒？」吳妍華回憶 1991 年的往事：「而且，國科會包括陳定信等人，也都知道這個病毒是滿重要的，所以就開了一次會，找了很多人去，就是從前做過 B 型

肝炎或是對肝炎臨床有興趣的人，看看誰願意加入這個小組，開始
研究 C 型肝炎。所以我又進去了。」

　　很快的，台大肝炎小組的金童陳培哲，網羅了從羅時成實驗室
畢業的碩士林美華，從病人組織中選殖出 C 型肝炎病毒的基因，而
且把序列定出來，雖然比世界領先小組晚了一兩年，但至少是起步
較慢的台灣自己選殖出來的。

　　陽明這邊，羅時成也已經向日本國家癌症研究中心要到一段
C 型肝炎病毒的基因，接下來，就得面對一些很原創的問題了。吳
妍華最有興趣的是：C 型肝炎病毒和宿主細胞如何作用？如果和 B
型肝炎病毒同時存在，又會發生什麼變化？

　　C 型肝炎病毒最麻煩的一點是，它在細胞裡的含量非常低。
這是因為它的 RNA 很長，而細胞內又含有許多能水解 RNA 的酵
素，使它無法在細胞內保持高效價。也因此，開隆公司當初才會花
那麼長的時間，最後靠著最敏感的聚合酶連鎖反應法（PCR）偵測
到它。

　　其中，主要還是旅美的台籍科學家郭勁宏及華裔科學家朱桂林
的功勞。當時，郭、林兩人的突破性做法如下：先將疑是 C 型肝炎
的病毒打入黑猩猩體內，一段時間後，開始蒐集黑猩猩的血液，一
直蒐集到大約五六公升，才集到足夠的量。接下來，他們又再假設
RNA 病毒已在其中，所以就利用反轉錄酶來製造互補 DNA，放入
酵母菌裡生產蛋白質。然後再用病患的血清篩選出一段段序列，把
它們當成 DNA 探針，找出鄰近基因，最後再拼湊出 C 型肝炎病毒
的 RNA 基因組。

　　除了量少，C 型肝炎病毒還有另一個惱人之處：亞型特別多，
多得彷彿樹枝狀般，這方面與愛滋病毒類似，因為很多基因會突

變，所以就很難針對它製造疫苗。

　　然而，C 型肝炎病毒在宿主細胞內的量雖低，而且也可能潛伏很久都不發作，但是卻可能在二三十年後，突然就發作成嚴重的肝癌、肝硬化病症，而且還會出現很多臨床上的副作用。「照理說，人體細胞感染 C 型肝炎後，免疫系統應該可以把它排除掉才對，」吳妍華指出：「但是人體免疫系統不知怎的，卻沒有這麼做，有人認為也許是因為它的效價太低，所以引發的免疫反應不夠強；但也有人認為，會不會是因為病毒侵犯了細胞的免疫系統？」

　　吳妍華小組實驗證明後者是正確的。他們發現，原來 C 型肝炎病毒裡面的核心蛋白，主要功用是包裝病毒的 RNA 基因組。可是，吳妍華小組的博士學生游麗如與陳俊銘也發現，這種蛋白質還有其他妙用，它可以和宿主細胞內很多其他蛋白質作用，其中包括一種名叫「乙型淋巴毒素受體」（lymphotoxin beta receptor）的蛋白質。而這種蛋白質可能和人體細胞的某些免疫發生和免疫反應有關。「我們證明 C 型肝炎病毒和乙型淋巴毒素受體作用後，會干擾它，或甚至增強它的某些反應，結果就使得細胞不正常了。」

吳妍華成績傲人

　　能夠成為世界上最早發現核心蛋白對宿主細胞作用的小組，吳妍華實驗室的靈感其實源自臨床發現。

　　早些年，長庚廖運範就曾經在看診時，發現一個很奇怪的現象：某人原本是 B 型肝炎帶原者，體內相關抗原和抗體都有；但是不知怎的，過一陣子再去抽他的血，抗原、抗體都掉下來。仔細調查病人血液後，才發現原來裡面已經發生重複感染（super infection）C 型肝炎了。因此，廖運範就開始懷疑：C 型肝炎有沒有可能會壓制 B 型肝炎？

　　吳妍華得知後，覺得很好奇，於是在 1992 年帶著一名博士學生施純明，在實驗室裡驗證了這個想法，同時也因此找到 C 型肝炎核心蛋白的作用。他們先開始培養感染 B 型肝炎病毒的細胞。然後，再把 C 型肝炎的核心蛋白送入已感染 B 型肝炎的細胞內，結果證明，C 型肝炎的核心蛋白確實會干擾 B 型肝炎病毒的複製。

　　發現核心蛋白的作用後，引起各方矚目，也招來了競爭者，「包括南加大原本做 Delta 病毒很有名的賴明詔院士，也是我的競爭者了，」吳妍華不諱言指出，兩人在 C 型肝炎研究上的路線很接近，競爭得非常激烈。就以上述「核心蛋白與乙型淋巴毒素受體蛋白作用」為例，兩家實驗室同時在 1995 年的一場國際研討會中，報告相同的結果。但是論文方面，卻被賴明詔搶先在 1997 年 2 月發表，吳妍華小組的直到同年 12 月才登出來，期刊則是同一家，病毒學領域頂尖的《病毒學期刊》（*Journal of Virology*）。

　　「他們先出來，證明這兩個蛋白質可以交互作用，但是並沒有提出交互作用下去，會如何影響細胞的功能，也就是生物上的意義。而我們卻證明出來了，」吳妍華面有得色。

　　另外，吳妍華小組還找到了另外一個名叫「RNA 螺旋酶」的酵素，能與 C 型肝炎病毒的核心蛋白作用。這種酵素一般說來，跟基因的表現甚至 RNA 的穩定性，都很有關係。吳妍華小組也開始積極研究這種酵素在 C 型肝炎病毒複製上，可能扮演的吃重角色。

　　「當然，還包括其他的蛋白質，我們也想問很多問題，」吳妍華總結：「總之，我們在 C 型肝炎的整條路線，就是在找尋它與細胞哪些因子會作用，以便解釋，這種病毒在效價這麼低的情況下，

如何能夠在細胞裡一直複製，同時又可以干擾細胞的免疫系統。」

與十多年前做 B 型肝炎研究相比，吳妍華個人深深感覺，這次重返 C 型肝炎，做得比上回實在好得太多了。經過鏈黴菌研究領域繞的那一圈，並沒有浪費時間，反而讓她視野、想法更開闊。最大的差別是，現在的她，做起實驗來更富原創力。

事實上，這也不只是她個人的看法，而是學界公認的。近十年來，吳妍華不論做哪個領域，做什麼題目，都有傲人成績，奪得國科會及教育部的各項學術傑出獎，也是陽明大學唯一一位獲得教育部學術獎和講座教授雙料榮譽的老師，並於民國八十八年接下陽明大學教務長的重任。

研究人力突破臨界點

在新生代科學家投入耕耘之下，原本落後的台灣肝炎基礎研究，蓬蓬勃勃的發展起來，與國際的差距也愈來愈小，有些甚至已經領先了，例如，陳定信指出：「丁令白在 B 型肝炎病毒基因調控上的研究，根本就是世界領先的。」

D 型肝炎研究領域是另一個例子。近年來，從美國東、西岸兩大 D 型肝炎病毒研究陣營返回台灣，而且繼續從事此一研究主題的年輕科學家非常多，包括由美東泰勒實驗室回來的陳培哲（台大團隊）、謝森永（長庚）、趙玟（長庚），以及由美西賴明詔實驗室回來的張明富（台大生化）、吳惠南（中研院分生所）等人。再加上台灣原先就有的非兩大陣營的研究者：羅時成、吳妍華、丁令白、吳肇卿、許萬枝等人，台灣目前共有將近十個實驗室在探討 D 型肝炎病毒的問題，已經成為全球 D 型肝炎分子生物學研究密度

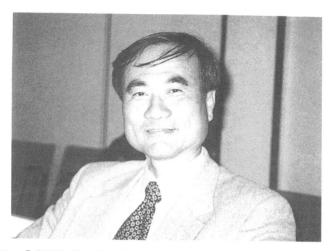

賴明詔：「我最欣賞的是有創意的科學家，這是我想學的。我比較喜歡做新的東西，不喜歡持續做同個題目，做得非常細；不過，我也很欽佩能那樣做的人。我覺得這兩種不同的人科學界都需要。」　　　　（楊玉齡 攝）

最高的區域。

　　享譽國際病毒學界的旅美院士賴明詔，也盛讚近年台灣在肝炎基礎研究上的大躍進。他指出：「國內肝炎臨床研究一直做得很好，像是宋瑞樓、陳定信、廖運範等人，在國際肝炎臨床研究上，都是相當傑出的。差不多最近十年開始，臨床和分子生物學等基礎研究都聯合起來了，非常好。我想，陳培哲教授回來，對台大基礎研究有相當大的貢獻，陽明也是一個很好的例子，整個學校幾乎都從事肝炎病毒研究。所以他們（台大和陽明）是兩個關鍵群。我覺得這是最好的例子，代表我們能夠集中焦點做出一些研究。」

第14章

保生悲歌

　　民國 76 年 5 月 8 日，《民生報》上刊出一封公開信，作者署名為一群陽明醫學院教授。這封信的主要內容在質疑 B 型肝炎血漿疫苗的安全性，同時也呼籲政府開放 B 型肝炎基因工程疫苗進口，讓老百姓有選擇施打基因工程疫苗的自由。這封信立刻引起各界重視，成為熱門話題，很具殺傷力。

　　一星期後，也就是 5 月 14 日，這群教授又寄了封信給當時科技界教父李國鼎，表達他們的疑慮。隔天保生公司派了張天鴻和張大為等人，到陽明醫學院去溝通。結果沒有成功。

　　基本上，保生這趟神農坡溝通行，只是各說各話而已。

　　當時，愛滋病陰影正快速籠向世界各地，引起非常大的恐慌；也因此，所有血液製品都不免令人懷疑：會不會帶有某種未知名的病原體，在經過不知多久後才突然暴發？再加上，台灣不但已實施

新生兒全面注射，同時還即將推廣學齡前幼兒以及國小學童全面注射計畫。萬一真的發生什麼新奇病原體汙染疫苗事件，後果也實在不堪設想。

不過，站在疫苗專家以及生物製藥專家的角度來看，卻有不一樣的想法。事實上，世界衛生組織對於血漿製劑有非常嚴格的安全規定，不論是默克藥廠或巴斯德疫苗廠，都採用多道病毒去活性程序以及滅菌檢查。而且巴斯德疫苗廠還從1985年8月起，又率先增列一項愛滋病抗體試驗，以剔除愛滋病帶原者的血漿（雖說愛滋病毒其實也不可能通得過疫苗原先的重重去活性關卡）。因此，B型肝炎血漿疫苗被病原汙染的機會，可以說是微乎其微。

但是重點就在於，科學上的「微乎其微」並不等同於「零」。沒有人敢保證，這些繁複程序能夠百分之百保障產品不受任何病原汙染。

埋頭苦幹，不懂公關

眼看事情沒有解決，接下來，李國鼎親自出面，邀請陽明微免所教授與肝炎防治小組專家，如宋瑞樓、李慶雲等人，再進行一次面對面的溝通。另外，也請羅光瑞幫忙與陽明醫學院的教授解釋。

事實上，當時第二代B型肝炎疫苗，也就是基因工程疫苗還在臨床試驗階段，尚未通過美國食品藥物管理局核可，距離到台灣上市還早，只是消息先傳開而已。因此，整樁事件可以說是基礎醫學界與臨床及醫療行政單位間的一場誤會。但是，它同時也暴露出保生公司的另外一項嚴重疏失──不懂公關。

「這一點，我覺得我們保生自己要負責任。保生公司從頭到

尾，都沒有注意到公關這回事，」張大為指出：「也許我們不應該用『公關』這個字眼，因為聽起來好像是在搞關係，我的意思是指『透明化』，也就是說，今天你為什麼要做這個，你的東西又是怎麼來的，都應該主動向社會大眾公開說明，雙向溝通，而不是一味朝著大目標，覺得只要自己做得對就拚命做。」套句張大為的形容，保生公司就好像一個單純的菜鳥，只注意面前的事，而沒有考慮周圍環境可能面臨的挑戰。董事長汪彝定長期任職公家機構，如今經營保生公司，基本態度還是一樣：我們只管認真做好品質就好啦，反正政府買我們的疫苗，其他人說什麼，不必管他。

　　事實上，民國 70 年代後半，台灣的大環境已經開始醞釀許多重大變化，尤其是政治方面，然而，保生卻忽略了這些警訊，繼續走在創廠時所設定的老路子上。

第二產品遲遲出不來

　　「單一產品」是保生另外一大隱憂。保生內部當然也知道這一點，也曾不斷努力計劃發展第二產品。保生顧問桑祥麟，曾把保生內部曾經研究過的新產品方案全部蒐集起來，算一算，竟然有一百多個。然而很可惜，這一百多個方案，竟然沒有一個能過關。

　　為何命中率這麼低？原因可以概分成兩方面，第一、公司缺乏生技產業經驗；第二、董事會的組成有問題。

　　在這一百多個案子中，許多連內部員工討論都無法通過。有些是因為市場明顯有問題，另外一些則是因為投資太過龐大，超過保生能負荷的。顯示出，保生成員雖然大多具有豐富的製藥經驗，但是在生物技術產業領域，經驗卻很鮮嫩，以致提出來的企劃案，常

常連自家人都無法說服。

　　另一方面，保生的股東組合也不利於發展生物技術。汪彝定在創設保生公司之初，原本盤算得很理想：一半官股、一半民股。著眼點是希望保生將來能兼顧公、民營兩者的長處，避開兩者的短處。也就是說，他希望保生能一方面發揮民營事業的靈活度，另一方面又能避開民營機構的唯利作風，因為製造疫苗畢竟不是普通產業，攸關民生福祉，可不能放任市場來操縱。

　　很不幸，事後回顧，如意算盤完全打歪了：保生既缺乏民營機構的靈活度，也缺乏公營機構的使命感，簡直可以說是各取其短。董事會中，官股和民股同床異夢，互相牽制，之所以還能撐這麼多年，幾乎全賴經濟強人汪彝定來拉攏，來平衡。然而，董事長汪彝定本人，不是科技人員；曲滋綱之後繼任的總經理賴本隊，是財務專家，也不懂科技。因此，保生公司整個管理系統的走向，愈來愈偏離科技產業扎根的方向。

　　尤其是生物技術和台灣這些年賴以致富的電子產品性質截然不同。生技產品開發時間長，而且必須事先詳細規劃市場——試想想，疫苗可以像隨身聽一樣，擺地攤販賣嗎？但是，放眼世界，當今生技產業領域能夠商品化的大公司就那幾家，在它們合縱連橫的夾擊下，小公司想找到一些能夠生存的剩餘利基市場，可不是件容易的事。在這方面，保生的經營團隊可以說也很缺乏經驗，因此在考慮投資案時，總是戰戰兢兢，步步為營，深怕一腳踩上地雷，弄得血本無歸。在這方面，民股相當堅持：做疫苗算是我們的使命，但是如果要我們做使命以外的產品，必須要有利潤，因為我們是民股，不是靠政策活命的。

　　然而，高科技產業的特色，就是在於高報酬與高風險並存。

如果一點風險都不敢冒，要看到百分之百或百分之九十保障才肯下場，那麼就沒有一件事情值得做了。

基因工程疫苗兩頭落空

屋漏偏逢連夜雨，除了第二產品遲遲推不出來之外，保生原本期盼的第二代 B 型肝炎基因工程疫苗技術轉移，也出了問題。

早在與法國巴斯德廠簽約時，生物技術開發中心便已將第二代基因工程疫苗技術轉移列入合約；而法方也很爽快的答應了。然而事實上，姿態較高的美國默克藥廠，當時在第二代基因工程疫苗上的進展已經快完成了，速度超過法國。而且巴斯德廠疫苗是以中國倉鼠卵巢細胞（CHO）做為生產表面蛋白的工廠，做出來的產品安全性、競爭力，都不如以酵母菌為工廠的默克廠疫苗。而且等到巴斯德第二代疫苗出爐，市場早被默克占光了。

不過，巴斯德並不是保生唯一的希望所繫，因為保生創廠不久後，也和國內的生物技術開發中心簽約，委託對方研發 B 型肝炎基因工程疫苗。沒想到這一頭也落了空。

生物技術開發中心於 1984 年 11 月和保生訂約，結果，直到 1994 年 11 月，保生關廠，中間整整十年，它的基因工程疫苗都還沒有達到商品化的程度。

這裡頭牽涉的問題很多，但是最主要的原因還是一句老話：缺乏經驗。凡事起頭難，不只生技中心本身缺乏研發經驗，需要時間來摸索，政府相關單位更是嚴重缺乏處理生物技術產業的經驗，以致不利生技產業發展的落伍法規，隨處可見，大大扼殺生技產業的生機，同時也直接、間接影響到生技中心的運轉。

事後檢討，生技中心有滿腹牢騷要發，保生也有一肚子苦水。

張大為回憶起這段往事，忍不住直搖頭：「他們起先告訴我：『大為呀，你安心的做，將來我們生技中心一定給你一個基因工程疫苗』。然後，接下來改口了：『我們將來呀，不給你疫苗，給你bulk（散裝原液），我做好的bulk，由你們去分裝，很簡單啦，很省錢就可以做的。』但是後來又說了：『啊，不行，我只能把純化好的表面抗原給你們，剩下的其他東西，你們自己去做。』」

這些聽在外行人耳裡，可能覺得沒錯呀，B型肝炎疫苗本來就是要表面抗原嘛，給你純化的表面抗原，不就等於給你疫苗嗎？事實上，差別可大了。前者既未包含量產程序，也未包含動物試驗以及臨床實驗，而這些部分，才是生技產品最花錢的部分，也是大藥

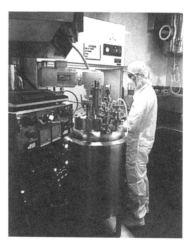

這是保生在台灣藥廠中的諸多創舉之一：利用程式控制各種調配處方，甚至二十四小時電腦網路監控空調系統，也因此而達到防止汙染的目的。

（張大為 提供）

廠最擅長，而實驗室型小公司沒辦法碰的部分。而這也正是為何，小型生技公司在有了新發明之後，便將專利權賣給大藥廠，讓大藥廠接手商品化過程的原因。

不過，生技中心執行長田蔚城這廂也有話要說。「我們從教授那邊接了東西過來，做做做，做了一半，做不下去了！沒人給錢了！你說好不好玩？」後半段商品化這個流程有多昂貴，大家都心知肚明，黑猩猩安全試驗，臨床一、二、三期試驗，全套做下來不知道要耗多少錢，沒有一個單位願意出面承擔。

國科會說：這個不能算是基礎研究。

經濟部說：這個東西的業主應該是保生公司呀。

保生說：疫苗是國家使用的，沒有市場的保證，我保生公司哪有錢來做這個？

最後連衛生署都說：這不是我的事，我只管產品品質。

另起默克爐灶

既然基因工程疫苗取代血漿疫苗，已是不可避免的趨勢，而保生公司也早就料到，從新藥研究開發到申請證照上市，沒有五年、十年，是辦不到的；因此民國 77 年 10 月，在等待生物技術開發中心技術轉移的過渡期間，保生決定先跟默克藥廠洽談，在台灣建一條分裝線，分裝默克原廠生產的 B 型肝炎基因工程疫苗。

原本以為分裝線很容易，只要設置在廠房一角即可。實際開始談，才發現裡頭學問可大了。對默克藥廠來說，巴斯德疫苗廠那一套設備、儀器甚至連廠房，一概都不能用。因為血漿製劑這種天然原料，正是基因工程最怕的汙染源，兩者距離愈遠愈好。保生這

邊,當然是希望做法能夠簡單一些,以節省成本,因此也盡力用種種方法驗證自己的構想,希望說服默克藥廠。

整件事情很麻煩,但是在這個過程當中,保生技術人員也見識到世界頂尖藥廠的水準,學習到很多新東西,比起當年巴斯德疫苗廠,默克藥廠的水準顯然又要高出一籌。他們發現,默克藥廠的條件和它所設定的程序,那種嚴謹程度,真的是保證品質出來就是一個規格。

默克對於在台灣建疫苗分裝廠這件事,十分看重,因為在那之前,默克 B 型肝炎疫苗送到海外填充的,只有西德一個地方。他們要求非常嚴格,所有廠房、設備的規格,都要完全達到原廠的要求。設計稿只要有一丁點兒差距,就會整個打回票,重新來過,標準簡直比美國食品藥物管理局的標準還要嚴格。結果,保生公司花了三年的時間,跟默克藥廠來來往往,才終於一切 OK。

這個占地僅兩百多平方公尺的分裝廠,保生共花了二千八百萬台幣興建,三年七個月才拿到執照;這其中衛生署動作算是很快,七個月執照就下來,主要是慢在與默克交涉的那三年時間。而保生也再次派人前往默克藥廠,接受較巴斯德疫苗廠更先進的訓練。

淪落政治角力場

然而,在保生基因工程疫苗分裝廠還沒完成之前,衛生署的保護傘已經快要撐不住了。民國 80 年代初期,台灣政治環境發生重大變化,社會上各種意見、聲音如百花齊放,熱情有餘,但理性不足,很多議題都不知不覺偏離了主題,而淪為政治上的角力。保生公司這種不官不民的股東結構,以及它的獨門疫苗生意,很快就引

起在野黨的注意，議員立委紛紛猛烈抨擊，但是焦點卻擺在「基因
工程疫苗優於血漿疫苗」上。由於保生的股東組成裡，國民黨股份
占了百分之八，比例雖然不高，但是一開始就被外界質疑有所謂黨
庫通國庫的問題。因此社會大眾也比較不能理性的把基因工程疫苗
和血漿疫苗，當成純粹技術問題來討論。

　　1992 年 4 月 30 日，省議員張溫鷹嚴厲質詢省府衛生處長林克
紹：敢不敢百分之百保證血漿疫苗的安全性？而事實上，生物製劑
根本不可能有百分之百的安全。林克紹只好據實答稱：不敢保證。
這些質詢內容透過各種平面、電子媒體，在社會上廣為流傳，呈現
出諸多負面印象：「血漿疫苗是危險又落伍的」、「保生公司是國民
黨獨占企業」、「主張施打血漿疫苗的學者專家都是不顧國民福祉的
惡人」。

　　這會兒，不只保生公司的股東，連推動 B 型肝炎防治的官員
和學者專家，也全都被罵進去了。曾為了落實肝炎疫苗注射計畫而
全省奔波的許須美，很難接受這樣的指控：「他們罵說你們這些壞
人哪，把我們全都罵進去了。那時壓力真的很大，每天報紙都在報
導。」

國際慣例不敵台灣慣例

　　當然，也有很多重量級學者出面解釋，像是宋瑞樓、陳定信
等，但是這些理性溫吞的解說，哪裡敵得過民意代表火辣爽利的言
辭，而且攻擊的民代也不只張溫鷹，其他許多立委也同聲譴責國民
黨。一時之間，保生公司簡直成為過街老鼠，人人喊打。

　　省衛生處長林克紹最先讓步，宣布省府將轉而購買 B 型肝炎基

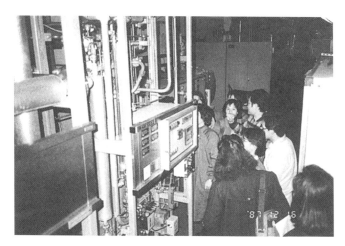

這是從芬蘭引進的三度蒸餾造水設備；因為保生每年純化的 B 型肝炎表面抗原只有二十公克，其餘均為高純度的水，所以精密的造水設備非常重要。由於也是首次引進台灣藥廠，經常可以看到專程前往參觀的人群。

（張大為 提供）

因工程疫苗。同年 10 月左右，衛生署長張博雅也在媒體追問下，表達同樣意願。至此，保生公司所享有 B 型肝炎疫苗獨占權，正式告一段落，從此以後，凡事都要公開比價、競標了。

　　為什麼保生這麼害怕競標？公開比價不是自由競爭的遊戲規則嗎？

　　主要原因在於保生不只是單一產品，而且還是單一市場，這是技術轉移一定會面臨到的問題：只有台灣市場可賣，因為轉移者絕不會讓別人去搶它的市場。所以當初巴斯德疫苗廠簽給保生公司的六個台灣以外販賣地區，除了南非之外，另外五個都是地圖翻半天才找得到的南太平洋小島。在這種情況下，保生產品價格幾乎是沒

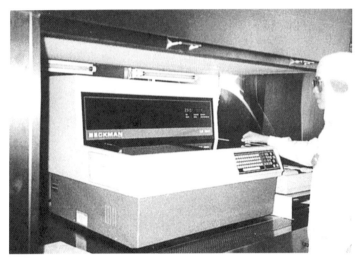

為了要再加一道檢測愛滋病的防線，巴斯德 B 型肝炎病毒疫苗最早使用 γ
計數器來偵測反轉錄酶。　　　　　　　　　　　　　（張大為 提供）

有彈性可言。反觀國外大藥廠，產品多、市場大，擁有充分的戰略
空間，有能力採取犧牲打，挪東補西，先把市場占了，把小公司整
垮，然後再回復原價（或更高價）也不遲。

　　此外，疫苗產業的保護色彩本來就遠超過其他製藥產品，前衛
生署藥政處長黃文鴻指出：「事實上，做疫苗的人都知道，一個國
家只要有它自己的疫苗工廠，原則都是用自己的產品。例如，日本
疫苗國內價格是台灣的好幾倍，但他們還是用自己的，美國、法國
也都一樣。國內如果沒有疫苗廠，你要怎麼去標價都可以，但如果
有自己的廠，一般國際慣例，都是用自己的。」至於保護國產疫苗
的技巧，其實非常簡單。例如，同種疫苗，如果巴斯德廠用天竺鼠
做動物試驗，默克藥廠用白老鼠做試驗，這時你只要在訂定國家標

準法時，以天竺鼠做標準，意思就等於要把默克藥廠排除掉。各國皆如此。

「可是，立法院一直質詢我們，為什麼不讓默克藥廠進來，」黃文鴻想到就搖頭：「事實上，默克藥廠本身都沒有這麼積極爭取，因為他們很清楚疫苗這個行業在國際間的慣例。」

由於全面改採基因工程疫苗，其間可能會發生兩種疫苗重疊的問題，衛生署為了安全起見，央請有台灣疫苗之父美名的李慶雲教授，進行基因工程疫苗與血漿疫苗混合注射的臨床試驗。雖然理論上兩種安全的疫苗混合注射（例如第一、二劑是血漿疫苗，第三、四劑為基因工程疫苗），應該也是安全的；但是這種情況畢竟沒有前例，所以為保險起見，還是先進行臨床試驗較妥當。

等到混合注射試驗結果出爐，沒有問題，衛生署便宣布，從該年 11 月以後出生的新生兒開始，全面注射 B 型肝炎基因工程疫苗。兩種疫苗重疊時間大約半年，之後，B 型肝炎血漿疫苗就全面停用了。

關於全面改換成基因工程疫苗這回事，在很多國人眼中，也許認為理應如此，因為基因工程疫苗是新科技產品，當然品質比較好；但在專家眼中，其實還有爭議。曾任職美國食品藥物管理局、近年回台擔任中研院生化所所長的劉德勇曾說過，血漿和基因工程這兩種疫苗，按照當時技術，其實都很安全、有效，沒有誰比較好，因為疫苗唯一的準則就是「使用經驗」；所以產業界對於疫苗的準則就是「經驗累積」，而不是新的疫苗一定最好。黃文鴻也贊成這種說法，他以美國為例：「基因工程產品剛出來時，美國人其實是非常抗拒的，因為還很缺乏這方面的經驗；有趣的是，台灣民眾卻很歡迎新科技。」

當然，就長程眼光來看，幾乎所有專家都承認，基因工程疫苗終究會取代血漿疫苗，但是取代的原因，絕對不是民代和媒體所指稱的「安全問題」，而是在商言商的「經濟問題」。因為血漿疫苗的原料取得太困難了，而且處理方式又複雜，所以它的成本不太可能降得下來。就如同劉德勇後來所說的，血漿疫苗最大敗筆不在於它的安全性，而是在於它的成本。

不過這是指長遠來看，但是就當時而言，即使已經到二十世紀末，「世界衛生組織還是鼓勵採用血漿疫苗，因為到目前為止，血漿疫苗還是比基因工程疫苗便宜，而且又安全，」許須美指出。

這裡很明顯的有一個問題：台灣真的需要這麼快轉用基因工程疫苗嗎？「劉德勇後來一直在問：為什麼你們學科學的人，會讓政治的人帶著走呢？」張大為搖搖頭：「在他認為，技術就是純技術討論而已。他完全不了解我們是什麼樣的環境，後來這些問題等於都偏離了，轉到政治上去了。」

一步步踏上窮途

衛生署原先承諾保生三年保護期，在民國79年會計年度即到期，但是衛生署直到民國81年才正式收起保護傘，此後B型肝炎疫苗進入「三國時代」，由保生分裝的默克廠疫苗、默克原廠製造的疫苗以及史克美占（SmithKline Beecham）大藥廠三家競標。

衛生署固定每年1月和廠商簽定7月的疫苗合約，不簽長期合約。如此一來，只有單一產品的保生，等於永遠處在驚惶失措的狀態：得標，拚命趕產品；不得標，無事可做。此外，分裝疫苗的流程也比想像中複雜，尤其是各流程時間必須銜接得很好，因此，一

且中間有一點更動，例如交貨的數量或時間，後面整個流程都得跟著變。更頭痛的是，向默克訂貨，必須在十八個月以前通知，比衛生署的招標時間早很多。等於說，保生必須事先決定要不要購買還不知道能不能得標的產品原料。

為擺脫單一產品的困境，保生非常殷切的希望能早日開發第二產品。在花了將近三千萬元蓋了一個分裝廠後，保生不覺想到：是不是可以利用它，再來分裝其他疫苗？與默克藥廠接洽，對方的答案是沒有問題。保生第一個想到 MMR（痲疹、腮腺炎及德國痲疹混合疫苗）。默克藥廠的態度很開朗：你們自己評估看看，只要你們覺得能做，我就轉移給你。保生公司認真的估算了一下，不敢接。原來，這種三合一疫苗當時在衛生署的採購價錢是五十元一劑。俗語「賠錢生意沒人做」，如此賤價，嚇壞了保生股東。

民國 82 年 11 月 30 日，久病纏身的董事長汪彝定過世，保生霎時群龍無首。在這之前，雖然股東之間早有歧見和不滿，但是在強人汪彝定的拉攏下，多半還勉強湊合著。如今，走了強人，股東們馬上吵翻天，再沒人壓得住場了。就在這個時候，關廠的主張也漸漸浮出檯面。

保生可能關廠的風聲傳出後，醫藥衛生界多半都覺得很可惜，黃文鴻指出：「保生產品，直到關廠，經過我們檢驗合格上市的，從來沒有出過問題。」至於受檢前的品管，當時擔任藥檢局局長的黃文鴻，也曾在民國 80 年 6 月舉行的一場藥物暨產品研討會上，提及：保生產品的汙染，為所有生技產品之末。

保生公司的高級幹部，急得四出找救兵，盼望能及時搶救保生。他們兵分多路，先後找過預防醫學研究所洪其璧所長、經濟部王志剛以及王昭明；甚至連衛生署的張鴻仁也幫著跑去找署長張

博雅，商量看看有沒有什麼辦法。結果還是一籌莫展。沒有人有辦法。大家面對的局面是要怎樣去接手？它到底還能不能存活下去？畢竟這是台灣還很缺乏經驗的生物技術產業呀。張大為在無計可施的情況下，還曾上書李登輝總統，懇請國家元首惠予協助，但是也不得要領。

如果公營方向不行，完全由民間接手也是一條出路。

「的確有人說過，」黃文鴻回憶：「但是因為沒有政策上的保證，無人敢接。因為如果要做技術層次高的產品，風險太大，如果想走技術層次低的產品，又缺乏國家政策保護，很難競爭。」

坐在鈔票堆上關門

1994 年 10 月 11 日，保生公司宣布關門大吉。

張大為還清楚記得最後一天的情景。「當時我們正在進行紅血球生成素（erythropoietin，簡稱 EPO）的案子，那時我們已經做到恆溫培養箱都弄出來了，你看我們做到什麼程度了？可是民股還是認為你 EPO 弄到現在，投資的都只是小錢，未來量產、拿證照到建廠，這個錢才叫厲害。而 EPO 還是他們民股找來的呢。最後那天，聽說關門了，我們還在工廠開了最後一次 EPO 協調會。我們每個單位的主管，包括工程、生產、品管、研發，每個人都針對 EPO 進度到目前為止所發生的問題，拿出來討論，為什麼會這樣，為什麼會那樣。突然間，有人說：討論什麼呀？誰給你做呀？公司都關門了。這桶冷水是我們自己人潑的，可是他沒說錯，我們何必還在那裡浪費時間。」

在最後那場關門董事會裡，八票對一票，贊成關廠；那唯一的

反對票是田蔚城的。「你要怎麼說？一個廠就這樣沒有了？我堅決反對就這樣解散掉。大家說我不能這樣，拿他們的血汗錢不當錢，來做這個。但是我說，不能這樣子搞，」田蔚城頓了頓，嘆口氣：「這大概是我最傷心的一件事。」

保生公司並不是因為虧損才關門的。董事會宣布解散時，保生公司在銀行裡的現金存款還有三億多元，可以說很少有公司是這樣子坐在鈔票堆上關門的。然而，股東的理由很簡單：我們已經預測到將來會關門哪，難道要等我們賠光了再關嗎？至於「培養國家人才，扶植生物技術產業」這類大道理，他們認為，那應該是國家的事，跟我們這家民營公司有什麼關係？

員工這邊卻不能認同資方這種想法，他們認為股東完全沒有考慮他們這群人；一時之間，群情激憤，到處抗議陳情，鬧出很多新聞。

就在這個緊張的節骨眼上，保生末代總經理李品昂突然身體不適，跑進醫院去了，把所有事情都丟到副總經理張大為的頭上。

張大為馬上變成夾心餅乾，兩面不是人。「那真是我在保生做得最痛苦的一段時間。」

面對員工，張大為得幫資方說話，請大家站在股東立場想一想：假如你是老闆，你有什麼法子可以讓保生經營下去？面對股東，他又得反過來替員工請命：你們知道這些人在公司裡做多久了？付出多少青春？十年加薪四次，今天，你們有這麼多錢，大家都知道；你要怎樣讓他們嚥下這口氣？總該給他們豐厚一點吧？

協調期間，雙方人馬都不諒解張大為，認為他老是幫著另一方。不過，後來董事會總算看到他被兩邊夾殺的困局，在遣散費上也做出一些讓步，折衷通過張大為的提案。員工這方，最後也明白

了，「所以最後大家離開的時候，我們又恢復成為好朋友。可是中間我的挫折感真的很重。」

　　資遣解散的流程也很麻煩。資遣費怎麼來？廠房要賣給誰？設備又要賣給誰？結果變成拍賣的方式，因為必須在很短的時間內處理掉。

　　經過兩次競標，台達捷能科技公司以一億一千三百一十萬元台幣，買下保生廠房連同設備。不過，台達捷能科技真正看中的是保生模組的高廠房，裡頭的精密設備對他們反而沒有用。為了要快點進駐這個設計一流的高廠房，台達捷能科技很快就和另一家製藥廠永信公司談妥：這些設備，三百萬賣給你們，兩星期內你們自己派人來拆，反正你能拆多少，就統統拆回去。

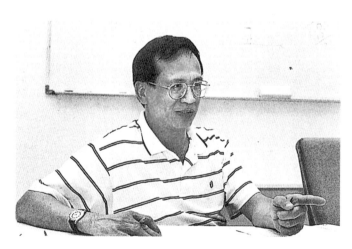

張大為：「我常想，如果事前仔細分析過所有條件，也許就不會去設保生了，因為台灣這種環境太多問題了，不是抱持一個單純的技術轉移目的就可以的。」
（楊玉齡 攝）

原本一億多台幣的高科技精密設備，就這樣被三兩下子賤賣肢解掉。直到現在，白壽雄提起這件陳年往事，還是忍不住心痛：「想當初，它們要進台灣的時候，法國人把它們當成心肝寶貝，怕撞啊，怕震啊，慢慢的裝啊。結果，永信幾天之內，就把七只貨櫃的東西，統統拆光了。唉！」

保生關廠後，員工星散四方，一個品管部主管，跑去做代書；一個 QA 人員，受過默克藥廠訓練的，去鈕扣工廠做業務，另外很多基層人員都去了電子工廠。唯獨留在生物技術產業的不多。當年奉派赴法受訓的十四人小組，只有一人留在生技圈子裡，另外還有張大為勉強算是「半」個，因為他承接的多半是兼差性質的工作，例如替預防醫學研究所規劃血漿及疫苗廠的一些問題。

對於這個局面，張大為非常惋惜：「這批人也不是平白造就的，是花了錢，花了時間，由巴斯德和默克去組訓過的。」他指出，最難得的不只在於提升個人技術，而是提升團隊技術，這當中包括大家的默契，「我們可以說是用同一種語言在溝通的，這樣一個團隊組織起來不容易，散掉卻很快。」當年法方訓練人員的頭兒，後來和張大為結為好友，事後每提起保生，也都忍不住嘆息：哎呀呀，我們的孩子（保生）怎麼會變成這個樣子？

張大為分析，有三個轉捩點影響保生關門。第一、前三年賺錢時，沒有及時讓股票上市，雖然有籌備，但因一念之差，公司選擇自己規劃，手腳太慢，一直拖到公司走下坡，一切都免談；第二、生技中心的基因工程疫苗沒能及時接上來；第三、由於捐血中心一再阻撓，保生沒能接成衛生署的血漿分層案子，如果這個案子做成，保生或許還有一絲最後的轉機。

完成歷史階段任務

真正蓋棺論定也許還太早，但是事過境遷，每個人多多少少可以比較心平氣和，來評論保生事件的始末。

陳定信直言，保生關門的主要原因，應該是在於政府的政策面不夠一貫。

白壽雄認為，保生的技術團隊散掉最是可惜，因為人才培養需要時間，不是有錢隨時買得到的。但是，「至少保生的疫苗價一直維持在一百六十元左右，沒有賣到像美國的三劑一百美金，那就夠了，它也算是對國民福祉盡到一定力量。」

張大為從生技產業面來看，指出在保生十年期間，其實也帶動了某些機構或公司，一起成長。張大為舉普生公司的一個小故事來說明。當時巴斯德合約裡規定，產品進行規格檢驗時，一定要用亞培公司出產的檢驗試劑。如此一來，亞培姿態就很高，完全沒有談價錢的餘地，硬逼保生吃下這個虧。「然而，檢驗產品用的試劑，數量遠不及後來篩檢血源所耗費的量，而且普生公司的 B 型肝炎檢驗試劑也在那個時候出來，我們就決定篩檢血源全用普生公司的試劑。亞培這才慌了，回頭過來找我們談。這過程等於是普生和我們保生互相幫忙成長，彼此都在進步。」

黃文鴻從衛生署立場來看，承認當年對保生的管理、監督太過嚴格：「所以，從這個角度看，或許衛生署並沒有盡到推廣提升生技產業的角色。可是，從監督產品品質以保障民眾安全的角度來看，我相信衛生署已盡了應盡的責任。」此外，由醫藥行政的宏觀角度來看，黃文鴻對於保生關廠還有另一分惋惜。「在保生那個階段，世界上血漿疫苗廠並沒有像現在這麼多。因此，在世界衛生組

織生物製劑的 B 型肝炎委員會中，保生是以業者身分去參加的。而這麼多年來，那是台灣唯一一次有辦法進入世界衛生組織裡的某個計畫，而且還能表示意見。這種經驗累積，對台灣其實是很少有、很難得的。」

B 型肝炎疫苗注射計畫大功臣許須美，則對保生下了一個相當公允的評語：「保生至少完成了階段性的任務，為社會提供安全、價廉的疫苗。」

同意這句話的人非常多，保生公司在台灣公共衛生史上，盡了它應盡的任務；然而，如果就李國鼎當初夢想的「為台灣生技產業扎根」而言，保生不僅沒有完成任務，扮演像聯華電子早期帶動台灣半導體產業的龍頭角色，帶動生物技術產業迅速起飛，甚至造成反示範效果，令廠商更不敢輕易沾惹生物技術。

這大概是李國鼎當初完全沒有料到的結果。

第15章

肝炎聖戰

　　民國 85 年 8 月 15 日中午，菜色雅致聞名台北的馥園餐廳一間包廂裡，十個人團團圍坐在一張大圓桌。這群人有男有女，年齡從四十幾到八十幾不等，看起來像是某種老友重逢的聚會，大夥熱絡的相互問候。

　　美酒、佳肴，配上想當年，眾人都有些醺醺然的快意，不覺相邀舉杯。他們在祝賀什麼呢？不是健康快樂，不是升官發財，而是一句發自內心的：「讓我們敬所有參與肝炎疫苗注射的小孩以及他們的父母！」

老戰友馥園重聚

　　圓桌主位坐著的正是退隱政壇多年的李國鼎，其他九位賓客

則是曾經或目前依然投身肝炎防治計畫的研究者。他們分別是已退休的羅光瑞，返美定居多年的畢思理、黃綠玉夫婦，以及正值研究高峰的陳定信、許須美夫婦，張仲明、胡承波夫婦，張美惠和羅時成。很可惜，台灣肝炎泰斗宋瑞樓、長庚廖運範當時人在國外，沒法參與這場由李國鼎臨時邀約的 B 型肝炎防治十年有成迷你慶功宴。

十二年前，由他們全力推動、並曾引發社會爭議的 B 型肝炎預防注射計畫，如今已完成第一期的十年計畫，可以進行一次全面性的總評估了。而當年引發強烈爭議的論點，不再需要他們出面辯解，自有紮實的評估數據為他們「說話」。

第一個評估項目是注射率。民國 73 年 7 月到 83 年 6 月，十年期間共有二百六十多萬名孕婦接受 B 型肝炎檢驗，受檢率高達百分之八十。在高危險群方面，有十五萬二千多名 e 抗原陽性產婦的新生兒，施打過 B 型肝炎免疫球蛋白，注射率為百分之七十三；至於 B 型肝炎疫苗注射，則約有九百二十萬人次，其中，第一劑疫苗注射率高達百分之九十五，最低的第四劑疫苗也有百分之八十的高注射率。

接下來，是最重要的疫苗成效評估。衛生署針對全省六歲入學前兒童抽樣調查顯示，實施新生兒全面 B 型肝炎預防注射前，B 型肝炎帶原率為 10.5%，實施後，則降為 1.7%。

另外，台大醫院張美惠、陳定信小組曾針對台北市城中區做過非常嚴謹的區域研究調查，也得到很接近的數據。張美惠小組在 1984 年，剛好趕在 B 型肝炎疫苗預防注射實施前，做過一次調查，建立起 B 型肝炎帶原率為 10% 的這條基準線，然後每隔五年，再進行一次調查，估算施打疫苗後的預防效果。

　　1989 年，第一個五年後，二歲以下孩童，帶原率降為 1% 至 2%；1994 年第二個五年，也就是計畫實施十年後，十歲以下孩童帶原率降到 1.5% 以下，其中最令人興奮的是，八歲以下兒童帶原率更是低到小於 1%，與北美、西歐及澳洲等 B 型肝炎低感染地區相當。

　　1996 年，著名的《美國醫學會期刊》接受了這份調查研究，張美惠很欣慰的指著圖表：「因為我們可能是世界上第一個有這樣成效的國家。可以看到，帶原率從以前的百分之十左右，變成現在的百分之零點幾。」

　　世界衛生組織也在 1993 年，正式將 B 型肝炎疫苗列入官方推薦注射的疫苗，而台灣這套預防注射計畫，也成為領先全世界的 B 型肝炎疫苗注射模式。

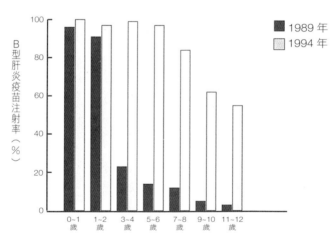

B 型肝炎預防注射計畫十年推動下來，不同年齡層的台灣兒童 B 型肝炎疫苗注射率，均有顯著提高。　　　　　（數據取自張美惠的調查，江儀玲繪圖）

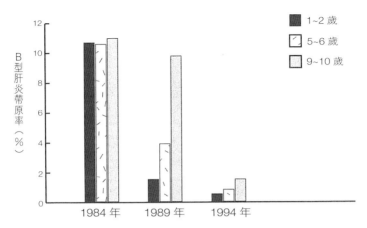

以三個年齡層的兒童為例，預防注射計畫推動五年及十年後，B型肝炎帶原率節節下降。　　　　　　　　　　（數據取自張美惠的調查，江儀玲繪圖）

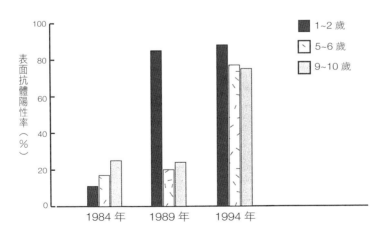

十年下來，表面抗體陽性率明顯攀升，顯示台灣兒童對 B 型肝炎的防衛能力大大增強了。　　　　　　　　　（數據取自張美惠的調查，江儀玲繪圖）

免費的衛生外交

　　雖然台灣退出聯合國後，已不是世界衛生組織的成員，但是衛生官員受邀到其他國家演講 B 型肝炎疫苗注射的機會，卻是愈來愈多。除了各種會議上的演講之外，還有專程請台灣學者專家前往指導的，例如，沙烏地阿拉伯於 1989 年開始注射 B 型肝炎疫苗，就是由李慶雲前去指導；1997 年 3 月，則由防疫處副處長許須美代表衛生署，前往烏茲別克專題演講。

　　許須美指出，甚至美國的 B 型肝炎防疫制度，都有跟隨我們的痕跡。美國整體 B 型肝炎帶原率其實很低，只有 0.1％。因此，最初美國只針對亞洲、非洲等高危險地區來的移民，建議孕婦進行篩檢，如果是帶原者，新生兒便接受預防注射。但是，美國很多州都認為這樣做不成功，還是應該全面篩檢所有孕婦，凡是 B 型肝炎帶原者，一律注射 B 型肝炎免疫球蛋白及疫苗。後來，曾任我國肝炎顧問的克魯格曼甚至建議，應該進一步把注射對象擴及學童及青少年，才能有效降低全美的 B 型肝炎帶原率。而他所推薦的步驟，正是衛生署逐期擴充注射人口的制度。

　　1994 年接掌防疫處的前處長張鴻仁，雖然早期沒有參與推動 B 型肝炎預防注射計畫，但是卻對這個計畫在國際上造成的衝擊，印象深刻。而且這些衝擊已經超出了單純學術的範圍，進入衛生行政的層面。「我們去參加這些會議時，所有人只要一提到 B 型肝炎預防計畫，最重要的片子都是引用我們的數據。也就是說，有些發現已經不需要我們自己出去講了。而我們出去講的東西，也必須要更特別一點。例如，有時會提及當時的一些考量，或是爭議，或是預算爭取等，也就是比較屬於行政上的立場，和學術探討的層面又不

太一樣了。」

　　張鴻仁舉國際製藥工會聯盟（IFPMA）的例子，來說明台灣 B
型肝炎預防注射計畫所引起的國際回響。國際製藥工會聯盟是一個
相當強大的組織，因為製藥工業在各先進國都是非常發達和有力的
產業。

　　1996 年，這個團體為歡度五十週年，拍了一部影片，希望能
昭告天下，製藥工業在過去五十年來對全人類最重要的貢獻是什
麼。他們共選了三個項目：一種慢性疾病、一種疫苗以及愛滋病。
其中，疫苗部分就是選 B 型肝炎疫苗，而且還到台灣來採訪當時的
防疫處長張鴻仁。不過，由於片子委託外製，張鴻仁當時並未詳細

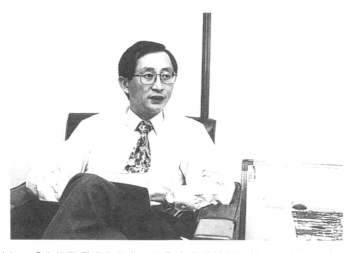

張鴻仁：「生物醫學研發經費只占全台灣科技總預算的百分之三到四，但
是我們的論文在國際認可的期刊發表的比例，卻占全台灣的百分之二十，
成績相當好。然而，由於工程領域比較會賺錢，因此我們生物醫學在內閣
反而比較弱勢。」
　　　　　　　　　　　　　　　　　　　　　　　　　　（楊玉齡 攝）

探詢影片播放的場合和時機，只把它當成一般新聞短片來看。

　　沒想到，1997 年，在世界衛生大會召開同時，國際製藥工會聯盟自己辦了一個展覽會，集邀各地區衛生行政重量級人物與會，包括世界衛生組織的執行長中島弘，以及各國衛生部長。然後，就在這場國際醫藥界冠蓋雲集的場合，播放了那部影片。

　　「我是認為，今天（台灣）這個疫苗注射計畫已經達到一個程度，除了對國民健康的保障之外，在國際社會也給了我們很多機會，可以進行衛生外交，或是提升台灣的國際學術地位。當然，這些都是當初沒有預料到的。」

帶原者戰爭

　　然而，就在衛生署官員歡慶 B 型肝炎預防注射十年有成的同時，還有另一群人卻陷入苦戰，日夜尋思如何打贏這場肝炎戰爭。他們是臨床第一線戰士胃腸科醫師，任務是保護台灣現有三百萬名 B 型肝炎帶原者。

　　十四五歲以下的新生代國民是自由了，但是不幸的帶原族群卻依然得生活在肝硬化、肝癌的陰影下。B 型肝炎疫苗沒有為他們帶來自由。

　　台大臨床醫學研究所所長賴明陽分析，B 型肝炎帶原者可以分為好幾類，其中病情最樂觀的一種是：e 抗原陰性而 e 抗體陽性，而且肝功能正常，無肝硬化症狀。這樣的帶原者在臨床醫師眼中，危險性較低，通常一年半載追蹤檢查一次即可。相反的，如果是 e 抗原陽性，e 抗體陰性，表示 B 型肝炎病毒在體內的複製非常活躍，若肝功能又持續不正常，這類帶原者比較容易演變成肝硬化，

最好能接受治療。

　　但是，e 抗原也不是萬能指標，賴明陽特別提醒，有些 B 型肝炎病毒的突變種，雖然不會產生 e 抗原，但是病毒還是能很活躍的複製。因此這種帶原者的檢查結果雖然是 e 抗原陰性，但體內病毒卻很多。「而且這類病人顯示很容易變成肝硬化，所以也特別需要治療。」

　　不過，對付 B 型肝炎的臨床武器其實非常有限。目前最主要的藥物是干擾素，這是全球都驗證過的，但是它有一個缺點，只對大約百分之三十的病人有效。它的療效在抑制病毒，增強免疫反應，而讓 e 抗原消失，肝功能轉好。至於干擾素為何會有因人而異的差別療效，目前仍不清楚。

　　除干擾素外，還有幾種藥物也在試驗之中。已獲准在美國、歐洲等國家上市的拉美芙錠（Lamivudine），在治療 B 型肝炎上目前仍有些問題，例如抗藥性的產生（三年後約百分之五十），以及停藥後少數病人會復發嚴重的肝炎。

　　那麼，全民健保應不應該把干擾素列入給付範圍？這也是醫界爭執許久的問題。基本上，胃腸科臨床醫師幾乎都贊成要給付。健保局和部分衛生官員（或民代）則反對。

　　反對的理由有好幾項。首先，干擾素只對百分之三十的人有效；第二，它不能斷根，停藥後約有百分之十的人會復發；第三，它的價格十分高昂。

　　不過，臨床醫師有不同看法。榮總內科部主任李壽東指出，許多慢性病藥物也都只是控制病情，沒法做到斷根，像是胰島素治療糖尿病，高血壓的降血壓藥等，怎能單單苛求干擾素？至於只有百分之三十的病人有效，醫界普遍看法是，對於慢性肝炎病人來說，

這至少也是一線希望啊。尤其是在後續可能罹患肝硬化、肝癌的威脅下，百分之三十已經是不錯的機率。

　　當然，使用干擾素治療慢性肝炎還有其他諸如副作用等複雜問題，為此宋瑞樓曾組織過學者專家，討論干擾素療法，然後再提報給健保局，希望先從小規模人數開始試辦健保給付。結果沒有通過。知曉內情的人士指出，花費過高應該是主因。因為國內 B 型肝炎帶原者太多了，而干擾素隨便一個療程大概就要台幣十萬元以上。就算只有十分之一帶原者接受治療，也有三十萬人，總費用便是三百億台幣，全民健保恐怕難以負荷。

治療疫苗帶來曙光

　　干擾素以外，治療疫苗（therapeutic vaccine）是另外一線希望。

　　所謂治療疫苗是相對現有的預防疫苗，它的功用不在預防，而是在治療已經感染 B 型肝炎病毒的人。原理是把 B 型肝炎病毒抗原基因打入人體，來誘發抗病毒的免疫反應。

　　中研院生醫所研究員陶秘華指出，根據國外研究顯示，B 型肝炎的 DNA 疫苗，在小鼠身上已經可以有效消除 B 型肝炎病毒的基因表現，同時又不會對小鼠造成傷害，未來在臨床上可能很具潛力。

　　那麼，台灣是不是應該積極投入 B 型肝炎的 DNA 疫苗研究？

　　這不是一個容易回答的問題。

　　贊成者皆指出，台灣 B 型肝炎病人多，而且相關研究的底子厚，數據多，應該很適合發展肝炎的臨床研究。根據台大許輝吉的病理證據顯示，肝癌病人中，e 抗原陽性者的腫瘤增生率非常高，

死亡率也高；顯示出，不論病人是處在哪一個階段，活躍的病毒都會帶來更大的傷害，因此，愈快消滅或是壓抑病毒，總是最直接的療法。

慢性肝炎權威廖運範也持同樣看法，他指出，從臨床觀點看，沒有病毒，就沒有發炎；沒有發炎，就沒有纖維化。因此，即使是已經肝硬化的病人，如果能讓病毒停止複製，肝硬化應該也會停頓在那裡，不再繼續惡化。

然而，台灣的臨床研究是不是已經成熟到，足以挑戰一個如此前衛的研究呢？這是很多專家放心不下的。例如陳定信雖然肯定DNA疫苗是一個值得「大家放在心上」的發展方向，「可是台灣一般（臨床研究）的情況，還是令人有些擔心哪！」

旅美的病毒專家施嘉和更是積極呼籲：千萬小心。「我想強調的是，這種病可能滿複雜的。因為免疫系統是一把雙面刃。雖然它一方面可以幫你清除這些病毒，讓你不用得肝癌；但是另一方面，你之所以會有肝炎，就是因為免疫系統在修補你的肝細胞啊。」何況小鼠換到人身上，宿主因素一下子複雜這麼多，施嘉和認為，還有太多有關免疫系統的細節問題，美國都還沒有辦法證明，如果要用在病人身上，台灣還是謹慎為宜。

迎戰肝癌

整體看，治療疫苗應該會是B型肝炎臨床醫療的發展趨勢，國外有些研究也已經進行到臨床第一階段人體試驗，但是短期內可能還沒法上場應戰。因此，現階段B型肝炎還是沿用傳統的治療方法。

　　對於不幸進展到肝硬化的病人，賴明陽醫師建議，最好每三個月做一次肝功能檢查以及 α 胎兒蛋白篩檢，另外，每隔四到六個月，照一次超音波，以便及早診斷出肝癌。

　　對於肝硬化很嚴重、瀕臨肝衰竭的病人，肝臟移植是最後的對策。目前國內幾家大醫院這方面的技術沒有問題，尤其是高雄長庚醫院和台大，近幾年移植成功率幾乎是百分之百。然而，如果是 B 型肝炎引起的肝硬化，移植手術就比較複雜和困難。因為病毒很可能會潛藏在血液或其他組織裡，等到新肝報到後，又再度伺機感染新肝，使肝病復發。而且在這種情形下復發 B 型肝炎，演變成肝硬化的速度往往特別快，不必等個幾十年。這是因為換肝後，為避免排斥作用，常常需要投給很大量的免疫抑制劑，結果造成 B 型肝炎病毒大量繁殖。也因此，換了新肝後，病毒往往會在肝細胞裡增殖得非常厲害。「原本一般 B 型肝炎病毒引起的肝傷害，都是免疫傷害；但是這種情況不同，由於病毒的量實在太多，會引起細胞毒素，使肝細胞壞死，有人就因此而肝衰竭死亡，」賴明陽解釋。

　　基於這個原因，早年醫師大多不願為 B 型肝炎病人進行肝臟移植，除非能夠證明，病人體內已經沒有 B 型肝炎病毒的 DNA。好在現在已有直接抑制病毒複製的藥物拉美芙錠問世，B 型肝炎病人在進行移植手術前幾週，每日服用這種藥物，抑制住病毒複製功能後，再進行換肝，效果很好，可以避免新肝感染。換句話說，現在即使是 B 型肝炎帶原者，也還是有希望藉換肝戰勝肝硬化和肝衰竭。

　　但是，技術不成問題，並不代表一切順利。

　　「我們現在最大的困擾就是捐肝的人太少，」賴明陽黯然指出：「很多病人其實可以救的，但還是一個一個的死去。」

爭奪最後一面獎牌

至於 B 型肝炎病毒如何造成肝細胞癌化，則是 B 型肝炎在分子生物學裡，僅次於該病毒受體研究的最後一項競賽的獎牌，而台灣學者也正積極投入相關研究。

「B 型肝炎病毒 DNA 嵌入致癌基因」是癌化理論之一，但目前還沒有定論，因為不論是台灣或歐、美、日其他實驗室，都沒能找到 B 型肝炎病毒可以嵌入特定基因的結果，這種情況和土撥鼠模型大不相同，後者的肝炎病毒 DNA 可嵌入 c-Myc 基因，而造成肝癌。

另外也有學者認為，B 型肝炎病毒的 X 基因可能正是致癌的元凶。因為實驗證明，X 蛋白可以轉活病毒以及染色體的某些基因。要想證明這個假說，必須拿出「細胞經過 X 基因轉染而癌化」的證據；再不然，也可以藉由轉殖技術，讓小鼠帶有 X 基因，然後再看小鼠是否會產生肝癌。不過細胞轉染實驗的難度很高，全世界不知有多少實驗室都栽在這裡。轉殖小鼠實驗也一樣難，到目前為止，只有日本東京大學的 X 基因轉殖小鼠產生了肝癌。

然而，還是有很多科學家對東京大學的成果抱持懷疑態度。主要原因在於 X 蛋白的功能太多了，它既能存在細胞核裡，也能存在細胞質裡，甚至還能進入粒線體！而這些都是用人為方法大量表現 X 蛋白所造成的，反觀在病毒帶原者體內，能偵測到的 X 蛋白的量，其實是微乎其微的。也因此，有科學家質疑這種實驗結果有如電腦程式的 GIGO（garbage-in and garbage-out；垃圾資料丟進去，就跑出垃圾資料），並不能真實反映肝細胞癌化的過程。

C 型肝炎陰影擴大

　　近年還有一個值得注意的臨床現象：肝病門診 C 型肝炎病人正在竄升中。換句話說，B 型肝炎的陰影剛剛縮小，C 型肝炎的陰影卻又籠上來了。

　　賴明陽指出，C 型肝炎和 B 型肝炎不同，主要是透過輸血或打針傳染，感染後，百分之八十以上的人都會變成慢性肝炎，經過長期追蹤，百分之二十到三十的人會變成肝硬化；而肝硬化的人，每年約有百分之一到四，會演變成肝癌。因此，C 型肝炎已經成為全世界的問題，每個地方都有。

　　台灣的 C 型肝炎帶原率整體在百分之一到二之間，並不算很高，但是帶原率的地理差異很大。例如，高雄醫學院盧勝男發現，在台灣西南沿海青蛙腿盛行的地區，也就是盛行打針的地區，像是台南縣將軍鄉，或雲林、嘉義沿海地區，C 型肝炎盛行率都非常高，其中有一個村落甚至百分之七十的學童都是 C 型肝炎帶原者。

　　雖說台灣 C 型肝炎人數看起來一直在增加，而且根據日本的研究，C 型肝炎應該更容易造成肝癌。這個時候，台灣肝癌還是以 B 型肝炎引起為主，約占百分之八十，C 型肝炎約占百分之二十。陳建仁猜測，C 型肝炎病毒在台灣應該算是新病毒，例如在澎湖白沙鄉，C 型肝炎病毒盛行率已經達到百分之二十，但是它的肝細胞癌還是百分之九十都是源自 B 型肝炎。為什麼會這樣？「因為新嘛，還沒有到時候嘛！也許等到二十年後，我們就可以看到 C 型肝炎的重要性會上來。」

　　的確，日本有一份最令人震驚的流行病學報告指出，大阪地區的肝細胞癌在三十年間，增加了四十幾倍，而且新增病例幾乎百分

之百都是Ｃ型肝炎引發的。不過，孩童感染Ｃ型肝炎後的模式，可能和大人不盡相同。陳建仁和盧勝男最近有篇報告，經過三年追蹤，有些孩童體內的Ｃ型肝炎抗體會下降。因此，測出Ｃ型肝炎抗體陽性，似乎並不一定就是帶原者。以往的研究都是大人為主，但小孩子部分究竟怎樣，是不是有一部分小朋友體內可以自己清除病毒？這些都還需要再深入探討。陳建仁衷心希望這個想法是正確的，否則「你想想看，整個學校的抗體陽性率高達百分之七十！哇，二十年後，等著去收肝細胞癌病人就好了。」

經常下鄉做田野調查的陳建仁，對於Ｃ型肝炎藉由點滴、打針、針灸，在台灣鄉村散播的情形，十分憂心：「我覺得，Ｃ型肝炎病毒在台灣如果不好好解決，將來會成為另外一個大問題。」

由於Ｃ型肝炎病毒變化多端，那時很難針對它們做疫苗，這是壞消息；好消息則是，台大後來在Ｃ型肝炎治療上，有了新突破。

基本上，他們採用的也是雞尾酒療法，和何大一治療愛滋病的原理相同。賴明陽先是以傳統干擾素來試驗治療半年，然後停藥追蹤，發現療效只有百分之六，比一般文獻所說的百分之十五到二十，還小得多。然而，賴明陽和陳定信後來又發現，曾有文獻提過「利巴韋林」（ribavirin）這種類核苷藥物，可以讓Ｃ型肝炎病人的GPT下降，但是停藥後會復發。於是兩人想到，這兩種藥物加成起來，不知療效會不會提升？「結果，這下子有了非常令人興奮的結果，」賴明陽及台大的研究群拿出實驗數據，停藥追蹤後兩年，療效仍有百分之四十三。而且，他們最近稍稍增加干擾素劑量後，療效更高，可以達到百分之六十。這實在是令人士氣大振的佳績。

使用干擾素 α 和利巴韋林這兩種藥物加成起來，治療Ｃ型肝炎，台大並不是全世界唯一的小組；但是對於慢性Ｃ型肝炎病人，

他們所做的臨床試驗卻是全世界最早的，此種療法已經成為目前治療 C 型肝炎最有力的武器，在全球廣泛使用。為此，1997 年，賴明陽還得到台大醫院院方頒發的醫學研究獎，並且登上報章頭條，出了陣風頭。

我要感謝我的敵人

然而，治療方法再好，如果沒有配合早期診斷，也是枉然。這一點，對於常年面對肝硬化、肝癌病人的胃腸科臨床醫師，感觸最是深重。

1995 年 5 月，以推廣民眾教育為主要宗旨的「財團法人肝病防治學術基金會」正式成立，由許金川擔任執行長，宋瑞樓任董事長。這個純粹由民間發起的基金會，成立時間雖然只有短短三四年，但是儼然已經成為台灣推動肝病防治最為活躍的單位。募經費、辦演講、寫文章、舉辦大規模民眾免費篩檢 B 型肝炎及 C 型肝炎活動，幾年下來，「許金川那個基金會」做得有聲有色，成為大眾傳播媒體的常客，而各種肝病防治常識，也就藉著這些非常具有親和力的傳媒報導，散播到社會大眾的腦海中。

很難相信，這樣成功的基金會，竟是由一名不具行政歷練的醫師，一手發起、建立而成。對此，許金川有何感言？

「我要感謝我的敵人，」許金川果然又是語出驚人：「因為我在他們那邊得不到資源，所以才只好自己站出來。所謂背水一戰。因此，我們對敵人，有時要存著感恩的心。」

許金川自認 EQ 過低，天生基因裡有個缺陷：反抗權威。對於底下的年輕人，他可以包涵、容忍，但是對於長官，卻是天生有

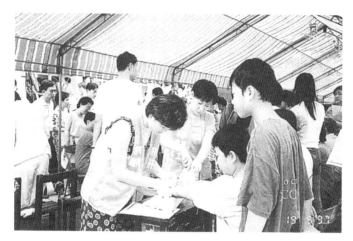

經過眾人多年努力，許金川的肝病防治學術基金會已成功深入民間
（許金川 提供）

「恐懼症」，很難親近，因此變成老在反抗權威。這把脾氣處在歷史
悠久、長輩鼎盛的台大醫院，難免要生出許多事端。

　　與長官爭執多了，許多行政瑣事都變得困難起來，處處碰壁。
很可惜，慈眉善目的宋瑞樓已經退休了，對於這名頭腦聰穎、但是
叛逆性特強的愛徒，也是愛莫能助。「宋教授對下面的人很好，但
是他不會運用政治上的影響力來保護你，因為他本身就不是政治型
的人，」許金川解釋。

　　進入 1990 年代，台灣的研究大環境明顯走壞，研究人口增得
快、經費增得慢，學術界一片叫窮聲。

　　生物醫學界尤其嚴重。不僅來自台大醫院內部的補助研究經
費愈來愈少，國科會、衛生署的計畫也在減少之中；更糟的是，多
年致力推廣早期診斷肝癌的許金川，手底下做研究的人員卻愈來愈

多，人事費、材料費，動輒都是開銷。

「年終的時候我都要躲起來，因為廠商會來要債。有一次還收到存證信函。那時因為C型肝炎剛出來，為了趕研究，花了不少C型肝炎檢驗試劑，結果欠了廠商兩百多萬元，廠商用存證信函來要債。壓力很大，考慮怎麼辦，要不要再做下去？」

另一方面，台大醫院內部也在雷厲風行節約制度，許多小事都讓許金川氣結。申請十支燈管，只批准七支，因為可以省錢哪，短期省燈管，長期省電費；申請實驗室水槽，得到回音：「病房打下來的水槽可不可以？」可是規格不同嘛，病房水槽沒有防蝕作用啊；申請做一張木桌，寬度可不可以少一點，可省一塊板子的錢？好吧，然後，長度可不可以也少一尺？許金川終於忍不住暴跳起來：那乾脆不用做了。

「結果，為了一張桌子，連續有四個人跟我溝通，花我好幾天時間。就為了一張桌子，一張簡單的桌子啊！」

許金川心想，這樣下去，大概是不行了。

沒想到，山不轉，路轉；路不轉，人轉。

有一天，他的助理在報上看到一則消息：有一名法國人因為兒子得了肌肉萎縮症，但是學界沒有預算贊助研究這種疾病的經費。於是，這位父親便騎了一輛取名「希望之車」的摩托車到處跑，連續六年，在法國媒體發動宣傳，要做一個基金會。結果，皇天不負苦心人，他共籌設出兩個基金會，一個做遺傳研究，另一個做人類基因圖譜研究。

助理看了，靈機一動：「許醫師，你不是沒有錢做研究嗎？要不要也弄一個基金會？」

就是這個建議，把許金川推上街頭，轉向尋求社會資源。套句

他自己的話，因為沒有其他路可走了。

從醫「病」到醫「人」

成立基金會沒有想像中簡單。經過一年多的募款，經費只有二、三百萬元，遠遠不及基金會成立的下限條件：本金須達一千萬元台幣。這樣一小筆、一小筆的募，要等到哪一年才集得到一千萬元？

有一天，許金川無意間看到「遠哲科學教育基金會」成立的消息，贊助名單當中，出現兩個很熟悉的名字：永豐餘老闆何壽川、東帝士老闆陳由豪。想一想，對啦，都是他門診的病人。許金川想到，是不是也可以請這兩位企業家贊助他的肝病防治基金會呢？

想是這麼想，可是怎麼也說不出口，甚至連打電話都覺得難以開口，最後只好用最婉轉的寫信方式。沒想到，兩人慷慨解囊，各贊助五百萬元，讓許金川的基金會一下子就達到開戶標準，馬上可以成立運轉了。

基金會成立時，何壽川的夫人張杏如以過來人身分，說了一句話：基金會要成立，不難；要經營得好，才難。

「當時聽了不覺得什麼，後來才體會那句話的意思。」

一千萬元基金，每年生息只有六七十萬元，只夠請一個助理。因此勢必還得加強募款。好在，各方友人、病人伸出援手，大力協助，為基金會做義工，策劃活動、撰寫文章，以及規劃組織架構。許金川除了感動之外，也學到許多醫學以外的寶貴知識，甚至還改變了他的醫病關係。「以前對病人大都沒什麼感情。因為年輕時，比較缺乏溫情，通常只會想到『病』，不會想到『人』。年紀大了以

後，才漸漸體會到病人和家屬的感受。林芳如是第一個影響我這方面心態的人。」

　　民國 79 年，許金川初識林芳如，一個政大哲學系十九歲的年輕病人，和其他肝癌末期病人沒有兩樣：發病、住院、開刀、出院。然而，當林芳如多次再發入院，接觸機會較密切後，許金川卻意外得到一名忘年之交。和時下講求自我中心的新新人類不同，林芳如雖然年輕，卻擁有許多成年人終生都缺少的成熟、大度個性。她熱愛生命，不只是自己的生命，也包括其他人和其他生物的生命。在人生最後兩年，儘管病情已經嚴重到無時不痛的地步，林芳如還是在病榻上，充當義工，為催生基金會而努力，做企劃、寫文

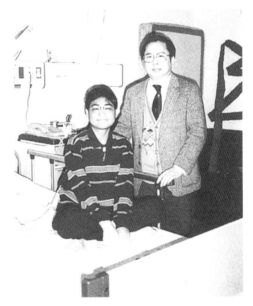

從「醫病」到「醫人」，許金川的轉折來自結識忘年之交林芳如（左）。
（許金川 提供）

章，一心牽掛著如何能讓後來的人及早防治肝病，免去她身受的痛苦。甚至在她英勇抗癌事蹟傳開，記者趕來採訪她時，她也不忘拉拔基金會，要求對方先採訪基金會執行長許金川。

「後來她認識的記者蔡美娟，還在《聯合報》要了一個肝病專欄，登了一年多，對於我們基金會宣傳，幫忙很大。」

透過這樣親近的醫病關係，許金川本人也逐漸從純醫學技術的層次，提升到人性關懷的層次，同時，對於疾病的體認更加深刻。「我開始感受到，一個人生病，對於家庭的影響有多大。兄弟姊妹、親朋好友，所動員的社會成本非常可觀，」許金川激動的說：「所以說，一個人生病可以影響很大。可是剛開始的時候只是一個病毒，結果卻可以影響整個層面。」

這些體會，更加強許金川貫徹基金會宗旨的決心：第一是教育民眾，第二是加強肝病學術研究。如果早一點發現，許多個人及家庭的悲劇，原本是可以避免的。尤其是在偏遠的鄉村地區，一般大眾傳播媒體都不易打入的地方，有更多憂傷的故事，正在年復一年的上演著。

那美好的仗我已打過

民國84年8月，林芳如以二十五歲青春年華，告別塵世，但是她和眾友人同心栽培過的基金會卻已順利成長，羽翼豐滿，翩翩飛入人間。

電視、廣播、報章雜誌大規模系列報導；基金會舉辦通俗肝病防治講座、大型慈善音樂會，推出肝病防治諮詢專線及網站。另外，最難得的是，基金會還深入全省各地，舉辦免費肝炎篩檢活

動，甚至組織醫療服務團，遠赴醫療資源缺乏的前線馬祖，為當地民眾篩檢肝癌及胃癌等消化道疾病，並進行醫療諮詢。

「當然，我們不可能把全台灣兩千萬人都篩檢完（肝炎），但是我們希望能有一個帶頭作用，讓民眾知道肝病的重要性，」許金川很感慨的指出：「我常常笑說，大部分人都知道自己是什麼血型，可是卻往往不知道自己有沒有 B 型肝炎、C 型肝炎。所以我們這些運動，就是希望每一個年滿二十歲的人，在弱冠之年，都知道自己有沒有 B 型肝炎、C 型肝炎。我們想強調的是，知道有沒有 B 型肝炎、C 型肝炎，比知道自己的血型還重要。」

在學術研究方面，近年經費較充裕後，基金會也開始接受申請，小額補助肝病相關研究。雖然離贊助完整研究計畫所需的經費規模，還有很長的距離，但是對於經費困窘的年輕後進，多少可以發揮及時雨功能，鼓勵他們不要為了一張桌子、幾根燈管而氣餒，放棄了挑戰肝病臨床研究的雄心大志。

「我們基金會的期望就是能儘早設立一個肝病中心，一方面有肝病醫院，為台灣眾多的肝病患者提供最好的醫療服務，解除肝病的威脅；一方面要有研究所，積極研究突破目前肝病治療上的瓶頸，最終目的就是要消滅肝病這個國病。」

的確，疫苗注射計畫雖然出師大捷，但是人與肝炎的戰爭還沒有結束。

第16章

名留醫史的戰果

　　回顧十多年前，榮總羅光瑞甘冒大不諱，和美國海軍第二醫學研究所畢思理、李慶雲一塊兒率先在國內進行 B 型肝炎疫苗臨床試驗時，心底最大的期盼莫過於，台灣臨床肝癌病人在四五十年之後，可望大幅減少。只不過，羅光瑞當時心想，在自己有生之年，恐怕是看不到這一天的。

　　羅光瑞料錯了。這一天提早在十三年後來臨，雖然只是一次比較小規模的預演，畢竟也讓他得償所願。

「疫苗防癌」台灣第一

　　1997 年 6 月 26 日，臨床醫學界最富權威的《新英格蘭醫學期刊》，登載了一篇由台大小兒科教授張美惠領銜的論文，名稱叫做

〈台灣全面 B 型肝炎預防注射與兒童肝細胞癌之發生率〉。這項研究發現，經過十年的 B 型肝炎疫苗預防注射，果然已經降低了兒童肝細胞癌的發生率。

這篇由台大、榮總、長庚、馬偕協力完成的論文，是根據全國癌病登記（包括一百四十二家醫院）、台灣兒童肝癌研究群（共有十七家轉診中心）以及死亡登記的資料，以 1984 年我國全面實施 B 型肝炎預防注射為基準年，統計兒童肝細胞癌發生率的變化。他們發現，1974 年到 1984 年間出生的兒童（未接受新生兒 B 型肝炎預防注射者），在六到九歲時，肝細胞癌發生率為每十萬人 0.52 例；反觀 1984 年到 1988 年間出生的兒童（接受新生兒 B 型肝炎預防注射者），發生率則降為 0.13 例。

在學術成果發表的記者會上，張美惠興奮的指出，這項兒童肝細胞癌發生率的變化，可以當成台灣肝癌發生率的指標，未來將顯示在成人肝細胞癌的罹患率變化上面。

1997 年 6 月 26 日的這場記者會，台大醫學院精銳盡出，校長陳維昭、肝炎研究中心主任陳定信、流行病學研究所所長陳建仁，全都出席了，顯見學界對它的重視，有別一般泛泛的成果發表會。主要原因是，這項研究的意義不只在於，國人未來將可擺脫長期纏鬥不休的肝癌殺手；它在人類醫學史上還有更重大的含意與突破：人類首度證明，可以用疫苗來預防癌症。展望未來，還有許多組「病毒與特殊癌症相關」的研究，可以依循「B 型肝炎和肝癌相關」的模式，利用疫苗來防癌。

有句老話說得好，有誰記得第二個想出相對論的人？科學界是一個只有冠軍的競技場，而「防癌疫苗」這麼重要的領域內，竟然給台灣搶到了第一的桂冠。

UNIVERSAL HEPATITIS B VACCINATION IN TAIWAN AND THE INCIDENCE OF HEPATOCELLULAR CARCINOMA IN CHILDREN

MEI-HWEI CHANG, M.D., CHIEN-JEN CHEN, SC.D., MEI-SHU LAI, M.D., HSU-MEI HSU, M.P.H., TZEE-CHUNG WU, M.D.,
MAN-SHAN KONG, M.D., DER-CHERNG LIANG, M.D., WEN-YI SHAU, M.D., AND DING-SHINN CHEN, M.D.,
FOR THE TAIWAN CHILDHOOD HEPATOMA STUDY GROUP*

ABSTRACT

Background　A nationwide hepatitis B vaccination program was implemented in Taiwan in July 1984. To assess the effect of the program on the development of hepatocellular carcinoma, we studied the incidence of this cancer in children in Taiwan from 1981 to 1994.

Methods　We collected data on liver cancer in children from Taiwan's National Cancer Registry, which receives reports from each of the country's 142 hospitals with more than 50 beds. Data on childhood liver cancer were also obtained from Taiwan's 17 major medical centers. To prevent the inclusion of cases of hepatoblastoma, the primary analysis was confined to liver cancers in children six years of age or older. Data were also obtained on mortality from liver cancer among children.

Results　The average annual incidence of hepatocellular carcinoma in children 6 to 14 years of age declined from 0.70 per 100,000 children between 1981 and 1986 to 0.57 between 1986 and 1990, and to 0.36 between 1990 and 1994 (P<0.01). The corresponding rates of mortality from hepatocellular carcinoma also decreased. The incidence of hepatocellular carcinoma in children 6 to 9 years of age declined from 0.52 for those born between 1974 and 1984 to 0.13 for those born between 1984 and 1986 (P<0.001).

Conclusions　Since the institution of Taiwan's program of universal hepatitis B vaccination, the incidence of hepatocellular carcinoma in children has declined. (N Engl J Med 1997;336:1855-9.)

©1997, Massachusetts Medical Society.

HEPATOCELLULAR carcinoma is closely associated with hepatitis virus infections, particularly infection with hepatitis B virus (HBV).[1-6] However, the cause-and-effect relation of HBV to hepatocellular carcinoma is as yet unproved. In Taiwan the association between hepatocellular carcinoma and HBV is stronger in children than in adults. The rate of seropositivity for hepatitis B surface antigen (HBsAg) approaches 100 percent in children with hepatocellular carcinoma,[7,8] as compared with 70 to 80 percent in adults with the disease. Integration of the HBV genome into the host genome of hepatocellular carcinoma has been reported in children.[9]

To control hepatitis B, Taiwan launched a nationwide vaccination program in 1984.[10,11] In 10 years, this program reduced the HBsAg carrier rate in children from 10 percent to less than 1 percent.[12] However, it remains unclear whether the ultimate goal of reducing HBV-induced mortality, particularly that from hepatocellular carcinoma, can be achieved. Since the incidence of hepatocellular carcinoma in Taiwan peaks in the sixth decade of life,[6] it may take 40 years or longer to see an overall decrease in the rate of hepatocellular carcinoma as a result of the vaccination program. The rate of hepatocellular carcinoma in children can be considered as an early indicator of the effectiveness of vaccination in reducing the rate of hepatocellular carcinoma. A decrease in the rate in children after universal vaccination against hepatitis B would provide further evidence that HBV is a cause of hepatocellular carcinoma.

METHODS

Population Data

In Taiwan, which has a population of 21 million, the health care system changed little from 1981 to 1994. All births, deaths, marriages, and divorces must be registered with the government's household-registration offices. Information on education, employment, and migration is also recorded. These records are double-checked annually by registration officers, who conduct home visits. Demographic data obtained from household-registration offices are complete and accurate. The year-end population statistics for children used in this study were obtained from the annual reports on demographic statistics published by the Ministry of Interior.

Nationwide Hepatitis B Vaccination Program

Taiwan's mass-vaccination program against hepatitis B was launched in July 1984.[10,11] For the first two years, the program covered only neonates born to mothers who were HBsAg carriers, but it was extended to all neonates in July 1986, to preschool children in July 1987, to primary-school children in 1988, to middle-school children in 1989, and to adults in 1990. Infants were given 5-μg doses of a plasma-derived HBV vaccine (Hevac B, Institut Pasteur, Marnes-la-Coquette, France) at birth and at 1, 2, and 12 months of age. In addition, 0.5 ml (145 IU) of hepatitis B immune globulin (Abbott Laboratories, Cutter, or Green Cross, Taiwan) was given within 24 hours after birth to infants whose mothers had hepatitis B e antigen (HBeAg) or reciprocal serum titers of HBsAg higher than 2560. Since November 1992, recom-

From the Department of Pediatrics (M.-H.C.) and the Hepatitis Research Center (D.-S.C.), College of Medicine, and the Graduate Institute of Epidemiology, College of Public Health (C.-J.C., W.-Y.S.), National Taiwan University, Taipei; the Department of Health, Executive Yuan, Taipei (M.-S.L., H.-M.H.); the Department of Pediatrics, Veterans General Hospital, Taipei (T.-C.W.); the Department of Pediatrics, Chang-Gang Children's Hospital, Linkou, Taoyuan (M.-S.K.); and the Department of Pediatrics, Mackay Memorial Hospital, Taipei (D.-C.L.) — all in Taiwan. Address reprint requests to Dr. Chang at the Department of Pediatrics, National Taiwan University Hospital, No. 7, Chung-Shan South Rd., Taipei, Taiwan.

*Other members of the Taiwan Childhood Hepatoma Study Group are listed in the Appendix.

Reprinted from *The New England Journal of Medicine*
336:1855-1859 (June 26), 1997

1997 年 6 月，《新英格蘭醫學期刊》上登出這篇令台灣揚名醫史的論文，首度證明疫苗可以預防人類癌症。這項研究是由國家衛生研究院贊助，台大、榮總、長庚、馬偕協力完成，第一作者為台大小兒科張美惠教授。

（張美惠 提供）

　　陳培哲分析，肝炎研究在全世界生物醫學領域的地位，一向是邊陲中的邊陲，不是先進國家的重點；然而，這項「疫苗可預防癌症」的研究，擺在世界生物醫學領域中，不論由哪一個角度衡量，絕對都是主流中的主流，是一則可以登錄在教科書上的學術成果。但是，陳培哲不客氣的指出，這項佳績並非台灣學術進步的結果，而是傾國之力完成的。

有錢加專制才成功？

　　的確，談到這個問題，學界普遍認同上述說法：台灣是在天時、地利、人和條件巧妙配合下，集合了無數學界和醫界前輩、後進的血汗，踏在廣大 B 型肝炎帶原同胞的苦難基礎上，完成這項壯舉。

　　先看地利部分。台灣擁有廣大的 B 型肝炎帶原者，使得肝炎臨床研究在材料源源不絕的情況下，得以從日據時代一直延續到現代，更進而帶動基礎與公衛等領域，形成以肝病為中心的主題式研究群——一種最容易衝破臨界研究人力，然後開花結果的研究方式。

　　再看天時部分。B 型肝炎的地理分布版圖主要集中在亞洲及非洲等地，多半都是經濟落後的貧窮地區。也因此，發掘病毒性肝炎與肝癌的關聯，以及全面落實肝炎疫苗注射計畫，才會落到台灣的頭上。因為，在 B 型肝炎病毒的勢力版圖當中，1970、1980 年代正值經濟轉型的台灣，無論就國家財力、國民教育水準乃至公共衛生行政體系來看，都最適合研究這個題目。

　　不過，經濟起飛只是天時中的條件之一，另外一項重要條件則

是當時的威權政治環境。如果換作今日台灣的政治環境,「恐怕五個李國鼎也沒有用,」白壽雄感嘆。雖然威權體制不是現代人歡迎的政治體制,但是不可否認,它有利於政府政策的推動,尤其是牽涉高度專業領域的政策。

「公共衛生政策常帶有濃厚的專業色彩,而它本身也是一種專制。只不過我們認為它有科學根據,所以就認為自己站得住腳,」前衛生署防疫處處長張鴻仁以衛生行政人員的經驗來解釋:「但是如果從民主角度來看,即使你有科學根據,也並不代表就擁有正當的理由。」張鴻仁以嚼檳榔為例。今天,嚼檳榔與口腔癌有關聯的科學證據,儘管已經十分強有力,但是想要把這種行為消除掉,卻不是件容易的事。

反觀在 B 型肝炎疫苗剛剛問世的階段,相關研究數據還很欠缺的時候,主政者卻依然能夠抗拒學界反對聲浪,貫徹執行疫苗注射計畫到底。兩相對照之下,1980 年代的台灣,的確和 1990 年代的台灣大不相同。同樣的事件如果搬到 1990 年代上演,「我相信,以立法院的聲音,再結合學界、醫界那麼大的反對力量,衛生署不可能執行這個計畫,」張鴻仁指出:「也就是說,如果整個歷史重演的話,我們大概會等到世界衛生組織正式推薦使用後,才會實施注射計畫。當然,我們也就不可能成為世界第一,不可能擁有領先的成就。」

看來,經濟起飛,政治落後,正是 B 型肝炎預防注射計畫在天時上的兩項利多。

關鍵人物打下基石

不論天時、地利多麼理想，人和永遠是最重要的因素。除了大批研究人員是成功的根本因素外，有幾名關鍵人物特別值得一提。

畢思理對台灣公共衛生研究上的貢獻，今天已經很少聽人提起，似乎有被刻意淡化的味道。然而平心而論，1960、1970 年代，台灣流行病學研究和國際還有一段相當大的落差。而台灣在 B 型肝炎流行病學上的諸多突破，包括垂直傳染方式、與肝癌及肝硬化的關係等，都是靠畢思理小組的雄厚美援經費及專業能力，才得以達成。在這方面，畢思理固然是借重台灣的特殊環境，在國際學術界揚名立萬；但反過來看，台灣也未嘗不是藉由畢思理，才能快速以專業知識釐清一些與肝炎相關的模糊想法，進而加快預防腳步。

除了學術方面之外，畢思理在這段公案當中的另一項貢獻，則與決策有關。「決策當局對於外國人的建議很認真，對於我們的建議不太能接受，」羅光瑞清描淡寫的說道。不可諱言，民國 50、60 年代的台灣，依然事事以西方馬首是瞻，尤其是美國。在這種情形下，美籍學者畢思理的建言，確實比諸多本土學者更能博得決策當局的青睞。也因此，雖然肝炎學界大老如宋瑞樓、羅光瑞等人，早就向上層反應，肝病問題需要正視，但是卻一直沒有得到重視。直到畢思理因為疫苗臨床試驗問題上書李國鼎，肝炎防治才急速躋身重點科技，備受政界高層人士支持。

宋瑞樓是另外一位關鍵人物。由於他長期鎮守肝炎研究領域，不但培養出大批優秀弟子，形成台灣肝炎團隊骨幹，而且師徒多人聯手累積了大批基本研究資料，才能在決策者注意到肝炎問題的當兒，及時提供完整的數據資料，做為決策參考的依據。

　　當然，最關鍵的人物還是曾經叱吒風雲的台灣科技教父李國鼎。肝炎在李國鼎一生的科技建樹當中，只占了一小部分。因此，現在許多人在提起肝炎防治成果時，經常忘了李國鼎也曾經在其中扮演關鍵的決策角色，一手把原本經費缺缺的肝炎相關研究，提拔到重點科技的地位，同時還大力支持衛生署長許子秋，貫徹肝炎防治計畫。

　　李國鼎對於肝炎防治的支持有多大，由幾項數據可以看出端倪。民國73會計年度，衛生署年度預算五億五千多萬元，防疫處只有一千四百萬元；民國74會計年度，開始推動肝炎防治後，衛生署經費增加為七億五千萬元左右，其中肝炎就占了一億五千六百多萬元，而防疫處經費扣除肝炎項目後，剩下的二千萬元，僅及肝炎經費的八分之一。

　　就當時國家財務標準而言，要政府一下子撥出一億五千萬元，購買算是相當昂貴的 B 型肝炎疫苗，來推動一項短期內恐怕看不到成果的公共衛生計畫；這裡面，不得不承認，李國鼎的眼光和領導魄力，確有過人之處。

肝炎防治小兵立大功

　　總的看來，當年八大重點科技當中，經費和人力都最顯單薄的肝炎防治，十多年下來，貢獻卻超越了許多「大項」重點科技。

　　肝炎防治最大的貢獻在於，斬斷世代纏繞在華人身上的宿命鎖鏈，讓台灣新生代國民掙脫惱人的華人魔咒。生命無價，這方面的價值沒有辦法量化估計。

　　第二項附帶的貢獻，則是提升台灣在國際醫藥衛生界的地位，

尤其是在外交局面艱困的今日，學術外交的力量與宣傳效果，遠勝過到落後地區散財的金錢外交。不過，在這個議題上，目前朝野似乎都沒有充分了解到它的潛在價值，不懂得利用現成利基，這是非常可惜的事。

另外，肝炎防治還提升了台灣的生命科學研究水準。由於重點科技的支持，根基原本就很良好的本土肝炎研究隊伍，得以在民國70年代迅速成長茁壯，全方位凝聚人才，本土的、海外回流的，把領域由臨床擴充到基礎，再擴充到公衛，終於訓練出這支橫跨公私立醫學中心，陣容空前整齊的肝炎研究隊伍。

有幾個具體數據可以看出肝炎團隊在台灣生命科學領域中的分量，這些數據的統計時間為1981年至1992年。如果以單篇論文影響指數（impact factor），也就是單篇論文在這十二年間，被全球學術界引用的次數來看，排名前二十名的論文中，就有十篇與肝炎相關。其中，畢思理小組（協同研究者包括黃綠玉、林家青、史蒂文絲及謝豐舟等人）占了七篇，而且包辦了冠、亞、殿軍；廖運範小組占兩篇（其中一篇是朱嘉明第一作者）；羅光瑞小組（協同作者包括唐廷贊、李壽東等）一篇。

現在再來看看個人表現。如果把外籍學者排除，台灣生物醫學界學者的平均論文影響力（也就是每篇論文平均引用次數）前十名當中，肝炎學者即占了六位，而且包辦前四名。他們分別是第一名許金川、第二名宋瑞樓、第三名賴明陽、第四名謝豐舟、第七名朱嘉明、第八名楊培銘。他們的影響指數都在十以上。

另外還有一個指標為個人論文引用總次數。在這個項目裡，肝炎學者的表現更驚人了，前十名當中，竟然有八位學者屬於肝炎領域。他們依序為：第一名陳定信、第二名廖運範、第三名宋瑞樓、

第五名許金川、第六名李壽東、第八名賴明陽、第九名蔡養德、第十名羅光瑞。

　　雖說，論文被引用次數高，不完全能代表品質比較高，例如，也有可能是犯下重大錯誤，所以被頻頻引用為戒。再者，有些學者酷愛引用自己的論文，而「忽略」引用同行論文，也會因此而影響到這個指標的真確性。此外，熱門領域和冷門領域的引用次數差距過大，是否應該只將第一作者列入等等，都是影響該指標的因素。但是，一般說來，論文影響指數還是可以當作比較客觀的品質參考標準。畢竟現階段的國際慣例，還是用這種方式來評估研究者的貢獻。

　　在國際整體表現方面，陳定信指出，一來，由於國際上做肝炎的人變少（近年多轉向愛滋病研究），再者台灣本身進步快，台灣肝炎研究與國際差距正在日益縮小中，例如，台灣的 B 型肝炎研究起步慢了國際約十年，C 型肝炎則緊追國際腳步，只落後兩、三年，而最新近的肝炎研究，例如 GBV—C/G 型肝炎病毒，甚至可以超越國際。

　　學者個人表現也是如此。早年畢思理鋒芒畢露，國際肝炎重要會議都少不了他，但是到了 1980 年代後期，畢思理漸漸淡出，台灣本土學者則逐漸登上國際舞台。在這方面的表現，最傑出的首推陳定信和廖運範，兩人都身兼多家國際學術刊物的編輯，享譽國際肝炎學界。一般說來，在美加地區，陳定信名氣更響亮，至於歐洲、東南亞地區，則陳、廖二人大致齊名。

既合作又競爭

除了水準整齊拔尖外，肝炎團隊還有兩個特色。

第一個特色是氣氛和諧。

這句話聽起來平淡無奇，其實並不尋常。台灣學術圈一向門派林立，醫學界尤其如此，甚至同一家大醫院內部，就可以鬥得死去活來。因此，各領域、各學會裡，通常都有擺不平的山頭問題，有時甚至會引起連年的惡質競爭，大大影響學術的合作與發展。

然而非常難得的，肝炎團隊始終沒有步上惡質內鬥的不歸路。對此，陳定信特別推崇宋瑞樓與羅光瑞兩位前輩。「我個人感覺，國內肝炎防治之所以做得這麼成功，起頭領導者非常重要，一個是宋教授，一個是羅教授。因為他們兩人都是謙謙君子，所以肝炎領域裡才能一直保持良性、和諧的競爭關係。這大概和他們的個性有關。宋教授個性非常客氣，跟他說過話的人都知道。羅院長則是非常耿直，是就是，非就非，絕對不會拐彎抹角，讓人傷腦筋。而且，兩位大老都很尊敬對方，這點最是難得，」陳定信頓了頓，遺憾的補上一句：「不過這樣的人，現在好像愈來愈少了。我想，他們的身教，我們這些後輩心裡應該牢記才對。」

事後證明，在宋、羅相繼退休交棒後，第二代領導者陳定信、廖運範、李壽東等人，也的確沒有辱沒前輩的身教，讓肝炎領域始終維持既合作又競爭的良好風氣。不只跨實驗室間的合作，甚至跨院、跨校間的合作，都時有所聞，沒有誰跟誰絕對不能合作的難解心結，對於提升台灣肝炎整體學術水準，助益相當大。

肝炎團隊的另一個特色是：非常完整，從基礎到臨床到公衛，形成一條鞭式的完整團隊，跨領域間的支援能力非常強。譬如說，

臨床研究觀察到的現象，可以馬上轉交基礎研究者去深究原因，例如廖運範臨床上觀察到 C 型肝炎似乎可以抑制 B 型肝炎，而後由吳妍華在分子生物學的層次去追究。反之，基礎醫學或是公衛上的新發現，也有助於臨床醫師對診下藥或宣傳防治。事實上，整體醫學要進步，基礎、臨床及流行病學這幾個領域都是相通的，必須共存共榮，很難「獨善其身」。在這方面，台灣的肝炎團隊做了一個最好的示範。

也因為這種一條鞭式的團隊特性，肝炎防治成為重點科技後，往上帶動了國內分子生物學、細胞生物學等尖端生命科學領域，往下帶動台灣原本落後甚多的臨床醫學研究。

丁令白就是一個很好的例子。

經過多年細膩研究，丁令白在 B 型肝炎病毒調控上，根本就是世界領先的了。然而，她研究的題材雖然是 B 型肝炎病毒，但是所面對的競爭，卻來自四面八方。丁令白解釋：「競爭者不只限於 B 型肝炎這個領域，而是整個細胞轉錄領域。因為很多觀念上的問題，都是整個相關的。」

帶動本土基因組計畫

籌劃中的國家型基因組計畫是另一個例子。

大約三四年前，周成功和張仲明等人，開始認真思考，是否可能把肝癌當成目標，利用基因組研究，看看能否釣到一些我們本土特有疾病相關的基因，如此才有希望做出世界領先的研究，否則永遠只是追在後面跑。他們先下了一陣「死功夫」（這部分大多由陽明蔡世峰教授完成），分別在肝癌細胞、肝癌旁細胞以及正常細胞

中，選殖出大量的互補 DNA，建立起肝癌互補 DNA 庫。

　　但是接下來，需要很大的人力去定序，做蛋白質表現。而這部分的工作，必須爭取充裕經費（其實也不算太多，一年四千萬元左右），由國家衛生研究院廣徵天下有志之士，分批認養這些互補 DNA，完成定序工作。

　　序列定出來之後，下一步的計畫是直接利用肝癌組織與正常組織標本，來篩檢這些基因，看看其中有多少是跟肝癌相關的。結果出來後，臨床研究者就可以直接去研究，每個相關基因對肝癌的影響；而這些都是「新基因」，也就是國外沒有做過的。這麼一來，不只可以切入國際上已進展得如火如荼的基因計畫，同時也具有解決本土問題的功用。

　　計畫主持人周成功希望，「最後能集中到五十或一百個基因。還有，如果你已經知道有這種關聯模式後，馬上就可以去申請這五十或一百個基因序列的專利。而它們顯然在肝癌有這種關聯模式，表示它們在肝癌的診斷、篩檢以及治療藥物開發上面，是有用途的。」

　　同樣的，肝炎重點科技的成功，也往下帶動了臨床研究。經過多年耕耘，三家主要臨床醫學中心的肝炎研究都各具特色。台大人才最整齊，基本上是每個項次都有參與，不過還是以肝癌研究最獨特，長庚以慢性肝炎見長，而榮總則具有豐富的肝炎疫苗臨床試驗經驗。

　　張鴻仁舉了一個小故事：有位友人父親罹患肝癌，已到末期，無法可醫。這名友人事父至孝，決定帶父親到美國最先進的醫學中心求診。結果，老美名醫反問他：肝癌這種病，你們台灣不是有一位宋教授嗎？

　　這個小故事說明了，台灣在肝病臨床醫療上，已經具有國際一流的水準。不過，臨床醫療水準並不等於臨床醫學研究水準，這是兩回事，而台灣在後者還需要努力加把勁。

　　台灣的臨床研究近十多年來已有相當進展，以往幾乎都是臨床試驗完全通過的藥物，拿到台灣來賣，但近年已慢慢爭取藥廠到台灣來做臨床試驗。「現在我們的目標定在，最少第二或三階段臨床試驗，台灣可以跟世界同步，」賴明陽指出：「這是台灣已經爭取到的聲譽，有些臨床試驗可以跟國際同步了。不過，這是大家的努力，不只是我們台大。」

　　同樣的，榮總胃腸科多年來在肝炎疫苗臨床試驗上，也累積起相當聲譽，從最早期 B 型肝炎疫苗的各種臨床效能和反應，到 A 型肝炎疫苗的注射流程，乃至 B 型肝炎和 A 型肝炎疫苗的混合注射等，相關經驗和數據都非常豐富。「這是榮總的肝炎研究特色，因為預防重於治療，」李壽東笑道：「將來 E 型肝炎疫苗或是 C 型肝炎治療疫苗出來，可能也會找上我們（來做臨床試驗），因為你已經做出一些東西。世界上知道你（台灣）這些醫學中心在做，他們如果有這方面的新東西，就會主動跟你聯絡。」

　　研究團隊方面，還是以台大最搶眼。這個團隊到了第二代傳人陳定信手上，變得更為光彩奪目，沒有辜負宋瑞樓辛勤嚴謹打下的根基。而陳定信本人的領導能力以及企圖心，更是國內醫學界數一數二的。在陳定信經營下，台大胃腸科小組人才、水準以及外圍合作網絡不斷提升，而且最難得的特色是，他們這個小組自己就有能力，可以由實驗室一路做到臨床試驗，完全一體。像這樣的實驗室，全世界沒有幾個。

　　然而，台大醫院內近年漸漸浮現一種聲音：肝炎之所以做得

好，是因為拿了太多錢，以後應該少給他們，多分給別人。無獨有偶，衛生署內部也曾出現類似聲音，認為肝炎防治計畫占用太多經費，會妨礙到其他疾病的防治。這些不只對於台大陳定信小組造成困擾，也隱隱威脅到台灣整個肝炎團隊的發展。

不過前防疫處長張鴻仁鄭重駁斥這種看法：「我常跟很多人講同樣一句話。我說，肝炎防治計畫是我們中華民國的寶貝，是我們領先的地方；而世界上是沒有人會在自己領先的地方，嫌自己做太多的。」

這樣的人生，值得嗎？

然而，目前台灣科技發展經費，大多掌握在非專業政治人物的手中，卻是不爭的事實。曾幾何時，下決策不再需要專業知識，而已定案的決策也可朝令夕改，「知識即權力」，在台灣早已經蛻變成「權力即知識」。許金川舉了一個荒謬絕倫的例子。幾年前，衛生署本來有一個肝癌篩檢計畫，可是案子到了立法院，有立委說：中醫很重要，為什麼不去研究中醫？又一個立委說：喝尿現在很重要，為什麼不去研究喝尿？「結果，錢就這樣被拿光了，而那個計畫也就停了，」許金川忿忿的說道。

對於科學研究之路，許多人都是「衣帶漸寬終不悔」，但是許金川卻不如此想，他坦承，如果人生能重來，他希望自己的生涯能夠更有規劃，而不是像現在的且戰且走。儘管基金會辦得有聲有色，直接貢獻社會大眾，令人安慰，但是許金川自己的生活品質卻是愈來愈差。「常覺得好累。臨床做久了，病人多；技術好，病人也多；再加上辦基金會，更多人要找我看病。每次門診一打開，馬

上就有一團人像蜜蜂般，十幾二十個，把我團團圍住。」

許金川指出，台灣的研究環境實在太壞了，「以前，我一年有半年在寫報告（申請研究計畫），現在，很多時間都在募款。人的一生只有一次，是不是值得這樣做呢？」

沒有錯，年輕一代的醫師願意這樣「獻身」的，已經愈來愈少了。陳定信坦承：「生命醫學研究人員近年雖然增加，但是有醫學背景的人卻愈來愈少。」

廖運範早就留意到這種現象，他認為，台灣近年來太過強調基礎研究，使得臨床研究者的士氣有被打壓的感覺，甚至潛意識都自認「臨床研究是二流的」，長遠看，將非常不利台灣臨床醫學的發展。

廖運範不客氣的指出，台大醫科學生現在心目中的英雄，已經不再是陳定信、陳培哲了，而是能到地方上創院、賺大錢的人。為什麼會這樣呢？很簡單，臨床醫師做研究太辛苦了。因為無論國家政策、社會風氣或是臨床醫學界，現階段不但沒有鼓勵醫學生將來從事臨床研究，甚至還有打壓的嫌疑。

吳肇卿目前的生活作息，大致可以反映醫界這股「反研究」的風氣。「臨床醫學研究所的制度是很好，但有個缺點，畢業後很難持續研究下去。因為臨床工作分量太重了，因此你如果想同時做研究，只能自願用額外的時間來做。現在，院外合作兼差的機會我都放棄了，還好那些是可以放棄的；但是院內工作不能放棄，即使你願意少拿薪水也不行，因為會被其他（醫師）同仁看成是寄生蟲。」

如果以三大醫學中心來比較，目前台大的臨床研究者算是最幸運的，臨床工作量最輕，榮總次之，長庚最累。

雖然吳肇卿在夫人沈一錚支持下，研究之路累歸累，卻始終不悔；但是其他年輕人不見得都能得到家人或女友（男友）的認同，把報酬豐厚的「臨床服務時間」以及「休閒娛樂時間」，挪來做這些在國內醫界沒名沒利的工作（雖然，在學界，甚至國際學界的名聲可能很大）。

在榮總醫學研究部服務了二十年的胡承波，也表達同樣的感慨。在她最感興趣的臨床免疫學領域，她常覺得如果有更多臨床醫師來參與，整個領域的進展會更快。「事實上，國外很多做免疫的人，本身都是醫師背景，因為既然要問的是臨床上整個免疫系統的問題，如果本身是醫師，要研究病人，當然更了解病情。」但是臨床醫學研究所雖然每年都在製造醫學博士，學生畢業後的臨床工作量卻是「一視同仁」，等於是間接扼阻他們兼顧臨床研究。

「記得有天晚上，好像七八點鐘，院裡一個念博士班的醫師很沮喪的跑來找我談，他說他很喜歡做研究，但是覺得臨床工作上，他應付不來；實驗上，也應付不來；結果回到家，太太也生氣：為什麼人影都不見？」胡承波回憶：「那些話讓我感想很深。我想，現行制度恐怕應該要改變了。」

只要給我一次機會

不過，對於陳培哲來說，辛苦不是問題，他真正在意的是「沒有機會放手一搏」。

回台灣十幾年，陳培哲自認，前十年所發表的論文多半都是「靈機一動」的結果，缺乏整體性和方向感。直到最近幾年，他才真正做到有計畫的擬定大方向。然而，他對目前的成果絲毫不覺得

滿意，儘管除他之外，幾乎人人都在稱讚他；這是因為他對自己乃至台灣整個肝炎團隊的評估標準，在學界也是出奇嚴格。

多年前，陳培哲曾在國科會寫過一篇報告，指出：如果把某篇論文敲掉，結果對全世界科學進展一點兒影響也沒有，那麼我們便可以說，這篇論文不具原創貢獻。若用這種標準來衡量，陳培哲不客氣的指出：「台灣肝炎研究在國際上只能算是二流的。除了《新英格蘭醫學期刊》那一篇疫苗防癌的論文外，再沒有獨一無二的大突破了。」

如今，陳培哲最渴望的也就是，放手挑戰高風險的原創研究。但很不幸，諸多現實因素，例如研究生畢業標準、國科會研究經費補助制度等，在在都是朝急功近利的方向走。換句話說，現行制度鼓勵大家快速交出成果，相對卻百般阻撓大家「長期、專注投入高風險原創計畫」的機會。

「但是，不做高風險計畫，永遠不會有重大突破，永遠只能留在二流水準，」陳培哲吐露心底願望：「如果有機會讓我好好的試一次，失敗了，我也會心服口服，從此承認自己是個二流科學家。但是像現在這樣，連試一次的機會都沒有，真是不能服氣。我想，台灣很多人可能都跟我有同感。」

空入「新世紀金礦」寶山

肝炎防治重點科技推動以來，最遺憾的一點，應該要算是沒能落實原始計畫「帶動生物技術」的初衷。保生撐了十年，草草關廠。生物技術開發中心雖然還在，但是十多年來，始終處於辛苦經營的局面，無法突破現有格局，因此也招來許多譏評。至於其他生

物技術廠商，的確有幾家因著肝炎防治重點科技而成長起來，例如擅長生產檢驗試劑的普生公司等，但是嚴格說來，規模都太小，和李國鼎當初期望的「生物技術起飛」，相去甚遠。

這裡頭究竟是什麼原因作祟？

田蔚城以過來人經驗，點出兩個最重要的原因：市場太小、法律落後，「台灣如果想發展生物技術，一定要用全球視野來看市場。否則台灣市場這麼小，做出來的東西要往哪裡賣？」

白壽雄則認為，台灣政治環境不利於發展生物技術。他以生物技術開發中心為例，應該要以研發為重，但是在現行政治風氣下，首長任期短，各部會普遍瀰漫著一股速效文化，急著要績效，不顧長程發展。此外，與其他產業相比，政府對生物技術的投資也實在微薄得可憐。「政府投資生技中心，總共才五六十億元，大家就兩個眼睛整天盯著你看。可是積體電路廠一下去，就是千億元。」

或許有人會說，可是電子業的產值也大得多。就拿保生來說，做得再多，一年生產個一百萬劑，年產值不過一億六千萬元，哪裡比得上電子業。話是不錯，但是「經濟以外的效益有多大？大家有沒有想到呢？」白壽雄很不服氣的指出，例如Ｃ型肝炎檢驗試劑，以前國外進口每劑一百五十元，但是普生公司有能力生產後，單價馬上降到二十七元。造成的影響是，Ｃ型肝炎檢驗因價廉而普及起來，降低因輸血而感染Ｃ型肝炎的病例，進而篩檢出更多Ｃ型肝炎患者，讓他們能及早接受治療，免除肝癌的威脅。換句話說，生活水準日漸提升的台灣，不應該還是停留在落後國家的心態，凡事只用金錢來衡量，而忽略了生命與生活品質的價值。

不過，諷刺的是，當全球先進國家不斷增加，重視生命與生活品質的總人口愈來愈多之後，生物技術賺取巨額利潤的潛力，卻反

而大大提升了。「威而鋼」風潮襲捲全球，就是最好的例子。那種利潤賺起來，可又不知比電子業高出多少倍。而且很顯然，未來類似案例還會一再出現。

看重經濟效益勝過一切的台灣同胞，為何會忽略這座二十一世紀的「金礦產業」？賴明詔院士認為，與其說是忽略，不如說是因為民族性格使然。他指出，台灣一向注重短利，而電子產品的生命週期只有六個月，投資馬上見收成，非常符合國人的期待；反觀生物技術，投資下去，可能好幾年，甚至幾十年才有回收，需要相當的財力和魄力。也因此，台灣的生物技術格外需要政府大力支持才行。

然而，世紀末台灣正面臨各級政府預算緊縮；發展生物技術的夢想，恐怕一時還圓不了；但是在現階段人才、資金、技術都還有希望的關鍵幾年內圓不了，下個世紀大概就只有跟在後面跑的份了。

十餘年宦海浮沉

肝炎列入重點科技之後的十多年期間，人事浮沉，際遇各有不同。其中，處境最艱困的，莫過於生物技術產業領域。

田蔚城秉持「愛國愛到底」的意念，多年奮力支撐生技中心，六十歲的人了，經常在立法院被罵得狗血淋頭。他的哲學是「士，不可以不弘毅。沒辦法，中孔老夫子的毒太深了！」對此，白壽雄很佩服，老田「比較有幹勁，比較是個 dreamer，」但是他自己實在有點心灰意冷，「我拒絕去立法院，毫無尊嚴，只差沒下跪！」苦撐多年後，兩人終於在民國 88 年離開生技中心。

　　當年田蔚城手下另一員大將張天鴻，雖然早年也是放棄國外高薪，回國服務的學人，一路由國科會到生技中心，一度也曾被生技中心派駐保生，擔任副總經理。但是由於言詞強硬，與董事長汪彝定關係不睦而去職，後來發展浮浮沉沉，始終不很理想。

　　技術人員出身的張大為更慘，保生公司關門後，多是接一些他所謂的「打零工」案子，空有一副受過生物製劑工廠正規訓練的身手，但卻沒有適當的位置。其間，預防醫學研究所洪其璧所長，雖然曾經委託張大為做一個疫苗工廠的計畫，但是卻不能正式任用他，因為一來，不符合公務員任用資格，二來，他也沒有著作或碩博士學位。因此「雖然我想好好幫他們做，他們也很需要我，但是整個體系都沒有辦法，」張大為無奈的自嘲：「只能怪自己吧，當時為什麼不去拿個博士，而要跑來做什麼技術。」後來該計畫因衛生署長換人而停擺，張大為才結束這段打零工的歲月，於民國87年1月進入當時台灣唯一一家民營疫苗工廠國光生物科技公司，並擔任副總經理。

　　官場方面，有幾位曾參與肝炎重點科技的官員，先後在任內逝世，像國科會副主委王紀五、保生公司總經理兼廠長曲滋綱以及衛生署長許子秋，三人都是勇於任事的「舊時代」傳奇人物，雖然現在社會大眾已很少再提到他們的名字，但是在許多同僚和屬下的心目中，他們曾經貢獻的功績，始終沒有被遺忘。

　　年輕官員方面，也有一些異動。許子秋一手提拔起來的黃文鴻，和許子秋一樣，擁有強烈的技術官僚特性，在張博雅任內，適應得並不好，民國82年斷然辭官，而署長也斷然批准（辭呈上午十點遞，下午四點就簽下來，連客套慰留話都免了）。在那之後，黃文鴻以四十好幾的年齡，進入陽明大學，委身從副教授做起，並

婉謝校內外一切行政職務邀約，成為名副其實的陽春教授，專心教書、研究，日子過得反而更自在、充實。

回頭看自己曾經熱血沸騰的民國70年代，黃文鴻只淡淡說了一句：「技術官僚和民選的真的很不同，但這也是反映台灣社會的變遷。我覺得民國70年代的衛生署是個異數，說不定現在的情況才是正常。」

和黃文鴻相反，陳建仁從原本的陽春教授，於民國87年初被劉兆玄盛情網羅到國科會擔任生物處處長，緊接著半年後，又以四十七歲年齡當上中研院院士，竄起速度相當快，而且也很有心為改善台灣科技環境打拚，研擬一些科技鬆綁條款。但是，行政工作多少也為他如日東升的研究生涯，造成干擾。陳建仁只給自己兩年時間，為國科會效命。「因為研究壓力很大，像美國方面的（合作）計畫，也都還在，沒有放掉。就像我常說的：研究是生命，行政是工作。即使現在，每個星期我至少還是會留半天，坐在電腦前，寫一些綜合評論文章，因為我覺得那是生命的要素，而那也是我心底最喜悅的時刻。」

民國88年8月，陳建仁果然一如既定計畫，離開國科會生物處，返回台大醫學院，擔任公共衛生學院院長。

向掌聲說再見

幾位大老級人物後來的際遇也是各不相同。

羅光瑞從榮總院長退休後，依然熱心提攜後人，設有一個基金會，補助年輕後輩研究、出國開會等。不過大致而言，羅光瑞已漸漸淡出醫學界。

退休和淡出，原本是很正常的，然而最令他的弟子不平的是，羅光瑞早年在肝炎防治疫苗臨床試驗上的貢獻，目前幾乎完全被人抹滅。外界把肝炎防治所有功勞，全都放到台大一個團隊上。廖運範指出，這對羅院長太不公平了，因為台大雖然在肝病研究方面績效卓著，但是前期的疫苗試驗完全沒有參與，真正參與最初疫苗臨床試驗的，應該是羅院長、畢思理以及李慶雲。「這方面的功勞歸屬，我覺得有點零亂，應該要釐清楚，到底是誰做了哪些事，」廖運範直言。

李壽東也為恩師抱屈。民國79年，羅光瑞退休時，眾弟子特地去衛生署為老師申請醫療貢獻獎，「結果連這個都把他推翻了，那時很多人看到報紙，跑來為他抱不平，但他就只是笑一笑，沒說什麼，」李壽東猛搖頭：「畢思理也是一樣。台灣至少應該給他一個醫療貢獻獎。」

成長在烽火之中，前半生飽受顛沛流離之苦的羅光瑞，個性淡泊，對於沒有得到醫療貢獻獎的事，看得很開，只說當初冒險做疫苗試驗，為的是下一代，原本就沒有指望其他，肝炎防治最後能在全國努力下成功，就是最好的回饋了，什麼獎都比不上。

廖運範也有一段相當「離奇」的遭遇。

研究教學數十年，成堆論文，得獎無數，而且身兼多家國際學術期刊編輯，然而，這一切都沒辦法讓台灣的教育部「承認」廖運範具備教師資格，雖說他還拿過教育部頒發的學術研究獎哩！

說起來，也要怪廖運範年輕時，沒有細細研讀教育部的教職規章，在擔任講師時，沒有去教育部申請審訂教學年資，而且又沒有深造念個博士。結果，長庚醫學院即將成立時，廖運範才赫然發現，自己不具大專院校教師資格，如果想得到教育部認可，他必須

從講師開始做起，慢慢往上升。講師？開玩笑！廖運範決定放棄這條路。

升教授還有另外一條管道。教授規則裡有一條規定：學術上有特殊成就者，可直接任教授。這條路應該沒問題了。想不到，就在學審會委員快速通過後，某位次長卻突然發現，規則裡還有一條但書：此法只適用無學位者。換句話說，擁有台大醫學院學士文憑的廖運範又被擋在門外了。這回，竟然是因為學歷過高！

「所以嘛，」廖運範又好氣又好笑：「長久以來，我在醫學院裡是黑牌教授，而且在醫學院領的也還是助教的薪水。直到最近，教育部通過了為李天祿級的人設的『教授級專業技術人員』，才改聘。」

再看畢思理。回到美國後，畢思理擔任德州大學公衛學院院長，研究路線漸漸轉向愛滋病。由於年齡關係，自然不及早年他在肝炎領域的鋒芒。倒是他的華裔妻子黃綠玉，近年在學術上逐漸走出丈夫盛名的陰影，感覺更自在，更有信心了。

兩位曾大力協助肝炎防治計畫的外籍顧問賓納德和克魯格曼，則不幸在 1990 年代相繼辭世，而且過程都有些戲劇化。

1990 年，日本政府為感謝賓納德多年來對日本醫藥學界的貢獻，特地授勳給他。沒想到，就在授勳大典當兒，賓納德中風了。日本方面雖馬上為他施行緊急手術，終是回天乏術。而台北這邊，陳定信依照慣例，等著他從日本轉機過來，兩人本已約好可以討論許多事情的。誰知這一次，等到的卻是噩耗，親切的「外國老爹」再也不會出現了，令陳定信唏噓不已。

1992 年，陳定信赴希臘參加每三年一度的 D 型肝炎國際會議，遇見克魯格曼。那天，克魯格曼的心情似乎相當好，說有事要

和陳定信討論，兩人相約六點見面，然後就分手各聽各的演講。

六點一到，陳定信準時赴約，但卻左等右等，等不到人。這時他才猛然想起，白天開會時，聽說會場有人緊急在找醫師，說是有人生病。陳定信這才趕緊去探聽，果然，生病的人正是克魯格曼，是腦中風，而且病情不輕，三年後就過世了。

春蠶到死絲方盡

至於台灣肝病研究奠基者宋瑞樓，退下台大工作崗位後，不但沒有淡出，反而覓得人生另一個舞台，更積極投入社會，以七十二歲高齡，出任和信治癌中心醫院的院長，提倡醫療品質的重要性，七十九歲時，更兼任無給職的國家衛生研究院論壇召集人，為提升台灣整體醫療環境而堅持到底。這份堅持雖然還是十足宋瑞樓式，溫和敦厚，但是背後卻流露出一股「春蠶到死絲方盡」的決心，令人動容。

眼看台大醫院乃至全國醫界積弊日深，再不改革，再不把眼光放遠，下一代國民的醫療環境，有可能惡化得超乎想像。對於眼前醫界諸多「頭痛醫頭、腳痛醫腳」的亂象，宋瑞樓並沒有大聲譴責醫師，反而先自省：「有些話，其實很早以前就覺得應該講，但是我卻沒有講。最近幾年，跟吳成文院士（時任國家衛生研究院院長）接觸，跟黃達夫教授（時任和信治癌中心醫院院長）接觸，談起這些事，覺得還是不得不講。而且年紀大了，恐怕不久會死了，所以要趕快講出來。」

在宋瑞樓號召，以及企劃鬼才藍忠孚精心策劃下，論壇一推出，立刻引起熱烈回響。回響不只來自醫藥衛生界，也包括學界、

民意代表及決策官員等。因為論壇提供一個園地以「真理愈辯愈明」的方式，把問題攤在陽光下，讓相關團體或個人，盡情交換意見。而在這種第一手意見交換過程中，許多人的眼界、心胸都因此而開闊，更能了解不同主張背後的立場和原因，對於日後達成共識，也更具信心。可以說，論壇在八十高齡的宋瑞樓熱情帶動下，已經邁出成功的第一步。而宋瑞樓晚年的最大心願：健全台灣醫療體系（從醫師教育、臨床醫療、醫學研究乃至醫療政策，都包括在內），也向前邁進了一步。

　　除了宋瑞樓和藍忠孚外，台灣肝炎團隊裡還有好幾位成員，也不約而同的先後加入國家衛生研究院。他們分別是國內處處長張仲明、院長特助周成功，以及精省後最新報到的醫療保健制度研究組組主任石曜堂。戰勝 B 型肝炎後，這一次，他們再度聯手，希望能透過整合全國醫藥衛生研究的途徑，早日讓台灣由目前的經濟大國、衛生小國，蛻變為真正的衛生大國。而這，又是另一則新的故事了。

一個可以名留醫史的戰果

　　縱觀過去三十年，台灣在這場肝炎聖戰中，第一回合，可說是大獲全勝。但是戰爭還沒有結束，第二回合帶原者治療戰爭，還在繼續纏鬥中。

　　然而，就算第二回合乃至第三第四回合也獲勝，人與肝炎的戰爭就會結束嗎？根據醫學史軌跡顯示，傳染病與人的戰爭，恐怕是永無寧日。道高一尺，魔高一丈。在生物界，生物相剋的習性也和

生物體本身一般，是會演化更動的。結核病近年在全球捲土重來，而且演化出更兇猛的突變種，就是一個淺白的例子。另外，中研院生醫所流行病學專家何美鄉也曾警告，經過多年預防注射，B型肝炎病毒最近也開始出現抗疫苗的變種，雖然數量極微，但總是一個警訊。

病毒專家賴明詔，對此有生動的描述：「對我來講，病毒就好像一個人，是有個性的，非常有趣。因為我常覺得，病毒好像在和我們科學家玩遊戲般。當我們覺得已經找出東西時，病毒卻又變了，或是又有了其他我們不曉得的特質，那種情況，就彷彿病毒也在思考：有什麼辦法可以解決眼前的難題。」

按照目前人類科學的進展看來，人與疫病的戰爭，恐怕一經宣戰，就只能一場又一場的打下去，很難判斷什麼時候才能稱為徹底的勝利。

不過，無論如何，曾有一個階段，世界地圖上小小的台灣，出現了一個研究團隊，在人與肝病的抗爭史中，締造出輝煌戰果，一個可以名留醫史的戰果。

這一點，倒是可以確定的。

作者後記
第二場聖戰

楊玉齡、羅時成

　　自從 B 型肝炎疫苗接種獲得重大成果後，台灣幾個肝炎團隊紛紛把目標鎖定在肝病的治療上，尤其是帶原人數最多的 B 型和 C 型肝炎。

　　推動 B 型肝炎標準療程，是肝炎臨床團隊的又一項成果。

　　早在 1997 年，C 型肝炎的國際治療共識就已經訂定出來，但是 B 型肝炎的治療共識卻遲遲未能訂出。因此，台灣各大臨床團隊便在 1998 年，率先訂出 B 型肝炎的標準療程。2000 年，透過亞太肝臟研究學會公諸於世，訂出 B 型肝炎在預防及治療上的標準療程，並預定在 2003 年還會有更進一步的修正。

　　換句話說，台灣在 B 型肝炎的治療上，一直居於亞太領先地位，才能帶動亞太地區訂定 B 型肝炎標準療程，將來可望更進一步影響歐美相繼訂出 B 型肝炎的世界標準療程。

　　抗藥性高、治癒率低，一直是肝病治療上最頭痛的問題，而這也是健保局遲遲不開放肝炎給付的最大理由。要解決這個問題，一定要找出什麼樣的病人，在什麼樣的病程下，使用哪一種藥物的治

癒率最高。

　　廖運範團隊經過分析，發現治療前，先測量 B 型肝炎病人的肝功能，GPT 值如果在一般人的五倍以上，服用類核苷藥物的治癒率可以高達百分之六十五。反觀，如果 GPT 值超過正常不多，只有一般人的二倍左右，服用這類藥物的治癒率便相當低，只有約百分之五。因此廖運範團隊建議，類核苷藥物適用於 GPT 值較高的病人，也就是 GPT 值比常人高出五倍左右，該藥物才有功能上的意義。

　　但是說來諷刺，台灣雖然投注了這許多的人力、心力，在肝炎臨床治療研究上，也提升了臨床治癒率；可是相對的，台灣在肝炎病人的健保給付上頭，卻是遙遙落後*。而這，也是國內肝炎臨床團隊近年積極推動的一個目標。

　　陳培哲指出，亞洲好幾個國家，例如韓國，健保都有給付肝炎治療，唯獨台灣，B 型、C 型肝炎帶原者如此眾多，健保卻不納入給付，這是很不合理的；國家實在有義務去訂定制度，來幫助這群已經罹患肝炎的病患，尤其是治癒率頗高的 C 型肝炎雞尾酒療法。

　　畢竟醫學研究的最終目的，在於增進人類的健康。正如陳定信曾經說過的：「醫學絕對不是做生意。你可以用企業化的方式來管理，但是絕對不能把它當成生意買賣來做。」

　　台大團隊掌門人陳定信，近年積極推動的一個研究重點在於，建立國家基因組研究計畫。

---

* 編注：健保局自民國98年11月起，已大幅放寬B型、C型肝炎藥物給付範圍；A型、D型肝炎則視項目而定。

直攻基因

　　要想全面掌握肝病病程，除了從最下游的臨床治療，研究如何提升 C 型肝炎、B 型肝炎的治癒率之外，從最上游的肝炎、肝癌成因切入，探索它們與基因間的關係，也是另一個重要的研究方向。也就是說，看看能不能從基因的變化，回過頭來看肝炎、肝癌在病變過程裡，所引起的分子上的變化。

　　自從台大陳培哲實驗室利用染色體分析，發現第四號染色體可能具有肝癌發生相關調控基因後，由陽明大學與榮民總醫院組成的榮陽團隊，便積極為人類第四號染色體定序。幾年下來，榮陽團隊已經完成一千多萬個鹼基對，其中一段連續序列是第四號染色體所解出的最長一段連續序列，而解序總長度列為全世界第十六名，算是台灣滿大的成就。

　　也因為如此，日本號召組成的黑猩猩基因組定序跨國團隊（因為黑猩猩的基因組與人類最接近，差異只有百分之一），也邀請榮陽團隊加入，負責第二十二號染色體（對應於人類第四號染色體）的部分。這部分研究的初步成果已經發表在國際頂級的《科學》期刊上。

　　另一方面，榮陽團隊的周成功則以生物資訊的角度切入，將已訂出的序列建立成電子檔，然後進行分析比對，初步發現有一個基因在肝癌出現的頻率比較高，該基因所做出的蛋白質，命名為 HURP（hepatoma up-regulated protein）。這個基因找出後，也接續做了許多小鼠動物試驗，初步證明這個基因與細胞快速分裂有密切關係。

　　此外，台大生化林榮耀團隊則與東京大學合作，建構全功能基

因分析技術體系，而且初步也是鎖定國人最常罹患的肝炎、肝癌、肝硬化等肝臟疾病，開始進行基因分析比對，希望能找出所有肝臟全功能基因的完整資料庫，之後再進一步找出肝臟疾病的致病基因。

整體來講，台灣學者在這方面的表現頗為活躍，但是有一項隱憂值得注意，那就是台灣肝炎研究領域，無法吸引具有獨立研究能力的新血加入，這與我們的亞洲芳鄰南韓竄升中的生猛態勢，恰成鮮明對比。

南韓近年大力提倡生物科技，凡是有助於生物科技發展的學門，莫不受到政府大力的支持，肝炎研究人數也急劇增加。反觀台灣，卻未能掌握已有的肝炎研究優勢，多加培育年輕學者。

此消彼長，台灣有關當局不可不留意了。

名揚國際

儘管有這個隱憂，但是近幾年來，台灣肝炎及肝臟研究社群資深研究者的成果和影響力，倒是已經跨出台灣，走向亞太，邁向世界。

由於個人卓越的學術表現，廖運範獲得推選並榮任 2000 年至 2002 年亞太肝臟研究學會會長，並於 2002 年 9 月 26 日至 29 日，在台北國際會議廳主辦第十三屆亞太肝臟醫學雙年會，各地區共一千多位代表參與盛會，出席學者對此次學術會議都給予很高的評價。

2002 年 11 月 3 日至 6 日，亞太細胞生物學會也在位於台北南港的中央研究院舉行第四屆年會，共有六百位來自十八區域的代表

出席。國內一些肝炎研究學者參與了該年會的籌備，張仲明更擔起大會總幹事的重責。張仲明深深感到驕傲，因為我們已能舉辦一場高水準的國際學術會議。

廖運範當選亞太肝臟研究學會會長的同一年，台灣肝炎研究圈子也傳出一個好消息：陳定信已被預先選定為 2004 年到 2006 年的國際肝臟研究學會會長。到了 2002 年 5 月，陳定信更獲得「第三世界科學院院士」的殊榮。

好消息頻傳，台大醫學院小兒科張美惠也將於 2003 年 1 月開始接掌國際知名期刊《國際肝臟》（*Liver International*，原名 *Liver*）的主編，台大醫學院臨床醫學研究所的高嘉宏則擔任副主編。

從這些重要的國際學會職務及期刊編務，接連落在國內學者身上，可以看出台灣經過數十年努力後，在肝炎及肝臟研究的整體實力，終於獲得國際研究社群的普遍肯定。

的確，最近幾年，台灣肝炎研究社群捷報連連，一些資深研究者一再獲頒各種獎項及榮譽。

首先是 2000 年 7 月，中研院院士會議新選出的院士當中，一口氣增加兩名肝炎學者：吳妍華、廖運範。加上先前當選的三名院士，宋瑞樓、陳定信與陳建仁，使得國內肝炎領域的院士學者累增到五名。

兩個月後，陳培哲以 D 型肝炎病毒研究，榮獲美國霍華休斯研究獎，可以連續五年獲得高額研究經費補助。霍華休斯研究獎是美國除國家衛生研究院之外，資助醫學研究金額最龐大的組織，以往只頒給美國少數頂尖學者，近年雖逐漸擴及美國以外的優秀學人，但仍以歐美先進國家的學者為主。在 2000 年全球二十個國家、四十五名獲獎學者中，陳培哲是東亞地區唯一獲獎者，傑出程

度可見一斑。

同年 12 月，在台北舉行的一場國際癌症學術研討會上，宋瑞樓和羅光瑞雙雙獲得美國癌症學會頒發的終生貢獻獎，表彰兩人「在肝炎及肝病研究與防治上的卓越貢獻」。

2001 年 10 月，國內最高科學研究獎章「總統獎」第一屆得主揭曉，共有四名，宋瑞樓也是其中之一，再次肯定他在肝炎研究領域的成就與貢獻。

在職務上，這些中生代學者也有一番異動，擔負起更吃重的學術行政責任。例如陳定信當上台大醫學院院長；吳妍華在代理陽明大學校長一年多後，於 2001 年 11 月 12 日正式真除為校長，是國立大學首位女性校長；近年屢有重大突破性論文發表的陳建仁，在結束國科會生物處處長職務後，成為新成立的台大公共衛生學院院長，2002 年又再度被網羅回國科會，擔任副主委。

吾愛吾師

早些年，廖運範曾經被推薦但未能順利當選中研院院士，就感到自己因為沒留過洋，既不是博士，又沒有教育部的部訂教授證，能獲得院士榮銜的機會渺茫，也不再去多想院士的事。

2000 年，宋瑞樓院士再度推薦廖運範參加中研院院士選拔，但是廖運範想起前次的失利，打了退堂鼓。後來宋瑞樓表達廖運範能當選中研院院士是他最大的心願，廖運範這才遞出相關文書，也實至名歸順利當選院士，使得國內出現難得一見的師徒三人檔院士：宋瑞樓以及弟子陳定信、廖運範。

有感於宋瑞樓長期的教導及鼓勵，廖運範積極尋覓作者替宋

瑞樓立傳。廖雪芳，一位文字工作者，又是台灣醫學史研究者的伴侶，花了三年時間完成了宋瑞樓的傳記，從 2000 年 8 月在《當代醫學》雜誌連載，並於 2002 年由天下雜誌社出版了《醫者之路：台灣肝炎鼻祖——宋瑞樓傳》。

2002 年 9 月，亞太肝臟研究學會在台北召開，會長廖運範特別在會議結束的晚宴，幫恩師宋瑞樓舉辦了一場簡短但隆重、溫馨的八十五歲生日祝壽會。會中，眾弟子合送了一個精美的琉璃鼎，並在鼎上刻下他們長久以來的心聲：「吾愛吾師」。

這樣的場合，這樣的禮物，宋瑞樓深深感動。他告訴大家：這份禮物送得太有意義了，彷彿他一生的寫照，因為鼎有三個腳，就像他一生工作的三大重要項目：服務、研究，以及教學。

溫馨的學術家族場面，將第十三屆亞太肝臟醫學雙年會畫上完美句點。

追夢的獨行俠

2002 年夏末秋初，一年舉行一次的國際 B 型肝炎病毒分子生物學研討會在美國加州州立公園（Asilomar）舉行。會議地點風景優美，議程及餘興節目又都安排得細膩、盡興。全球 B 型肝炎分子生物學者在交換最新訊息之餘，也順便享受了一場難得的會議假期。台灣出席學者丁令白、張仲明、陳培哲、許輝吉等人都十分肯定主辦者的用心，羅時成直誇：這真是歷年來辦得最活潑的一次。

聽了這些話，最感安慰的人，莫過於這場會議的主辦人，台灣旅美學者施嘉和。

十六年前，施嘉和以獨行俠之姿，在沒有任何師承背景的情況

下，闖進 B 型肝炎研究的圈子。不久，恰逢這項國際學術會議在美國分子生物學重鎮冷泉港實驗室召開。還沒有發表過一篇 B 型肝炎相關論文的施嘉和，也恭逢盛會。

坐在會場，聆聽、吸收來自歐美亞洲各國學者的精采發表與對話，宛如肝炎研究領域新生兒的施嘉和，心底不禁發了個當時看似極不可能的孩子氣宏願：哪天如果能輪到我來主辦這個會議，該多好！

光陰在實驗檯與電腦之間，輪轉飛逝。

沒想到，2002 年，十多年前的夢想竟然成真。欣慰之餘，施嘉和回首來時路，只能驚訝的說一句：時間真是過得快呀。

說明：2002 年 11 月，《肝炎聖戰》一書榮獲第一屆吳大猷科學普及著作獎「創作類金籤獎」。這篇後記，補述了《肝炎聖戰》從 1999 年 9 月出版以來，台灣肝炎研究圈發生的大事。榮獲吳大猷獎的光彩，理應返照傑出的台灣肝炎研究團隊。

「吳大猷科學普及著作獎」是唯一評選華文科學普及著作的專業獎項，跨越兩岸三地，專為選拔優良科普書而設立。由吳大猷學術基金會歷經長達七個月的初選、複選過程，從台灣與大陸近十年所出版的上千本科普書中，挑選出二十本好書進入決選。決選委員是由諾貝爾獎得主楊振寧、李政道、李遠哲，以及朱經武、陳之藩、劉炯朗、錢煦、沈君山等八位重量級科學家所組成。《肝炎聖戰》最後脫穎而出，獲得「創作類金籤獎」的榮耀，是為華文世界近十年來最優秀的科普書。

再版作者後記
這十七年

羅時成

　　時光飛逝，日月如梭，一轉眼《台灣蛇毒傳奇》出版已屆滿二十年了，《肝炎聖戰》也有十七年了！

　　這十七年間，全球暖化問題日趨嚴重，造成北極洋冰層溶化，威脅了北極熊的生存，族群數目逐漸下降，有可能造成北極熊物種的滅絕。氣候急速變化，洪水和乾旱可在不同的地域同時發生，今年多次災害不止造成作物的減產，也奪走無數寶貴性命。在台灣，我們也感受到連續高溫不斷，造成老人自殺率的上升，節能省碳是拯救全球快速暖化的必要方針。

　　這十七年間，國際政局動盪，造成人心不安，尤其 2004 年伊拉克和敘利亞內政糾葛造成伊斯蘭國（ISIS）的崛起，更促成大量難民離鄉背井，湧進歐洲引起嚴重的社會問題。伊斯蘭國在歐洲各重大城市主導的恐怖攻擊，使民眾生命安危深受威脅。2016 年英國公投決定脫離歐盟，影響了世界經濟與權力的結構；南海仲裁、東海紛爭，以及北朝鮮不斷做飛彈核武的試射與試爆，就怕這些事件擦槍走火，引起戰爭。

這十七年間，各重要國家女性政治領袖的崛起，也是一大特色，如德國總理梅克爾、南韓總統朴槿惠、巴西前總統羅塞夫和阿根廷前總統費爾南德斯，中華民國也誕生了第一位女總統，蔡英文。美國 2008 年出現了具有黑人血統的總統，今年底也有可能誕生第一位女總統。蔡總統的當選讓中華民國進行了第三次的政黨輪替，與蔡英文搭檔當選的陳建仁副總統，是《肝炎聖戰》中的一位公衛學者，博士學者從政在台灣並不稀奇，但以生物醫學背景成為「一人之下，萬人之上」，陳建仁乃屬第一位，這也顯示台灣政黨政治民主社會的成型。

這十七年間，世界奧運共舉辦了五次：2000 年在澳大利亞雪梨舉行，2004 年在希臘雅典，2008 年在中國北京，2012 年在英國倫敦，2016 年在巴西里約，每屆奧運經過全球電視轉播的開幕與閉幕式，吸引了全球數十億人的觀賞，破紀錄的運動員和拿金牌最多的運動員往往是媒體關注的焦點。今年獲得個人一百公尺仰泳銅牌的傅園慧，她的一句「洪荒之力」使她變成網紅人物，更引起西方媒體如何翻譯中文古語的「洪荒之力」成為熱門話題，傅園慧的表現象徵著中國走出奪金牌的框框，而能滿足及享受運動競賽的新一代。

這十七年間，智慧型手機的發明以及網路的快速流通量，改變了人類生活的型態，網購的商業行為造就了叫作「網商」的上萬新興行業，中國阿里巴巴網路商業的崛起，也曾讓馬雲成為中國首富。今年任天堂推出了「精靈寶可夢」新款遊戲，8 月登台後，在馬路、公園到處看到低著頭拿著手機捕捉各種精靈的人群，新北投突然湧進上千人潮，只是因為稀有的精靈出現。捕捉目前台灣開放的一百四十二個精靈幾乎成為全民運動。

這十七年間，世界各地無預警暴發新興病毒的感染與散播，都是世界重要新聞。今年的茲卡病毒、2015 年的中東呼吸症候群（MERS）冠狀病毒和 2014 年的伊波拉病毒，雖對台灣影響不大；但是 2003 年 SARS 病毒由中國廣州散播到香港、越南、加拿大、美國和台灣，使台灣與香港被列為嚴重感染區，那年人人戴口罩，天天量體溫，室內大型活動取消，畢業典禮不是取消停辦，就是別開生面在戶外舉行。每年台灣仍受腸病毒、登革熱病毒和流感病毒傳染致命的威脅。

B 型肝炎曾是台灣的頭號殺手，幾乎百分之八十的人被 B 型肝炎病毒感染，而將近百分之十五至二十的人變成 B 型肝炎病毒的帶原者，每年死於肝癌的病人約有一萬多人。《肝炎聖戰》是楊玉齡和我共同或分別訪問四十多位學者專家做為主要寫作的基本資料，前後歷時三年，最後經過楊玉齡細心整理分析，以編年史方式撰寫而成的科普人文書。內容涵蓋了病毒學、免疫學、公共衛生調查等學術內容，以及參與肝炎防治關鍵人物的故事，彰顯了台灣由上而下全民奮戰肝炎，帶來下一代免於肝炎感染的幸福，為人類醫療與公衛寫下了一篇光榮史，1999 年完稿出版立即引起很大的回響。2001 年吳大猷基金會舉辦第一屆科學普及著作獎，《肝炎聖戰》脫穎而出獲得金籤獎。11 月頒獎那天家母陪同我一起受獎，她生前曾向我表達那是她最光榮與驕傲的一天，因為我的得獎又親自見到兩位諾貝爾獎得主：楊振寧與李遠哲。

世代交替

在這十七年間，參與《肝炎聖戰》的關鍵人物，李國鼎和宋瑞

樓分別於 2001 年和 2013 年辭世。發現 B 型肝炎病毒的布倫柏格於 2011 年 4 月去世。屬於世界衛生組織推動的八大世界日之一的「世界肝炎日」（World Hepatitis Day），由 5 月改成 7 月 28 日，以布倫柏格的生日紀念他在 B 型肝炎病毒的貢獻，並且利用這特殊的日子舉辦學術及公衛活動，提醒民眾防範各型肝炎病毒（A、B、C、D 與 E 型）的感染。台灣人的女婿畢斯理，雖然回到美國德州任教，持續關心著台灣公衛問題。2003 年台灣暴發 SARS，也特地由美國趕來台灣給與關懷和建議，他於 2012 年 8 月辭世，他終生的夢想就是「讓 B 型肝炎病毒在地球滅絕！」而在 C 型肝炎病患治療上擁有卓越成績的賴明陽，因生病從台大醫院退休後不久，於 2015 年 8 月去世。

不少當年受訪的科學家、公衛專家也由壯年步入少老，不少人退休離開職場。疾病管制署署長郭旭崧在紀念 B 型肝炎疫苗接種三十週年前夕，發表了一篇紀念的文章：〈「許」下消除 B 肝願景〉，文中提到當初參與肝炎防治的四位文官，剛好都姓許：許子秋、許書刀、許國雄和許須美，前兩位已經辭世，許國雄與許須美也過著退休生活。許須美的夫婿陳定信院士也於年前滿七十歲而從台大退休，但他退而不休仍然活躍於台灣及國際的肝炎學術圈。在陳定信七十歲榮退的紀念集中，我以「人的相遇、相識和相知只有一個字，緣。」為開頭，敘述我認識陳院士的過程。在那場聚會中，牽引出了 1981 年在底特律兒童醫院替小兒際明做心臟手術的麻醉醫師，恰好是陳院士的大學好友，吳安琪。三十多年後遲來的相認，更道出人生有太多巧緣。

這十七年間，曾活躍於陽明醫學院神農坡上做肝炎研究的老師，劉武哲、丁令白、朱廣邦、吳妍華、張仲明、胡承波、蘇宗

笙、周成功以及我，也一一退休或離開陽明，陽明由世界高密度肝炎病毒研究的重鎮，到幾乎找不到做肝炎病毒基礎研究的實驗室，令人有滄海桑田之感！幸好當年陽明醫學院培養的公費醫學生，如郭旭崧、張鴻仁、陳潤秋、邱淑媞和莊人祥進入衛生福利部文官體系，扛起台灣預防各類傳染疾病的大任，也算是另類的傳承。

轉戰行政體系及國衛院的蘇益仁也退休了，他的得意門生王慧菁在完成對 pre-S 突變基因造成肝癌的研究後，前往德國和瑞士跟隨細胞學大師尼格（Erich Nigg），探討細胞染色體分離與紡錘絲相關機制後，返國任教於清華大學。她將國外所學，應用於 pre-S 突變基因造成細胞分裂不正常的研究，也利用台大土撥鼠模式以及中央研究院陶祕華的鑲嵌小鼠模式，繼續探討 B 型肝炎病毒如何引起肝癌。她的傑出表現使她獲得 2016 年台灣女科學家「新秀獎」。

陳培哲的得意門生葉秀慧，長年來持續 B 型肝炎病毒的基礎研究，早已升為台大醫學院微生物學科特聘教授。這些年來，她的團隊探討 B 型肝炎病毒蛋白，如何活化肝細胞內的雄性激素受體和增加病毒複製量，進而促進肝細胞癌化，她卓越的研究成果獲得 2016 年「有庠科技獎」。台大肝炎病毒研究香火得以延續。

這十七年間，學術成績表現亮麗的肝炎科學家與醫師，繼宋瑞樓、陳定信、陳建仁、吳妍華與廖運範之後，又有三位當選中央研究院院士：2006 年台大的陳培哲、2014 年台大的張美惠，和 2016 年長居美國任教南加大的歐競雄。許金川雖然從台大退休，但他所創辦的「肝病防治學術基金會」持續深入基層，二十二年來舉辦了 565 場免費肝病篩檢，服務超過 50 萬人次。持有夢想，不忘初衷，服務人類的還有榮總的吳肇卿，近年他與蒙古跨國合作，將利用 D 型肝炎病毒研究專長，協助蒙古解決 D 型肝炎感染問題，進

而協助蒙古建立現代公衛醫療的體系。

廖運範雖沒有博士學位也未曾出國進修過，他早期在慢性小葉肝炎的研究，以及定義出三個慢性 B 型肝炎名詞：「免疫耐受期」、「免疫廓清期」和「殘餘帶原期」，早已享譽國際學術界。他於 2000 年至 2002 年擔任亞太肝臟學會會長，具有文青性格的他，以章回小說方式寫了《迎戰 B 型肝炎》，總結他四十多年研究的成績，是醫學生必讀的一本好書，也是一部值得典藏的肝炎巨著；他於 2013 年獲得歐洲肝臟研究學會「國際肯定獎」，並與法國肝病學者祖林姆（Fabien Zoulim）聯手編輯，在 2016 年出版了英文版《B 型肝炎病毒與人類疾病》（*Hepatitis B Virus in Human Diseases*），以紀念布倫柏格發現 B 型肝炎病毒五十週年。之前由美國德州返回中研院擔任特聘研究員的施嘉和，也在 2012 年主編了一本英文版的《慢性肝炎 B 與 C》（*Chronic Hepatitis B and C*），這兩本英文專著顯示台灣在世界肝炎研究的重要地位。

等待新發現

在紀念 B 型肝炎接種三十週年的研討會結語中，身為主持人的陳培哲，十分感慨的伸出手指說：「台灣現在研究 B 型肝炎的實驗室已經寥寥可數，其實 B 型肝炎病毒仍有許多未解決的問題。」相較台灣學者淡出 B 型肝炎病毒分子學的研究，中國大陸培養的李文輝具 M.D. 和 Ph.D. 雙學位，2012 年找到了 B 型肝炎病毒的可能受體：牛磺膽酸共轉運蛋白（NTCP），那是肝炎科學家尋找的最後一個聖杯，經轉染此基因在人類肝癌細胞株，可增加 B 型與 D 型肝炎病毒的感染；但表現人類受體的轉殖小鼠，其 B 型與 D 型肝炎

病毒的感染率不高，顯示還有另外扮演受體角色的蛋白尚未找到。旅居美國多年的大陸知名線蟲學者薛定，利用模式生物線蟲的遺傳學優勢，找到 X 蛋白如何與細胞凋亡途徑中的 Bcl-2 蛋白結合，而影響細胞分裂或凋亡。

我的研究主題也曾想利用線蟲做為 B 型與 D 型肝炎病毒複製的模式，但我更想了解細胞學上核仁大小是如何調控的問題，因此轉任到長庚大學生醫學系後，花較多時間在核仁生物學上的研究，及推廣線蟲讓高中生認識，每年暑假開課讓高中生物老師來上課，偶爾也會到高中演講，此外也和不同領域的科學家合作，把線蟲做為研究人類蠶豆症和糖尿病的模式。

這十七年是我人生的第四個十七年，回顧二十年前能與楊玉齡合寫《台灣蛇毒傳奇》，之後出版《肝炎聖戰》真是緣分，就如三十多年前，在那時空環境下，台灣能率先世界做全面 B 型肝炎疫苗的注射，不但讓台灣下一代免於 B 型肝炎的肆虐，也帶動了世界超過五十個國家全面注射 B 型肝炎疫苗，那真是一種集體的緣分。

讀者閱讀這本書，念這篇再版後記也是緣分，不是嗎？

2016 年 8 月 31 日於長庚大學

| 閱讀筆記 |

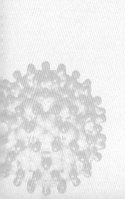

| 閱讀筆記 |

科學文化 A10

肝炎聖戰
台灣公共衛生史上的大勝利
Hepatitis B Combat in Taiwan

國家圖書館出版品預行編目(CIP)資料

肝炎聖戰：臺灣公共衛生史上的大勝利 / 楊玉齡, 羅時成著. -- 第三版. -- 臺北市：遠見天下文化, 2016.10
面；　公分. -- (科學文化；A10)

ISBN 978-986-479-054-8 (平裝)

1.公共衛生史 2.肝炎 3.臺灣

412.133　　　　　　　　　　105014309

作者 —— 楊玉齡、羅時成
科學文化叢書策劃群 —— 林和（總策劃）、牟中原、李國偉、周成功
總編輯 —— 吳佩穎
編輯顧問 —— 林榮崧
責任編輯 —— 林榮崧；林柏安
封面設計 —— 張議文、邱意惠（特約）
版型設計 —— 江儀玲

出版者 —— 遠見天下文化出版股份有限公司
創辦人 —— 高希均、王力行
遠見‧天下文化‧事業群 董事長 —— 高希均
事業群發行人／CEO —— 王力行
天下文化社長 —— 林天來
天下文化總經理 —— 林芳燕
國際事務開發部兼版權中心總監 —— 潘欣
法律顧問 —— 理律法律事務所陳長文律師
著作權顧問 —— 魏啟翔律師
社址 —— 台北市 104 松江路 93 巷 1 號 2 樓
讀者服務專線 —— 02-2662-0012 ｜ 傳真 —— 02-2662-0007, 02-2662-0009
電子郵件信箱 —— cwpc@cwgv.com.tw
直接郵撥帳號 —— 1326703-6 號　遠見天下文化出版股份有限公司

電腦排版 —— 極翔企業有限公司
製版廠 —— 中原造像股份有限公司
印刷廠 —— 中原造像股份有限公司
裝訂廠 —— 中原造像股份有限公司
登記證 —— 局版台業字第 2517 號
總經銷 —— 大和書報圖書股份有限公司　電話／(02)8990-2588
出版日期 —— 2021 年 1 月 28 日第三版第 2 次印行

定價 —— NT450 元
ISBN 978-986-479-054-8
書號 —— BCSA10
天下文化官網 —— bookzone.cwgv.com.tw

天下文化
Believe in Reading